四川省第六次卫生服务

调查报告（2018）

四川省卫生健康信息中心　编著

西南交通大学出版社
·成　都·

图书在版编目（CIP）数据

四川省第六次卫生服务调查报告. 2018 /四川省卫生健康信息中心编著. — 成都：西南交通大学出版社，2022.5

ISBN 978-7-5643-8674-0

Ⅰ. ①四… Ⅱ. ①四… Ⅲ. ①卫生服务 - 调查报告 - 四川 - 2018 Ⅳ. ①R197.1

中国版本图书馆 CIP 数据核字（2022）第 071558 号

数字报告

Sichuan Sheng Di-liu Ci Weisheng Fuwu Diaocha Baogao（2018）

四川省第六次卫生服务调查报告（2018）

四川省卫生健康信息中心　编著

责任编辑	张文越
封面设计	墨创文化
出版发行	西南交通大学出版社 （四川省成都市金牛区二环路北一段 111 号 西南交通大学创新大厦 21 楼）
发行部电话	028-87600564　028-87600533
邮政编码	610031
网　　址	http://www.xnjdcbs.com
印　　刷	成都蜀通印务有限责任公司
成品尺寸	210 mm × 295 mm
印　　张	21.25
字　　数	610 千
版　　次	2022 年 5 月第 1 版
印　　次	2022 年 5 月第 1 次
书　　号	ISBN 978-7-5643-8674-0
定　　价	85.00 元

编 委 会

前　言

国家卫生服务调查是全面了解居民健康、卫生服务需求及利用等方面情况的综合性统计调查，始于1993年，每五年开展一次，成为卫生健康统计调查制度的重要组成部分。第六次国家卫生服务调查于2018年9月至10月在全国31个省（自治区、直辖市）同步开展，并圆满完成。四川省遵循经济有效的抽样原则，采用多阶段分层整群随机抽样的方法，共抽取覆盖14个市（州）的14个县（市、区）作为调查样本点。调查内容包括“家庭健康调查”“医疗卫生机构调查”和“医务人员问卷调查”三个方面。本研究报告就是对这次四川省调查资料的分析呈现。

按照《四川省第六次国家卫生服务调查指导手册》的要求，四川省调查工作组于2018年9月至10月开展并完成了现场调查、复核和现场质控等工作，其间成立了质量督导小组进行分组调查督导检查；2018年10月完成现场调查及数据导出；11月运用SAS 9．4统计软件对数据库进行逻辑查错并再次核对调查表，并以电话回访形式对逻辑错误项进行补充询问调查；2019年1月最终锁定数据库。历时数月的反复清理和审核检查，保证了调查数据质量。

《2018年四川省第六次卫生服务调查报告》包含三个部分：《四川省城乡居民健康状况及医疗卫生服务状况调查》《四川省医疗卫生机构服务提供情况调查》和《四川省医务人员执业状况调查》。它们为客观反映五年间全省卫生健康事业发展成效，科学评价全省深化医药卫生体制改革进展，以及完善制定全省未来卫生健康事业发展政策等提供重要信息支撑。

本次四川省卫生服务调查工作的圆满完成，离不开国家卫生健康委员会的统一部署，国家卫生健康委统计信息中心的牵头组织，四川省卫生健康委员会的总体指导，四川省卫生健康信息中心的协调实施，四川大学华西公共卫生学院（张菊英、刘丹萍、任晓晖等）质控团队的技术支持，各样本县（市、区）卫生健康局的配合推进，各类卫生机构和调查对象的积极参与，以及各级调查领导小组和全体调查员的倾心投入。编委会在此衷心感谢调查各方的支持配合与辛勤付出！

四川省卫生健康信息中心

2021年12月9日

目 录

第一部分 四川省城乡居民健康状况及医疗卫生服务状况调查

附　录

内容摘要

一、调查基本情况

（一）调查的意义与目标

国家卫生服务调查是我国政府掌握城乡居民健康状况、卫生服务利用、医疗保健费用及负担等信息的重要途径，是中国卫生调查制度的重要组成部分。国家卫生服务调查结果对政府制定卫生政策和卫生事业发展规划、有效调控卫生服务供求关系、提高卫生管理水平、促进我国卫生改革与发展有重要影响。

2018 年的四川省第六次国家卫生服务调查目的在于通过居民家庭健康询问调查，了解四川省城乡居民卫生服务需要和主要健康问题、卫生服务需求和利用水平、医疗保障、医疗负担及满意度等，客观反映近五年四川卫生健康事业发展的成效，评价四川省深化医药卫生体制改革的进展，为合理制定我省的卫生发展政策和战略提供信息支撑。

（二）调查对象与抽样方法

调查样本遵循经济有效的抽样原则，采用多阶段分层整群随机抽样的方法进行抽取。此次调查沿用四川省第五次国家卫生服务调查框架，仅对个别样本点进行了调整，将“甘孜藏族自治州理塘县”更换为“甘孜藏族自治州丹巴县”，其余样本点保持不变。本次调查内容涉及三个方面：“家庭健康询问调查”涉及全省 14 个市（州）、14 个县（市、区）、70 个乡镇（街道）、140 个村（居委会）、8400 个居民户，21047 名居民（见表 0－1）；“医疗卫生机构调查”涉及上述 14 个县（市、区）中的卫生局（卫健局）、21 个县级医院、24 个社区卫生服务中心和 51 个乡镇卫生院；“医务人员问卷调查”涉及上述 14 个县（市、区）中的 1552 名医务人员。

表 0－1　调查样本分布

调查样本点	类型	家庭户数	调查人数
成都市青羊区	城市	600	1301
遂宁市安居区	城市	600	1538
自贡市大安区	城市	600	1608
泸州市江阳区	城市	600	1611
眉山市东坡区	城市	600	1374
乐山市沙湾区	城市	600	1434
攀枝花市西区	城市	600	1286
绵阳市盐亭县	农村	600	1398
南充市阆中市	农村	600	1375
广元市剑阁县	农村	600	1345
广安市岳池县	农村	600	1491
资阳市乐至县	农村	600	1410
凉山彝族自治州盐源县	农村	600	1926
甘孜藏族自治州丹巴县	农村	600	1950
合计	—	8400	21 047

（三）调查内容

“家庭健康调查”内容包括：①城乡居民人口与社会经济学特征；②城乡居民卫生服务需要：健康自我评价、居民两周患病情况、慢性病患病情况等；③城乡居民卫生服务需求和利用：疾病治疗情况、需求未满足程度及原因，居民利用基本公共卫生服务情况，门诊和住院服务利用水平及费用，居民的就医体验等；④城乡居民医疗保障：不同医疗保险制度的覆盖程度和补偿水平等；⑤妇女、儿童、老年人等重点人群卫生服务利用情况。

“医疗卫生机构调查”内容包括：①2017 年全县（市、区）基本情况；②2017 年全县（市、区）卫生资源情况；③2017 年医院卫生资源及服务提供情况、医改进展情况；④基层医疗卫生机构卫生资源及服务提供情况。

“医务人员问卷调查”内容包括：医务人员的个人基本情况、工作特征和工作相关个性、工作付出和回报情况、工作环境支持、工作感受、工作投入和激励水平、对执业环境的体会及感知变化、工作满意度、离职倾向和身心健康等情况。

（四）调查方式与质量控制

调查方式是由经培训合格的调查员使用统一型号的移动终端开展入户询问调查。调查按照《四川省第六次国家卫生服务调查指导手册》的要求于 2018 年 9 月至 10 月开展了现场调查、复核和质量控制，并成立质量督导小组分组督导检查。2018 年 10 月完成现场调查及数据导出，11 月运用 SAS 9.4 统计软件对数据库进行逻辑查错并核对调查表，12 月以电话回访形式对调查表逻辑错误进行补充询问调查，2019 年 1 月份最终锁定数据库。历时数月的反复清理和审核检查，保证了数据质量。

二、主要成效及存在的问题

（一）四川省城乡居民健康状况及医疗卫生服务状况

1. 主要成效

1）医疗卫生服务利用持续优化

居民看病就医更加便捷。2018 年四川调查地区 78.9％的家庭到最近医疗点所需的时间在 15 分钟及以内，与 2013 年相比，升高了 9.7 个百分点；其中农村地区升幅更大，升高了 16.0 个百分点。门诊患者认为候诊时间“短”的比例为 66.4％，与 2013 年相比，升高了 7.5 个百分点，其中农村地区升高更为明显，升高了 11.0 个百分点。2018 年，四川调查地区 94.0％的住院患者等候入院时间为 1 天及以下。

就医机构仍以基层医疗机构为主。2018 年四川调查地区居民两周患病首诊在基层医疗机构的比例为 70.4％，其中城市地区为 65.9％，农村地区为 74.6％；与全国及西部相比，四川调查地区居民两周患病首诊在基层医疗机构的比例高于全国（64.9％）和西部地区（65.0％）。2018 年四川调查地区住院患者的住院机构以县（市）区级医院为主（46.2％），其次是卫生院/社区卫生服务中心（26.0％）；与全国及西部相比，四川调查地区住院患者在卫生院/社区卫生服务中心住院的比例（26.0％）高于全国（17.8％）和西部地区（18.1％）。

民营医院住院服务利用率显著升高。2018 年四川省民营医院数为 1652 个，居全国第二，西部第一。本次调查结果显示，2018 年四川调查地区 14.3％的住院患者选择在民营医院住院，明显高于全国（7.1％）和西部地区（8.4％），与 2013 年相比，升高了 7.9 个百分点。

医联体建设在双向转诊中发挥作用。2018 年四川调查地区转院的住院患者中，53.7％为医联体内转院，其中城市地区为 54.4％，农村地区为 53.5％。

医疗服务满意度进一步提升。2018 年四川调查地区 83.6％的门诊患者对本次就诊表示总体满意，高于全国（80.0％）和西部地区（80.9％），与 2013 年相比，升高了 8.8 个百分点。2018 年四川调查地区 78.5%的住院患者对本次住院表示总体满意，高于全国（75.0%）和西部地区（76.5%），与 2013 年相比，升高了 11.0 个百分点。

2）医疗保障体系不断完善，保障能力进一步增强

2018 年四川调查地区居民参加基本医疗保险（城镇职工基本医疗保险或城乡居民基本医疗保险）的比例为 97.4%，参加大病保险的比例为 73.7%，参加商业医疗保险的比例为 12.4%，其中城市地区参加商业医疗保险的比例比 2013 年增加了 11.7 个百分点。2018 年四川省城乡居民基本医保人均财政补助 490 元，比 2013 年增加 210 元。2018 年四川调查地区城镇职工基本医保住院实际报销比为 76.2%，高于全国水平（67.5%）；城乡居民基本医保住院实际报销比为 57.5%，同样高于全国水平（54.6%）。此外，2018 年四川调查地区住院患者自己要求出院的比例为 21.1%（城市 23.0%，农村 18.9%）；与 2013 年相比，住院患者自己要求出院的比例明显下降，城市地区和农村地区分别下降了 10.8 和 25.1 个百分点。

3）卫生服务利用大幅增加，居民卫生服务需求得到较好满足

2018 年四川调查地区居民两周就诊率为 37.7%，城市地区为 36.2%，农村地区为 39.2%。与全国及西部地区相比，四川地区居民两周就诊率高出全国和西部 13.7、12.5 个百分点，如表 0－2 所示。与 2013 年相比，2018 年四川调查地区各年龄组居民两周就诊率均大幅上升。

表 0－2　2018 年四川与全国、西部调查地区居民两周就诊率（%）

调查地区	合计	城市	农村
四川	37.7	36.2	39.2
全国	24.0	23.2	24.8
西部	25.2	25.7	24.7

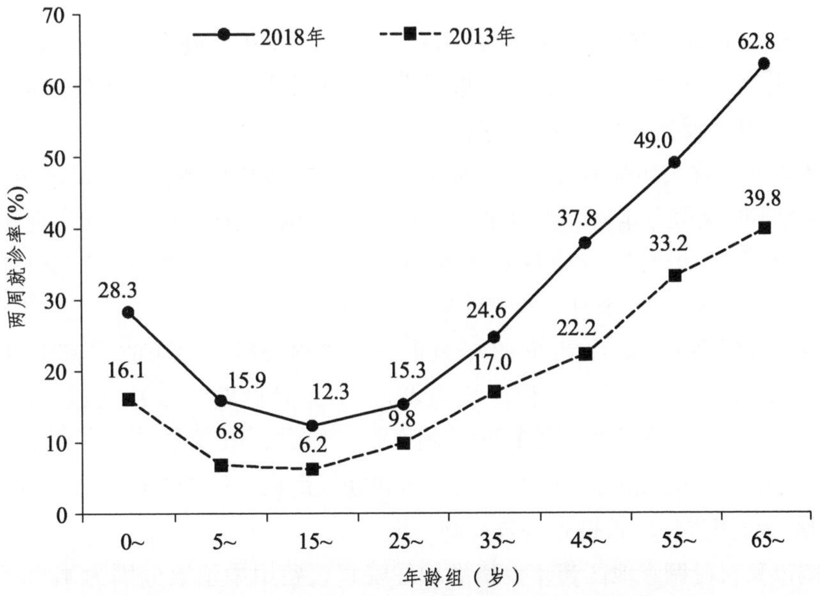

图 0－1　2018、2013 年四川调查地区各年龄组两周就诊率

2018 年四川调查地区居民年住院率为 18.9%，城市地区为 21.0%，农村地区为 17.0%。与全国及西部地区相比，四川地区居民年住院率高出全国和西部 5.2、3.6 个百分点。与 2013 年相比，2018 年四川调查地区 0～4 岁和 55 岁及以上年龄组居民的年住院率上升明显。

表 0-3　2018 年四川与全国、西部调查地区居民年住院率（%）

调查地区	合计	城市	农村
四川	18.9	21.0	17.0
全国	13.7	12.9	14.7
西部	15.3	15.1	15.5

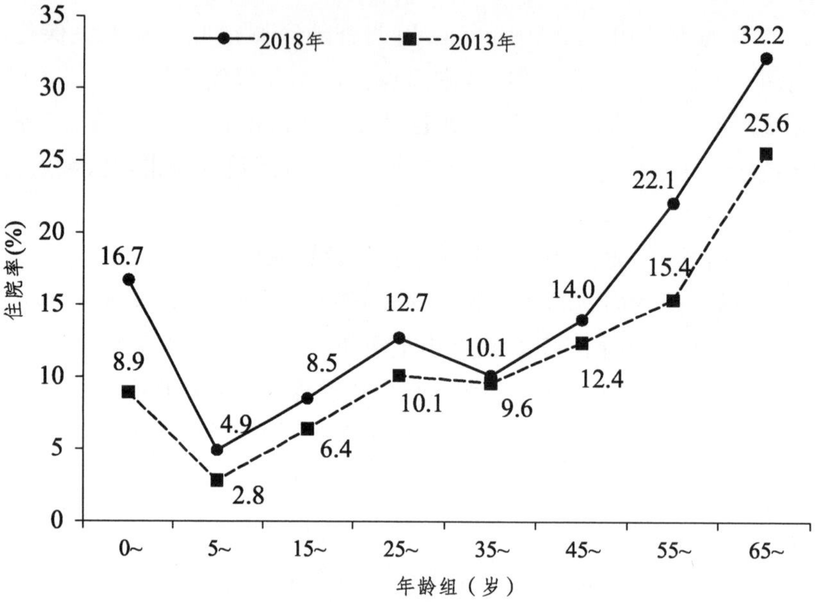

图 0-2　2018、2013 年四川调查地区各年龄组住院率（%）

4）孕产期妇幼保健明显改善，住院分娩率大幅上升

2018 年四川调查地区孕产妇接受过 1 次及以上产前检查的比例为 96.2%，比 2013 年升高 12.7 个百分点；接受过 5 次及以上产前检查的比例为 81.0%，比 2013 年升高 27.4 个百分点；住院分娩率为 94.7%，比 2013 年升高 25.0 个百分点。三项指标均是农村升幅更大，城乡差距不断缩小。

5）部分基本公共卫生服务不断加强和规范

2013—2018 年，四川省人均基本公共卫生服务经费财政补助标准从 30 元提高至 55 元，服务项目不断扩大，服务内容不断规范。本次调查显示，2018 年四川调查地区 5 岁以下儿童预防接种建卡率为 98.9%，0～2 岁儿童近 12 个月的健康体检率为 68.8%，3～6 岁儿童近 12 个月的健康体检率为 55.8%，65 岁及以上老年人近 12 个月的健康体检率为 60.1%。

2018 年四川调查地区高血压病患者近 12 个月内获得 4 次及以上随访的患者比例为 58.8%，高于全国（55.3%）和西部地区（53.6%）；糖尿病患者近 12 个月内获得 4 次及以上随访的患者比例为 53.6%，与全国（51.4%）相差不大，高于西部地区（49.1%）；患者在随访中能够得到血压、血糖测量，用药及病情询问和生活方式指导等服务，高血压和糖尿病患者的管理得到强化和规范。

6）城乡居民医疗费用过快增长得到有效控制

2018 年四川城市和农村调查地区当年价格次均住院直接费用中位数分别为 4800 元和 3400 元。经消费价格指数调整后，2013—2018 年，城市地区居民次均住院直接费用增长了 13.7%，农村地区变化不大。此外，2013—2018 年，四川省城镇居民人均可支配收入增长 37.4%，农村居民人均可支配收入增长 48.2%，城乡居民次均住院直接费用的增幅明显低于同期居民可支配收入的增幅。

2018 年四川调查地区门诊患者认为门诊费用不贵的比例为 41.9%（城市 38.0%，农村 45.5%），与 2013 年相比，认为门诊费用不贵的患者比例明显上升，城市和农村分别上升了 9.2 和 16.0 个百分点。2018 年四川调查地区住院患者认为住院费用不贵的比例为 34.2%（城市 28.7%，农村 40.6%），与 2013 年相比，认为住院费用不贵的患者比例明显上升，城市和农村分别上升了 6.2 和 13.2 个百分点。

7）低收入人群的卫生服务利用进一步增加，个人疾病经济负担有效减轻

2018 年四川调查地区低收入人群的两周就诊率为 44.5%，比 2013 年增加 18.4 个百分点；年住院率为 24.7%，比 2013 年增加 10.3 个百分点；无论是利用水平还是增长幅度均高于全人群。此外，低收入人群与全人群在两周患病未治疗比例、应住院未住院比例上的差距也不断缩小。2013 年，低收入人群的两周患病未治疗比例比全人群高 6.5 个百分点，2018 年降低为 1.1 个百分点；2013 年，低收入人群的应住院未住院比例比全人群高 6.9 个百分点，2018 年降低为 3.9 个百分点。2018 年四川调查地区低收入人群次均住院费用自付比为 29.3%（城市为 27.3%，农村为 30.2%），明显低于全人群的 38.7%。

2. 存在问题

1）卫生服务需要明显增加，慢性病仍然是影响居民健康的主要问题

2018 年四川调查地区居民两周患病率为 41.7%，城市地区和农村地区分别为 43.3%和 40.3%。与全国及西部地区相比，四川地区居民两周患病率分别高出全国和西部 9.5、9.4 个百分点。与 2013 年相比，2018 年四川调查地区各年龄组居民两周患病率均明显增加。

表 0-4　2018 年四川与全国、西部调查地区居民两周患病率（%）

调查地区	合计	城市	农村
四川	41.7	43.3	40.3
全国	32.2	32.2	32.2
西部	32.3	32.5	32.1

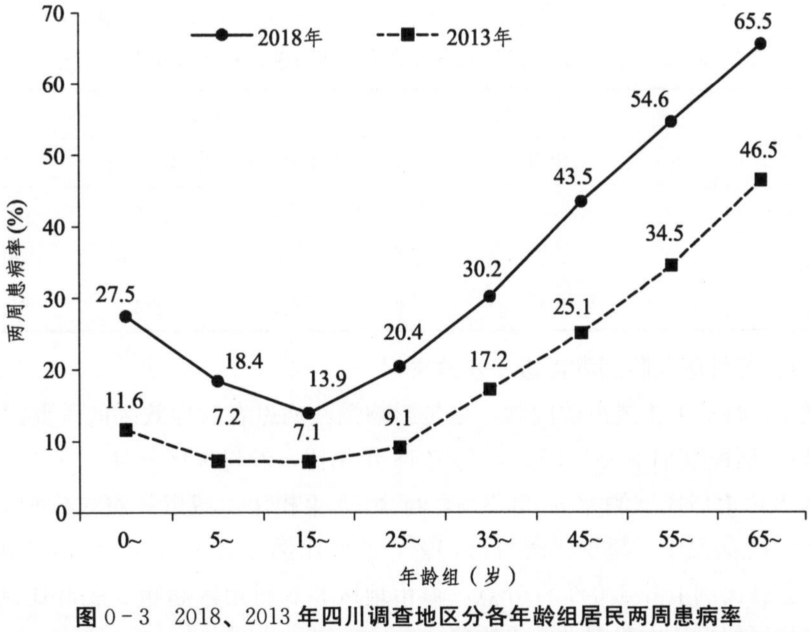

图 0-3　2018、2013 年四川调查地区分各年龄组居民两周患病率

2018 年四川调查地区 15 岁及以上居民慢性病患病率为 43.3%，城市地区和农村地区分别为 43.7%和 42.8%。与全国及西部地区相比，四川地区 15 岁及以上居民慢性病患病率分别高出全国和西部 9.0、9.6 个百分点。与 2013 年相比，2018 年四川调查地区各年龄组居民慢性病患病率均明显增加。

表 0－5　2018 年四川与全国、西部调查地区 15 岁及以上居民慢性病患病率（%）

调查地区	合计	城市	农村
四川	43.3	43.7	42.8
全国	34.3	33.5	35.2
西部	33.7	33.2	34.1

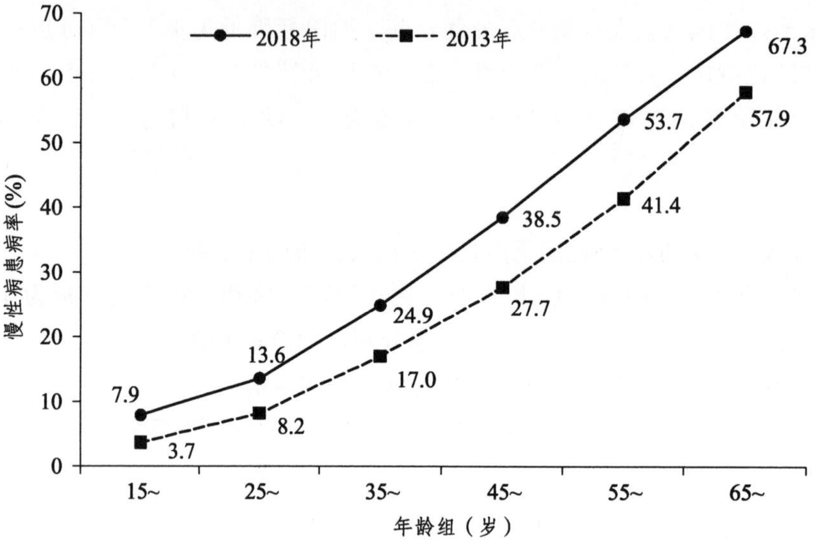

图 0－4　2018、2013 年四川调查地区 15 岁及以上居民各年龄组慢性病患病率

2018 年四川调查地区居民两周患病发病时间构成中，慢性病持续到两周内最高（64.4%），其次是两周内新发病（29.4%）。与 2013 年相比，居民两周患病发病时间构成变化不大。

表 0－6　2018、2013 年四川调查地区居民两周患病发病时间构成（%）

发病时间	合计		城市		农村	
	2018 年	2013 年	2018 年	2013 年	2018 年	2013 年
两周内新发病	29.4	29.7	27.2	29.9	31.7	29.4
急性病两周前发生	6.2	3.9	6.4	3.6	6.0	4.4
慢性病持续到两周内	64.4	66.4	66.4	66.5	62.3	66.2

2）不良生活方式等健康危险因素需进一步改善

不良生活方式是慢性病的主要危险因素，也是影响慢性病患者管理效果的重要因素。2018 年四川调查地区 15 岁及以上居民吸烟率为 27.2%，与 2013 年相比，农村地区升高了 4.4 个百分点，城市地区变化不大；15 岁及以上居民饮酒率为 33.3%，与 2013 年相比，城市和农村分别上升了 4.7 和 8.2 个百分点；18 岁及以上居民中，超重比例为 26.4%，肥胖比例为 7.0%，与 2013 年相比，超重比例上升 5.2 个百分点，肥胖比例上升 3.0 个百分点，城市地区和农村地区超重、肥胖比例均升高。以上数据表明，我省城乡居民的生活方式需进一步改善。

3）健康档案和家庭医生签约工作有待进一步推进

2018 年四川调查地区 15 岁及以上居民中，48.4%的居民有健康档案，12.7%的居民没有健康档案；38.9%的居民不知道是否有健康档案。与 2013 年相比，有健康档案的居民比例降低了 28.7 个百分点，不知道是否有健康档案的居民比例升高了 30.9 个百分点。与全国及西部地区相比，四川调查地区有健康档案的居民比例低于全国（53.3%）和西部地区（55.2%）。

2018 年四川调查地区 15 岁及以上居民中，45.2%的居民有签约家庭医生服务，12.4%的居民没有签约家庭医生服务，42.4%的居民不知道是否有签约家庭医生服务。与西部地区相比，四川调查地区有签约家庭医生服务的居民比例低于西部地区（49.8%）。

4）居民应住院未住院情况加重，“经济困难”仍是影响服务利用的重要原因

2018年四川调查地区应住院未住院比例是29.1%，农村（32.4%）高于城市（25.9%）。与2013年相比，应住院未住院比例明显增加，城市和农村分别增加了9.1和4.3个百分点。应住院未住院主要原因是“经济困难”（52.3%），其次是“自己无时间”（18.9%）和“认为不需要”（15.7%）。调查发现，无论城乡，居民应住院未住院首要原因均是“经济困难”。

（二）四川省医疗卫生机构服务提供情况

1. 样本县（市、区）财政卫生投入增加，医疗卫生机构补偿结构需进一步调整

2017年，样本县（市、区）各级财政投入的卫生经费总额平均为13051.5万元，占财政支出的7.1%。财政卫生投入较2012年增加了79.9%，占财政支出的比例增加了4.1个百分点。但从医疗卫生服务机构收入结构看，2017年财政补助和医疗保险收入分别仅占样本区县医院总收入的7.9%和43.6%，占社区卫生服务中心总收入的34.9%和22.1%，占乡镇卫生院总收入的42.8%和25.6%。各级医疗卫生服务机构总收入中，财政补助和医疗保险收入占比总体仍偏低。

2. 样本县（市、区）卫生人力资源数量和质量均有大幅提高，但结构尚待优化

2017年，样本县（市、区）卫生技术人员中，大学本科及以上学历达到33.9%，较2012年增加了8.9个百分点；高级职称比例达到8.7%。样本县（市、区）每千人口卫生技术人员为5.3人，其中每千人口执业（助理）医师为2.0人，每千人口注册护士为1.9人，配置比例较2012年均增加（4.2人/千人，1.7人/千人，1.6人/千人），县区级医院平均有6名儿科医生。但医护比仅为1∶0.95，每万人全科医生仅为1.2人。

3. 样本县（市、区）卫生资源配置呈现医院化和城市化发展趋势

与2012年相比，样本区县高级别医院数量增加，而基层医疗卫生服务机构数量减少。医院数量和规模增加，导致床位配置数量增加，2017年调查样本区县级医院平均开放床位425张，较2012年增加57.4%，高于住院人次增加幅度（53.2%）。整个样本县（市、区）床位配置达到6.1张/千人，已超过《四川省医疗卫生服务体系规划（2015—2020年）》中2020年配置目标（6.0张/千人）。

样本区县卫生资源配置的医院化和城市化趋势，与当地人口城镇化增加、社会经济发展、交通便利性增加有关。但卫生资源过度向医院和城市集中，一方面可能造成卫生费用的过快增长及卫生资源利用效率下降，另一方面可能影响农村人口的卫生服务可及性。

4. 区县级医院单向转诊特征仍显著

无论是县域内还是县域外，双向转诊并未实现。从调查样本县（市、区）级医院的转诊角度看，2017年，调查样本县（市、区）级医院的转诊主要发生在住院病人的向上转诊。基层医疗卫生机构向区县级医院转诊的住院病人平均为102例，区县级医院转往上级医院的住院病人平均为389例，分别占2017年住院人次的3.76%和2.16%；而上级医院向区县级医院转诊的住院病人平均仅为2例，仅占2017年住院人次的0.06%。区县级医院转往上级医院的门诊病人平均为45例，占2017年门诊人次的0.15%。没有上级医院向区县级医院转诊的门诊病人。大多数区县级医院均没有本级医院转往基层医疗卫生机构、基层医疗卫生机构转往本级医院、上级医院转往本级医院的门诊或住院病人。

5. 破除以药补医，新的补偿机制基本形成

2017年调查样本区县级医院实施了药品零差率制度且全部获得补偿。补偿途径呈现多样化，除财政补贴外，71.4%的医院通过收取一般诊疗费进行补偿，90.5%采用调整卫生服务价格进行补偿。平均每家医院在省级药品集中采购平台采购药品金额比例为99.9%；85.7%的医院在省级药品集中采购平台采购高值医用耗材。

2017年调查样本区社区卫生服务中心和乡镇卫生院全部实行了药品零差率制度，补偿方式均以财政专项补助为主，分别占83.3%和90.2%；其余补偿方式为医保报销、收支两条线管理和服务价格调整等，所占比例较低。

6. 区县级医院医联体基本建立，服务模式改革推进差异较大

2017年，调查样本县（市、区）级医院中85.7%建立了医联体，每家医联体平均覆盖5家基层医疗卫生机构。在服务模式上，同级医院检查结果互认的开展比例高，达到95.2%。与上级医疗机构开展远程医疗服务的县级医院为76.1%，开展预约诊疗的医院有76.2%，而开展日间手术机构的医院为23.8%，全区县建立统一的临床检验中心的医院仅为4.8%。

7. 区县级医院人事制度改革逐步推进

2017年，57.1%的调查样本县（市、区）级医院实行了总会计制度，52.4%的医院实行了院长聘任制，61.9%的医院开展薪酬制度改革。院长年薪制推进缓慢，只有1家医院实施。

8. 区县级医院卫生信息化建设需进一步加强

2017年，在调查样本县（市、区）级医院中，分别有76.2%和85.7%的医院建立了门诊电子病历和住院电子病历。电子病历不能完全建立，将阻碍区域内的信息共享。

9. 区县级医院医疗保险支付制度改革推进缓慢

2017年调查的21家样本县（市、区）级医院中，最多只有8家医院在住院患者中实行了按总额预付/包干付费的支付方式。按人头付费、按床日付费和疾病诊断相关组（DRGs）付费方式仅有1～3家。调查医院按病种付费的病种数及患者数均较少。以住院为例，平均每家医院仅有2种按病种付费的病种，仅有8家医院有按病种付费的患者。

10. 基本公共卫生服务呈常态化提供，家庭医生签约具有差异性

社区卫生服务中心和乡镇卫生院均能有效提供重点人群健康管理、重点疾病管理、健康教育、传染病报告、卫生监督和计划生育服务等基本公共卫生服务。结核病病人管理、艾滋病病人管理、叶酸服用开展较为普遍。家庭医生签约具有差异性，2017年社区卫生服务中心家庭医生签约率为36.6%，远低于乡镇卫生院的62.7%；有偿签约率均很低，社区卫生服务中心为2.2%，乡镇卫生院为11.8%。

11. 社区卫生服务中心基本医疗服务功能弱化，乡镇卫生院相对稳定

尽管社区卫生服务中心的人员规模大于乡镇卫生院，平均服务人口是乡镇卫生院的1.5倍。但其基本医疗功能呈现下降趋势。2017年，调查社区卫生服务中心平均配置195种药品，较2012年减少了85种，而乡镇卫生院为248种药品，较2012年较少了18种；调查社区卫生服务中心平均药品销售总额为99.5万元，且较2012年降低了27.4%，乡镇卫生院为122.3万元，较2012年增加了1.9%；调查社区卫生服务中心来自医疗保险的收入为22.1%，乡镇卫生院为25.6%；调查社区卫生服务中心平均出院人次为237人次，较2012年降低57.8%，而调查乡镇卫生院平均出院人次1062人次，较2012年增加22.9%。

（三）四川省医务人员执业状况

1. 基层医务人员进修培训的力度相对较弱，晋升机会处于相对弱势

本次调查发现，社区卫生服务中心/乡镇卫生院医务人员在上级医院接受过阶段性进修培训的比例仅为37.7%，与医院医务人员（55.4%）比较，低17.7个百分点；同时，在过去一年参加专业相关课程的培训，社区卫生服务中心/乡镇卫生院医务人员的参与培训率（55.2%）也低于医院医务人员，后者为67.4%。

在过去5年，社区卫生服务中心/乡镇卫生院医务人员的职称晋升率（37.5%）相较于医院医务人员，低12个百分点，医院医务人员过去五年中的职称晋升率为49.5%。

2. 医师多点执业开展较少

调查显示，被调查的1552名医务人员中，仅45人进行多点执业，多点执业率仅占2.9%；其中，社区卫生服务中心/乡镇卫生院医务人员的多点执业率（3.0%）稍高于医院医务人员（2.8%）。多点执业的医务人员中，超半数（63.4%）将本单位作为第一执业机构。关于另一执业机构的产权性质，超半数（66.7%）医院医务人员在民营医院，社区卫生服务中心/乡镇卫生院医务人员40.0%在公立医院。关于另一执业机构的专科类型，医院医务人员中综合性医院、专科医院、中医医院分别占45.0%、35.0%、20.0%；社区卫生服务中心/乡镇卫生院医务人员中53.8%为专科性医院、46.2%为综合性医院。

3. 基层医生护士的公共卫生工作参与度较高

调查发现，在基层医生和护士中，仅20.0%没有参与公共卫生工作，提示基层的医生和护士对公共卫生工作的参与度较高。参与最多的公共卫生工作内容为健康体检（57.8%），第二位是慢性病和老年人随访（43.4%），第三位是健康教育（41.9%）。

4. 承担的工作量较重，工作心理要求高，工作压力较大

调查显示，医务人员承担的工作量较大，每周工作时间平均达到51.7小时。其中，医生平均每天接诊病人数达21.1人，护士每天平均护理10.5张床位。85.4%的医务人员认为工作量与5年前比较有增加，认为大幅增加的比例占到44.1%。

工作要求包括心理要求和生理要求，本次调查了工作心理要求。工作心理要求是指工作中需要持续心理付出的方面，是个体在工作过程中消耗自身心理资源的过程，是工作负荷、意外任务、与工作相关的人际冲突等压力源的组合。本次调查发现，四川省高达78.3%的医务人员认为工作心理要求高。

医务人员是一个特殊职业群体，他们要经常面对技术更新、重症抢救、生离死别和传染的威胁，需要经常与不同的患者及其家属打交道，加之病人病情多变复杂，要求必须做到认真观察，详细记录，并迅速做出反应，需要避免医疗差错和医疗事故的发生，这些都会产生工作压力。虽然本次调查医务人员对工作压力的评分（平均59.0分）稍低于2013年（平均62.7分），但工作压力大的医务人员比例仍高达39.8%。尤其是男性、在婚、工作10～19年的医务人员的工作压力大，医生较护士的工作压力大。

5. 对本职工作意义的认同度较2013年下降，激励水平也有待提高

调查发现，认为本职工作意义大的医务人员占到61.5%，该比例较2013年下降了25.8个百分点。与此同时，对工作激励水平的分析显示，工作激励水平在中等及以下的医务人员占到40.9%。高的工作激励水平能调动员工的工作积极性，被视为医院发展的动力。因此，应重视有关医务人员激励政策的制定与实施，进一步提高医务人员的激励水平。

6. 工作高付出低回报的看法较普遍存在，付出与回报失衡情况突出

调查显示，42.7%的医务人员认为工作付出高，特别是男性、30～39岁、有行政业务管理职务的医务人员工作付出较高。但同时，认为工作回报高的医务人员仅为16.6%，工作付出评分（69.0分）高于工作回报评分（57.3）。工作付出与工作回报失衡的医务人员比例高达64.7%。尤其是基层、男性、30～49岁、高级职称的医务人员的工作付出—回报失衡情况较严重。

7. 工作环境的支持力度不大，执业环境仍尚待进一步改善

对工作环境的资源支持与管理支持调查显示，仅有12.9%的医务人员认为工作环境的资源支持高，认为管理支持高的医务人员也只有22.5%。与医院医务人员相比，社区卫生服务中心/乡镇卫生院医务人员认为工作环境的资源支持更低。

对执业环境的调查显示，分别有63.6%、58.1%、74.5%和90.8%的医务人员在工作中能感觉到病人的尊重、信任、认可和对其服务的满意。与2013年调查比较，感觉到社会对医疗服务职业的尊重

以及感觉到病人的尊重、信任和认为当前医患关系好的医务人员比例均有小幅度的提升，但值得注意的是，认为当前医患关系很好或较好的医务人员仍仅占 25.9%，认为与 5 年前比较医患关系有所恶化的医务人员比例达到 27.7%。感觉社会对医疗服务职业尊重的医务人员比例仍不高，仅为 36.4%。

对于工作机构的就医环境、医疗设备、医疗技术水平、药品供应/质量，认为与 5 年前比较有明显改善的医务人员比例分别达到了 45.4%、41.8%、42.3%和 42.6%；对于职称晋升标准、培训和能力提高机会和绩效考核和分配制度，分别有 9.1%、16.1%和 13.7%的医务人员认为与 5 年前比较有明显改善；关于医改政策对医务人员的鼓舞程度，47.5%的医务人员认为与 5 年前相比有所改善。但同时，调查发现，医务人员对社会认可度的评价普遍不高，遭受职业暴力问题突出。62.9%的医务人员对社会认可度的评价在中等及以下，尤其是男性、护理专业、本科学历和中级职称的医务人员的社会认可度评价较低。76.0%的医务人员在调查前半年内遭受过来自患者的工作场所暴力。高达 54.3%的医务人员对目前社会地位的评分在 60 分以下。

分析显示，对于最希望改善的三个方面，个人收入和福利、培训机会和个人工作能力、社会认可和尊重的改善成为医务人员关注的三个主要焦点。选择改善“个人收入和福利”的医务人员比例最高（31.9%），其次是“培训机会和个人工作能力”（18.1%），第三是“社会认可和尊重”（16.5%）。

8. 工作满意度有待进一步提高

分析显示，工作满意度高、中和低的医务人员比例分别为 43.8%、48.8%和 7.4%，与 2013 年调查比较，工作满意度高的比例下降了 11.9 个百分点、工作满意度低的比例上升了 5.4 个百分点，表明医务人员的工作满意度较 5 年前下降。其中，经济相关满意度明显低于非经济相关满意度，经济相关满意度高的比例为 31.5%，非经济相关满意度高的比例为 51.6%。特别是大学本科学历、工作 10～19 年的医务人员对工作满意度的评价较低。

9. 部分医务人员存在离职倾向，影响其工作投入

本次调查显示，离职倾向高、中和低的医务人员比例分别为 10.0%、32.4%和 57.6%，倾向高和中的比例合计达到 42.4%。与 2013 年调查比较，离职倾向仅稍有下降。2013 年调查离职倾向高、中和低的医务人员比例分别为 11.5%、34.5%和 54.0%，其中倾向高和中的比例合计为 46.0%。分析发现，医务人员的离职倾向与工作压力、工作满意度有关。工作压力越大、工作满意度越低和离职倾向越高。

工作投入是指在工作中的持续、积极的情绪与认知状态，其特征为工作活力、工作奉献和工作专注。分析发现，医务人员的工作投入与工作压力、工作满意度和离职倾向有关，工作压力越大、工作满意度越低和离职倾向越高，则工作投入越低。本次调查显示，54.6%的医务人员的工作投入高，该比例较 2013 年调查（39.3%）上升了 15.3 个百分点，但同时也提示，目前仍有 45.4%医务人员在工作投入方面有提升空间。

10. 医务人员不良健康行为较多，健康问题较为突出

调查发现，医务人员的吸烟率为 15.9%，饮酒率为 34.1%，仅 21.5%的医务人员每周参加 3 次及以上的体育锻炼，且参与锻炼的医务人员中，大多数（64.8%）为轻度体育锻炼。

健康状况方面，79.7%的医务人员在调查前半年内存在不适或健康问题的情况，排前三位依次是颈椎或后背疼痛（51.5%）、严重的疲惫乏力（34.3%）和抑郁或焦虑（17.0%）。57.2%的医务人员有确诊的疾病或健康问题，排前三位依次是抑郁或焦虑（13.3%）、高血脂（7.4%）和高血压（6.4%）。自评健康状况较好的医务人员比例仅为 40.0%。

三、政策建议

（一）加强健康教育和健康促进，积极引导城乡居民践行健康生活方式，从根本上预防慢性病的发生

建立健全以政府为主导，全社会参与，健康教育专业机构为骨干，医疗卫生机构、学校、社区、企事业单位等为依托的健康教育体系。建立健康知识和技能核心信息发布制度，健全覆盖全省的健康素养和生活方式监测体系。充分发挥各级各类媒体作用，强化健康科学知识宣传，积极建设和规范各类广播电视等健康栏目，利用互联网等新媒体拓展健康教育，不断提高全民健康素养。强化个人健康责任，从小抓起，积极引导居民主动学健康知识、树健康理念、习健康行为，从根本上预防慢性病的发生。

（二）加强慢性病早诊早治和规范管理，将慢阻肺患者健康管理纳入国家基本公共卫生服务项目

加强高血压病、糖尿病、慢性阻塞性肺疾病（COPD，简称慢阻肺）、癌症等慢性病的早诊早治和规范管理，延缓病情进展，减少并发症，从而提高患者生命质量，减轻疾病负担。本次调查发现，无论城乡，年住院率最高的疾病均为COPD。因此建议将慢阻肺患者健康管理纳入国家基本公共卫生服务项目，为慢阻肺高危人群和患者提供筛查干预、诊断、治疗、随访管理、功能康复等全程防治管理服务，提高基层慢阻肺的早诊早治率和规范化管理率，预防病情恶化。

（三）以健康管理为落脚点，促进医疗服务与公共卫生服务的融合发展

卫生服务调查重点关注人群健康和医疗服务利用，以及健康行为、重点人群的卫生服务需要、需求与利用状况等。从促进人群健康角度考虑，还有健康管理、康复等服务，按照《健康中国2030规划纲要》中“立足全人群和全生命周期两个着力点，提供公平可及、系统连续的健康服务，实现更高水平的全民健康。”的要求，着眼于影响居民健康的主要行为、环境等因素，可强化健康管理建设，从单纯的疾病治疗转向全方位的健康管理，通过连续的健康干预，将健康融入居民生活，促进健康水平提升。

（四）进一步完善医疗保障体系，统筹优化资金使用，提高保障能力

促进基本医疗保险、大病保险、医疗救助、应急救助、商业健康保险及慈善救助等制度间的互补联动和有效衔接，形成保障合力；完善异地就医直接结算政策，减轻流动人口就医资金压力；加大财政投入，提高大病保险的保障力度，增强医疗救助的托底能力；进一步扩大医保药品目录，优化药品结构，提升医保药品保障水平；完善贫困人群的精准识别，我省贫困人口医疗费用按照基本医保、大病保险、县域内住院政策范围内医疗费用全报销救助、民政医疗救助、疾病应急救助的顺序予以保障，统筹使用医药爱心扶贫基金、卫生扶贫救助基金、重大疾病慈善救助基金予以救助。

（五）大力加强全科医生队伍建设，进一步做细做实家庭医生签约服务工作

全科医生作为居民健康的“守门人”，是签约服务队伍的主体，然而目前我省全科医生严重匮乏。为壮大全科医生队伍，大力推进家庭医生签约服务，需要加快完善全科医生培养制度，比如医教协同深化院校全科医学教育改革，鼓励在川高校开展全科医学教育和全科临床见习实习；健全毕业后全科医学教育制度，大力推进以住院医师规范化培训为主的全科人才培养模式；巩固全科继续医学教育，扩大全科医生转岗培训实施范围。此外，还需要建立健全全科医学人才发展的激励机制，大力提升全科医生职业吸引力。

各区县需加强居民对家庭签约服务的知晓度，并结合自身服务能力及资源配置情况，实事求是、科学合理确定签约服务的工作目标。在稳定签约数量、巩固覆盖面的基础上，把工作重点向提质增效转变，做到“签约一人、履约一人、做实一人”，不断提高居民对签约服务的获得感和满意度，切忌盲目追求签约率。对签约之后的履约行为、履约之后的补偿等都需要制定相应措施，严格考核，严格管理，避免家庭签约服务流于形式。同时，对家庭医生团队的各组成人员明确责任分工，并制定与绩效挂钩的考核措施，增加团队成员的责任感和工作主动性。

（六）积极推进电子健康档案向个人开放，提高群众对电子健康档案的利用

坚持安全、便捷的原则，优化电子健康档案面向个人开放服务的渠道和交互形式，为群众利用电子健康档案创造条件。进一步明确电子健康档案向个人开放的内容，档案中的个人基本信息、健康体检信息、重点人群健康管理记录和其他医疗卫生服务记录应当在本人或者其监护人知情同意的基础上依法依规向个人开放。发挥“互联网＋”的优势，结合本地实际情况整合预约挂号、在线健康状况评估、检验结果在线查询、用药指导等功能，提高群众对电子健康档案的利用。合理量化基层医疗卫生机构和医务人员依托电子健康档案提供线上服务的工作量，发挥绩效评价的激励作用。各地在推进工作中，要贯彻落实《全国基层医疗卫生机构信息化建设标准与规范》（国卫规划函〔2019〕87号）和国家网络安全法律法规和等级保护制度要求，落实安全管理责任，妥善处理电子健康档案向个人开放和保障公民个人信息安全的关系。

（七）加大卫生投入，逐步建立以财政投入和医疗保险报销为主的医疗机构补偿机制

对于区县级公立医院及基层医疗卫生机构，要落实政府投入责任，根据社会经济发展水平，加大政府财政投入与资金转移支付力度，不断提高基本医疗保险的筹资水平和补偿标准，充分发挥医疗保险补偿作用，医保基金通过购买服务对医院提供的基本医疗服务予以及时补偿，缩小医保基金政策内报销比例与实际报销比例的差距。

（八）加快注册护士和全科医生发展速度

完善以规范化培训、岗位培训和学历教育为重点的基层卫生人员培训格局；加大全科住院医师规范化培训、助理全科医生培训和全科转岗培训；持续实施全科医生特设岗位计划，启动专业医生特岗计划。

（九）强化县域医共体协作机制，加快区域医疗服务一体化建设

严格控制县级医院的规模，重点发挥医院在医学科学、技术创新和人才培养等方面的引领作用，建立完善县域医共体管理、资源、服务、利益等方面协作机制，加快区域医疗服务一体化建设，逐步将常见病、多发病、复诊和诊断明确、病情稳定的慢性病等普通门诊分流到基层医疗卫生机构。

（十）重视乡镇卫生院的生存与发展

坚持实行向基层，特别是乡镇卫生院倾斜的财政补助政策。除了常规的对基本医疗服务和基本公共卫生服务的财政补助外，在基础设施建设、人员培养和信息化建设等方面应实行向基层倾斜的财政补助政策。在各级财政补助中，本级财政要承担主要责任。进一步探索财政经费管理方式，对于财政资金投入需加强监督及考核工作，提高资金使用的效率。将所有乡镇卫生院纳入社会医疗保险定点机构，加强医疗保险的支持作用。

（十一）促进医务人员多点执业工作的有序开展

为了促进医疗人力资源在不同机构间的横向和纵向流动，我国已经出台了多项政策推进医生多点执业工作的开展，并且医生多点执业已不受供职医院的控制，然而本次调查发现四川省医务人员的多点执业率偏低。建议今后应该重视积极稳妥地推进并且规范化医务人员的多点执业。一是放宽条件，优化政策环境，鼓励医务人员到基层、医疗资源缺乏的机构去多点执业；二是明确各方的相关权益，促进医务人员多点执业有序开展；三是强化对医生多点执业的管理，保证医疗服务的有效性、安全性；四是关注多点执业医务人员的生活保障问题，给予必要的关怀和力所能及的帮助。

（十二）重视缓解医务人员的工作心理要求和工作压力

重视完善现有工作制度，为每个医务人员匹配与其工作能力相协调、避免严重超过个人能力范围

的职责，以促进医务人员与其工作岗位的最佳匹配，并合理分配医务人员的工作时间，尽量避免医务人员经常处于超负荷运转的状态；其次，提供良好的工作环境支持能使医务人员感觉到有更多的希望、更有动力去寻求不同的方法去实现个人目标与组织目标，从而缓解其工作心理要求和工作压力。同时，建议应通过高质量的培训和进修，提高医务人员的专业知识和专业技能，以增强他们对工作的适应能力，减少因工作任务带来的压力；此外，医务人员精深的专业素质也有助于提高医患信任，降低因不和谐医患关系带来的工作压力。

（十三）切实提高医务人员的工作满意度

制定科学合理、有针对性和体现医务人员工作价值的绩效考评、薪酬和福利管理体系和奖惩制度，有效提高医务人员的工作激励水平，以提高医务人员的工作满意度。同时，加大激励效应、提高工作满意度，还需要对医务人员的工作成绩及时认可，重视保证医疗卫生工作绩效反馈渠道的畅通，使医务人员能及时获得有关自己工作表现及绩效的反馈信息，满足医务人员对工作成就感的渴望。需要强调的是，激励机制的设计尤其应更多地关注工作环境相对较差的医疗卫生机构。

（十四）提高医务人员的社会认可度和社会地位，改善医务人员的执业环境

加大力度、采取有效措施以改善医患关系，提高医务人员社会认可度和社会地位，为医务人员营造一个良好的执业环境。第一，相关政府部门应重视加强涉医立法，充分考虑医疗卫生行业的特殊性，在重视保护患者利益的同时不能忽略对医务人员正当权益的保护；第二，重视改善舆论环境，应加强对媒体的监督管理，减少偏颇不实的报道，多报道正面事件，以科学、理性和宽容的心态评价医疗卫生行业和医务人员，切实改变社会对医疗卫生行业的偏见，为培养医患之间的信任、提高患者对医务人员的认可和尊重以及形成和谐的医患关系营造良好的大环境；第三，重视加强对居民的医学常识普及，使之能认识到医学的局限性，对医疗效果有科学合理的期望，能理性地对待疾病和死亡；第四，在提高医务人员专业知识和技能的同时，还应重视培养医务人员良好的心理素质和人文素养，以帮助医务人员获得社会和公众的广泛认可，提高医患信任度。

（十五）关注医务人员的身心健康，为医务人员提供足够的人文关怀

本次调查发现四川省医务人员的健康问题较为突出。为此，建议应关注和重视医务人员的身心健康。第一，医疗卫生部门应加强对医务人员体育锻炼器材和场地的建设；第二，重视医务人员健康体检，及时例行为医务人员实施体检，及早发现有健康困扰的医务人员；第三，为有健康问题的医务人员提供人文关怀。对有心理问题的员工，加强沟通、及时进行疏导；对有身体健康问题的员工，鼓励其及时就医，并为就诊员工制定合理的病假制度，解决其后顾之忧；此外，鼓励医务人员要主动寻求帮助，向家人、朋友倾诉，或者向领导反映问题，及时排解身心压力，以良好的心态管理情绪，促进身心健康。

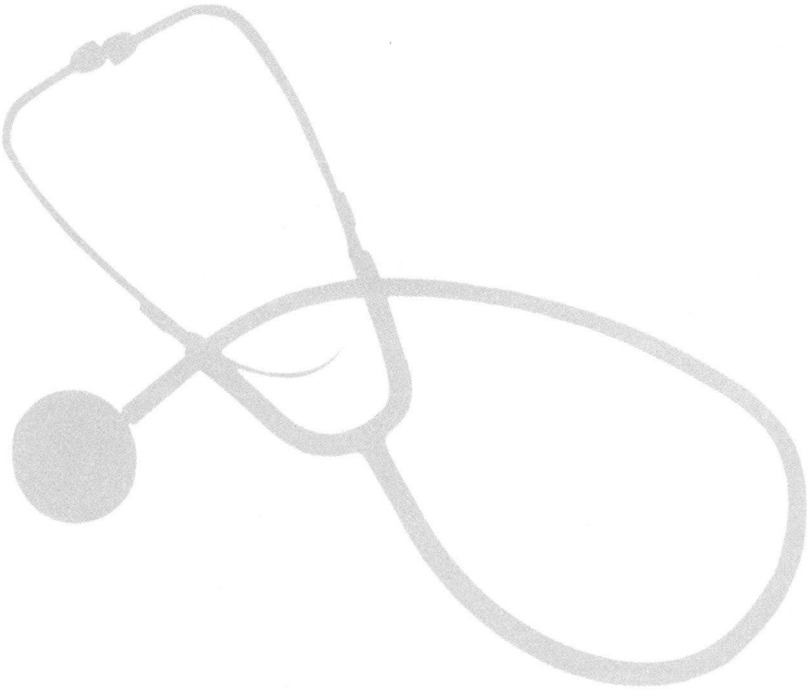

第一部分

四川省城乡居民健康状况及医疗卫生服务状况调查

第一章　概述

一、前言

卫生服务调查是政府掌握城乡居民健康状况、卫生服务利用及其影响因素的重要手段和主要信息来源，对认识医疗卫生服务的行业特点，了解居民医疗卫生服务需要、需求变化的规律，推动卫生改革与发展具有积极作用。

为系统掌握城乡居民卫生服务需要、需求及其变化规律，评价四川省近五年卫生体制深化改革与发展取得的成就，揭示存在的问题并分析问题的原因，确定优先领域和为重大行动计划提供科学依据，四川省于 2018 年 9 月开展了第六次卫生服务调查。

二、调查目的

通过居民家庭健康询问调查，了解四川省城乡居民卫生服务需要和主要健康问题、卫生服务需求和利用水平、医疗保障、医疗负担及满意度等，总结近五年四川省卫生工作，探讨在当前形势下卫生服务供需之间的特点及其影响因素，为客观评价卫生改革实施效果、合理制定我省的卫生发展政策和战略提供信息支持。

三、调查对象与方法

（一）调查对象

调查样本遵循经济有效的抽样原则，采用多阶段分层整群随机抽样的方法进行抽取。此次调查沿用四川省第五次卫生服务调查框架，对个别样本点进行了调整，本次四川省样本覆盖全省 14 个市（州）、14 个县（市、区）、70 个乡镇（街道）、140 个村（居委会）、8400 个居民户，21 047 名居民。

（二）调查方法

由培训合格的调查员手持统一配置的平板电脑，按照调查表的项目对抽取调查户中的所有常住人口逐一进行入户询问调查。现场调查工作主要由乡镇卫生院/社区卫生服务中心承担，调查员负责入户调查，调查指导员负责调查的组织、指导、检查及验收工作，由四川大学华西公共卫生学院的研究生负责本次调查的质量控制工作。同时四川省成立省级调查督导小组对现场调查质量进行督导巡查。我省现场调查时间为 2018 年 9 月。

四、调查内容

家庭健康调查内容包括：①城乡居民人口与社会经济学特征；②城乡居民卫生服务需要：健康自我评价、居民两周患病情况、慢性病患病情况等；③城乡居民卫生服务需求和利用：疾病治疗情况、需求未满足程度及原因，居民利用基本公共卫生服务情况，门诊和住院服务利用水平及费用，居民的就医体验等；④城乡居民医疗保障：不同医疗保险制度的覆盖程度和补偿水平等；⑤妇女、儿童、老年人等重点人群卫生服务利用情况。

调查内容既保持与以往调查的连续性、稳定性和可比性，又根据卫生健康事业发展、深化医药卫生体制改革以及实施健康四川的需要，增加了部分内容。75%为原有内容，25%为新增或者调整的内容，新增内容主要包括：重点慢病管理、分级诊疗、用药安全、老年人失能及照料等。

五、统计分组与分析方法

（一）统计分组

由于我省城乡二元经济结构、自然环境和地理分布的巨大差异，在分析时分城乡地区。城市地区指行政区划为市的地区，包括地级市区和县级市；农村地区指行政区划为县的地区，包括自治县。

（二）统计分析方法

本研究采用描述性分析方法对调查资料进行现状描述和变化趋势分析，比较2013年、2018年四川省城乡之间和不同特殊人群之间的卫生服务需要、需求、利用及其影响因素的变化。

1. 现状描述

包括整体状况、不同地区（城乡之间）、不同人群（老年人、低收入人群等）的卫生服务需要、需求和利用的情况，重点疾病（高血压病和糖尿病）的管理和治疗情况。

2. 不同特征人群的差异比较

本研究中涉及的主要指标将在城乡之间，性别之间，年龄组之间进行比较。

3. 变化趋势分析

将本次调查结果与2013年四川省第五次卫生服务调查主要结果进行比较，分析全省城市、农村地区之间不同人群卫生服务需要、需求、利用及其影响因素的变化情况。

4. 四川省与全国及西部地区主要指标比较

将四川调查地区本次调查的卫生服务需要、需求和利用与全国及西部地区进行比较，分析四川省卫生状况与全国及西部地区平均水平之间存在的差距。

六、研究内容

内容分为十三章。

第1章　概述。简要介绍调查背景及本报告的分析方法与研究内容。

第2章　调查对象的基本情况。详细描述调查家庭的经济情况、生活环境、调查人口的社会学特征及卫生服务的可及性等。

第3章　城乡居民健康状况及卫生服务需要。描述15岁及以上居民对自身健康状况的评价，分析调查地区居民两周患病和慢性病患病的特点及其变化趋势。

第4章　居民医疗服务需求和利用情况。分析居民门诊和住院服务利用的特点，包括利用水平、就医行为以及服务需求等。

第5章　居民医疗服务费用。分析居民门诊医疗费用、住院医疗费用以及医疗费用负担。

第6章　居民满意度。分析门诊及住院患者的就医满意度及不满意的主要方面。

第7章　健康相关行为与生活方式。描述居民吸烟、饮酒、体育锻炼、健康体检等与健康相关的行为及生活方式。

第8章　高血压、糖尿病的管理与治疗。描述15岁及以上居民的高血压病、糖尿病管理与治疗情况。

第9章　妇女卫生保健。分析15～64岁妇女健康检查、孕产期保健、分娩及费用等情况。

第10章　儿童青少年健康。分析儿童青少年的母乳喂养情况、预防接种、健康行为、健康问题及患病情况。

第11章　老年人健康及卫生服务需要、需求与利用。分析60岁及以上老年人的健康状况、卫生服务、公共卫生服务及社会支持等情况。

第12章　低收入人群卫生服务需要、需求与利用。分析低收入人群的基本特征、卫生服务需要、需求及利用等情况。

第13章　主要发现和政策建议。阐述本次研究中的主要发现和主要问题，并对此提出相应的建议。

第二章　调查对象基本情况

本章关注调查人口的基本社会经济特征、卫生服务的可及性、健康档案和家庭医生签约情况。具体而言，本章从家庭规模、基本生活设施、是否为贫困户/低保户等方面描述调查家庭的基本特征；从调查人口性别、年龄、婚姻状况、受教育程度、就业情况等方面描述调查人口的特点；从就医距离、到达医疗点所需时间、居民支付能力等方面描述卫生服务的可及性。

第一节　调查家庭基本情况

一、调查样本与家庭规模

本次调查共抽取了全省 14 个市（州）的 14 个县（市、区），共计调查 8400 户，21 047 人。城市地区 7 个市（区），4200 户，农村地区 7 个县，4200 户；少数民族地区 2 个县，1200 户，非少数民族地区 12 个市（区），7200 户（表 1-2-1）。

表 1-2-1　调查样本分布

调查样本点	类型	家庭户数	调查人数
成都市青羊区	城市	600	1301
遂宁市安居区	城市	600	1538
自贡市大安区	城市	600	1608
泸州市江阳区	城市	600	1611
眉山市东坡区	城市	600	1374
乐山市沙湾区	城市	600	1434
攀枝花市西区	城市	600	1286
绵阳市盐亭县	农村	600	1398
南充市阆中市	农村	600	1375
广元市剑阁县	农村	600	1345
广安市岳池县	农村	600	1491
资阳市乐至县	农村	600	1410
凉山彝族自治州盐源县	农村	600	1926
甘孜藏族自治州丹巴县	农村	600	1950
合计	—	8400	21 047

调查地区家庭平均常住人口数为 2.5 人（城市地区 2.4 人，农村地区 2.6 人），与 2013 年的 2.7 人（城市地区 2.6 人，农村地区 2.8 人）相比，总的家庭平均人口数略有减少，城市和农村地区平均人口数均减少（表 1-2-2）。

表 1－2－2 调查样本和家庭规模

调查时间	样本情况	合计	城市	农村
2018 年				
	样本县（市、区）	14	7	7
	样本户数	8400	4200	4200
	样本人口数	21 047	10 152	10 895
	家庭平均人口数	2.5	2.4	2.6
2013 年				
	家庭平均人口数	2.7	2.6	2.8

二、生活饮用水及厕所情况

（一）饮用水情况

1. 饮用水类型

饮用水安全是公共卫生和疾病控制的重要环节，本次调查详细收集了城乡居民饮用水的类型。本次调查中，安全饮用水是指自来水、受保护的井水或泉水、收集的雨水；不安全饮用水是指不受保护的井水或泉水、江河湖泊沟塘水及其他水源。

2. 安全饮用水使用情况

2018 年，84.5％的城乡居民使用安全饮用水。城市地区使用安全饮用水的比例为 92.5％，农村地区使用安全饮用水的比例为 76.5％。与 2013 年相比，城乡地区使用安全饮用水比例均提高，城市地区升高更为明显（表 1－2－3）。

表 1－2－3 2018 年四川调查地区家庭使用安全饮用水的比例（％）

调查时间	合计	城市	农村
2018 年	84.5	92.5	76.5
2013 年	76.6	83.1	70.1

（二）卫生厕所情况

1. 厕所类型

厕所卫生也是公共卫生和疾病控制所关注的问题，本次调查将调查住户的厕所类型划分为水冲式卫生厕所、水冲式非卫生厕所、卫生旱厕、非卫生旱厕、公厕、无厕所及其他等几种形式。其中卫生厕所包括水冲式卫生厕所和卫生旱厕。

2. 卫生厕所使用情况

2018 年四川调查地区 57.2％的住户使用卫生厕所。城市地区使用卫生厕所的比例为 75.3％，而农村地区使用卫生厕所的比例仅为 39.2％。

三、贫困或低保户的比例以及致贫原因分析

（一）调查地区贫困或低保户的比例

在调查的 8400 户中，贫困户占 9.7％，低保户占 11.6％。其中城市地区调查户中，贫困户占 4.3％，低保户占 9.6％；农村地区调查户中，贫困户占 15.2％，低保户占 13.6％（表 1－2－4）。与 2013 年相比，农村地区贫困户比例上升了 9.8 个百分点，低保户比例下降了 4.0 个百分点；城市地区的贫困户比例和低保户比例均变化不大。

（二）调查地区贫困户的致贫原因

本次调查发现，引起家庭贫困的主要因素是疾病或损伤影响劳动力（41.5%），其次是劳动力人口少（23.1%），然后是因治疗疾病（19.5%）。在城市地区和农村地区，第一位的致贫原因均是因疾病或者损伤影响劳动力（城市地区 42.5%，农村地区 41.1%），第二位致贫原因均为劳动力人口少（城市地区 16.0%，农村地区 26.6%，农村高于城市），第三位致贫原因均为因治疗疾病（城市地区 14.6%，农村地区 21.9%，农村高于城市）。与 2013 年相比较，城市地区和农村地区影响家庭致贫的原因顺位没有变化（表 1－2－4）。

表 1－2－4　2018、2013 年四川调查地区家庭贫困和低保比例及其致贫原因构成（%）

分类	合计		城市		农村	
	2018 年	2013 年	2018 年	2013 年	2018 年	2013 年
调查户数（户）	8400	8402	4200	4201	4200	4201
贫困户数（户）	817	391	180	165	637	226
贫困户比例（%）	9.7	4.7	4.3	3.9	15.2	5.4
低保户数（户）	975	1219	403	480	572	739
低保户比例（%）	11.6	14.5	9.6	11.4	13.6	17.6
致贫原因构成（%）						
因疾病或损伤影响劳动力（%）	41.5	30.4	42.5	27.7	41.1	32.2
劳动力人口少（%）	23.1	17.4	16.0	10.5	26.6	21.8
因治疗疾病（%）	19.5	9.1	14.6	9.4	21.9	9.0
其他（%）	15.9	43.1	26.9	52.4	10.4	37.0

注："其他"包括自然条件差或灾害、失业或无业、人为因素等。

第二节　调查人口基本特征

一、性别构成

2018 年调查人口中，男性占 48.9%，女性占 51.1%。性别比为 96（以女性为 100），城市地区为 93，农村地区为 98（表 1－2－5）。

表 1－2－5　2018 年四川调查地区人口性别构成（%）及性别比

指标	合计	城市	农村
性别构成（%）			
男性	48.9	48.1	49.6
女性	51.1	51.9	50.4
男女性别比	96	93	98

二、年龄构成

2018 年调查人口中，65 岁及以上人口所占比例最高（23.2%），第二位是 45～54 岁（20.9%），第三位是 55～64 岁（15.4%）。城市地区 65 岁及以上人口比例（25.4%）高于农村地区（21.2%）。与 2013 年相比，调查地区 65 岁及以上年龄组人口比例有一定上升，城市和农村分别上升了 6.4 和 5.4

个百分点（表 1－2－6）。与全国及西部地区相比，无论城乡，四川省 65 岁及以上人口比例均高于全国和西部地区（表 1－2－7）。

表 1－2－6　2018、2013 年四川调查人口年龄构成（%）

年龄组（岁）	合计		城市		农村	
	2018 年	2013 年	2018 年	2013 年	2018 年	2013 年
0～	4.6	5.3	4.2	4.6	4.9	6.0
5～	12.0	11.9	10.7	10.2	13.2	13.5
15～	5.7	8.7	5.0	7.3	6.4	10.0
25～	7.1	8.8	7.8	9.1	6.5	8.4
35～	11.1	15.5	10.9	16.7	11.2	14.5
45～	20.9	15.3	20.9	15.9	20.9	14.8
55～	15.4	17.1	15.1	17.2	15.7	17.0
65～	23.2	17.4	25.4	19.0	21.2	15.8

表 1－2－7　2018 年四川与全国、西部调查人口年龄构成（%）

年龄组（岁）	四川		全国		西部	
	城市	农村	城市	农村	城市	农村
0～	4.2	4.9	5.6	6.2	6.1	6.5
5～	10.7	13.2	9.7	13.0	10.8	13.8
15～	5.0	6.4	5.5	6.0	5.9	7.7
25～	7.8	6.5	11.7	9.1	10.9	9.6
35～	10.9	11.2	13.5	11.1	13.3	12.0
45～	20.9	20.9	18.0	20.4	19.3	19.9
55～	15.1	15.7	16.7	16.5	15.2	14.9
65～	25.4	21.2	19.3	17.7	18.5	15.6

三、性别年龄构成

2018 年四川调查地区居民中，男性与女性的年龄构成相差不大（表 1－2－8）。以 5 岁为间隔的年龄构成见图 1－2－1。

表 1－2－8　2018 年四川调查人口性别年龄构成（%）

年龄组（岁）	合计		城市		农村	
	男性	女性	男性	女性	男性	女性
0～	4.8	4.3	4.4	4.1	5.3	4.6
5～	12.4	11.6	11.2	10.3	13.5	12.9
15～	6.0	5.5	4.9	5.2	7.0	5.8
25～	6.9	7.4	7.4	8.2	6.4	6.6
35～	10.5	11.6	10.7	11.2	10.3	12.0
45～	20.3	21.4	20.8	21.0	19.8	21.9
55～	15.9	15.0	15.2	14.9	16.4	15.0
65～	23.2	23.2	25.4	25.1	21.3	21.2

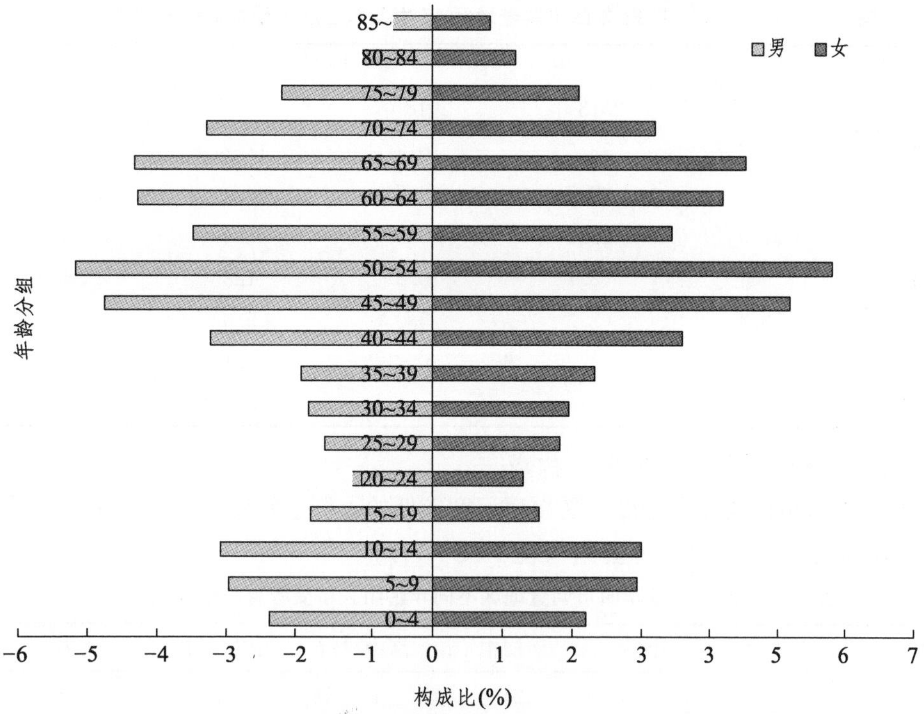

图 1－2－1　2018 年四川省第六次卫生服务调查人口年龄金字塔

四、15 岁及以上居民婚姻状况及其构成

2018 年四川调查地区 15 岁及以上居民中，未婚者占 9.2%，已婚者占 78.8%，其中城市地区和农村地区已婚比例相近，分别为 79.1%和 78.6%。与 2013 年相比，已婚人群所占比例上升了 6.8 个百分点，其中农村地区上升了 12.5 个百分点，城市地区基本持平（表 1－2－9）。

表 1－2－9　2018、2013 年四川调查地区 15 岁及以上居民婚姻状况构成（%）

婚姻状况	合计		城市		农村	
	2018 年	2013 年	2018 年	2013 年	2018 年	2013 年
未婚	9.2	12.6	8.5	11.3	9.9	13.8
已婚	78.8	72.0	79.1	77.8	78.6	66.1
丧偶	9.4	8.8	8.8	8.3	10.0	9.2
离婚	2.4	1.8	3.5	2.4	1.2	1.1
其他	0.2	4.8	0.1	0.2	0.3	9.8

五、15 岁及以上居民受教育程度及其构成

(1) 受教育程度构成

2018 年四川调查地区 15 岁及以上居民，受教育程度以小学为主（36.2%），其次是初中（27.5%）和没上过学（16.6%）。城市地区和农村地区受教育程度均以小学（城市地区 32.7%，农村地区 39.6%）和初中（城市地区 29.8%，农村地区 25.3%）为主。与 2013 年相比，四川调查地区 15 岁及以上居民没上过学的比例下降了 6.9 个百分点，城市和农村分别下降 2.9 和 11.0 个百分点，农村地区下降明显（表 1－2－10）。

表 1-2-10　2018、2013 年四川调查地区 15 岁及以上居民受教育程度构成（%）

受教育程度	合计		城市		农村	
	2018 年	2013 年	2018 年	2013 年	2018 年	2013 年
没上过学	16.6	23.5	10.3	13.2	22.7	33.7
小学	36.2	32.5	32.7	29.1	39.6	35.8
初中	27.5	25.6	29.8	29.4	25.3	21.7
高中/技校	9.1	8.7	10.7	11.8	7.5	5.5
中专	3.4	3.3	5.0	5.0	1.8	1.5
大专	4.6	4.3	6.7	7.1	2.5	1.4
大学及以上	2.6	2.1	4.8	4.4	0.6	0.4

（二）不同年龄组人群受教育程度构成

分析不同年龄组人群的受教育程度，受教育程度较低的人群主要集中在 55 岁以上的年龄组。大专和本科及以上学历集中在 25～34 岁年龄组（表 1-2-11）。

表 1-2-11　2018 年四川调查地区不同年龄组人群受教育程度构成（%）

年龄组（岁）	没上过学	小学	初中	高中/技校	中专（中技）	大专	本科及以上
15～	1.2	3.4	24.0	43.9	7.7	14.8	5.0
25～	5.0	14.8	31.8	13.6	9.1	14.4	11.3
35～	8.3	31.4	34.7	8.7	4.8	7.4	4.7
45～	9.5	42.4	34.8	6.3	1.7	3.7	1.6
55～	18.5	38.6	31.1	8.1	1.9	1.2	0.6
65～	33.1	45.9	14.6	2.3	2.4	0.8	0.9

六、15 岁及以上居民就业状况

2018 年四川调查地区 15 岁及以上居民就业状况以在业为主（61.3%），其次是无业（20.7%）。在城市地区，在业人口比例为 52.3%；在农村地区，在业人口比例为 70.1%。与 2013 年相比，城市地区在业人口比例下降了 9.5 个百分点，农村地区在业人口比例下降了 9.1 个百分点（表 1-2-12）。

2018 年城市地区 15 岁及以上居民职业类型构成中，农民所占比例最高（30.4%），其次是工人（23.6%），第三位是专业技术人员（9.5%）；在农村地区，农民的比例最高（80.7%）（表 1-2-13）。

表 1-2-12　2018、2013 年四川调查地区 15 岁及以上居民就业状况构成（%）

就业状况	合计		城市		农村	
	2018 年	2013 年	2018 年	2013 年	2018 年	2013 年
在业	61.3	70.5	52.3	61.8	70.1	79.2
离退休	11.7	9.5	21.5	17.5	2.2	1.5
在校学生	3.9	3.9	2.8	3.4	4.9	4.4
失业	2.4	2.1	3.0	2.8	1.8	1.4
无业	20.7	14.0	20.4	14.5	21.0	13.5

表 1-2-13 2018 年四川调查地区 15 岁及以上居民职业类型构成（%）

职业类型	合计	城市	农村
国家公务员	1.4	2.2	0.7
专业技术人员	5.7	9.5	1.9
职员	5.3	8.9	1.7
企业管理人员	1.7	3.2	0.2
工人	13.1	23.6	2.8
农民	55.7	30.4	80.7
现役军人	0.1	0.2	0.1
自由职业者	6.4	7.8	5.0
个体经营者	5.6	6.2	4.9
其他	5.0	8.1	2.0

第三节 调查人口卫生服务可及性

卫生服务的可及性主要包括两个方面的内容，一是地理上的可及性，也就是到达医疗卫生机构的方便程度，通常用离医疗机构的距离或到达医疗机构所需要的时间表示；二是经济上的可及性即支付能力，通常考察调查人口是否享有医疗保障和其经济收入水平。

一、最近医疗机构类型

2018 年调查的家庭中，距离最近医疗机构为基层医疗卫生机构的家庭占比最高，为 87.0%（城市地区为 80.7%，农村地区为 93.5%）；其次为县级医院，占比为 6.5%（城市地区为 8.4%，农村地区为 4.6%）（表 1-2-14）。

表 1-2-14 2018 年四川调查家庭距离最近医疗机构类型构成（%）

机构类型	合计	城市	农村
基层医疗卫生机构	87.0	80.7	93.5
诊所/村卫生室/社区卫生服务站	53.4	47.2	59.7
乡镇卫生院/社区卫生服务中心	33.6	33.5	33.8
县级医院	6.5	8.4	4.6
地市级医院	1.7	3.3	0.0
省级及以上医院	0.5	0.9	0.1
民营医院	3.3	5.9	0.6
其他	1.0	0.8	1.2

二、到最近医疗机构的距离

2018 年调查的家庭中，离最近医疗机构距离在 1 千米以内的占 41.4%，城市地区（49.6%）高于农村地区（33.2%）。有 7.8%的家庭离最近医疗机构的距离在 5 千米及以上。与 2013 年相比，2018 年到最近医疗机构的距离变化不大（表 1-2-15）。

表 1－2－15　2018 年四川调查家庭离最近医疗机构距离（%）

距离（千米）	合计		城市		农村	
	2018 年	2013 年	2018 年	2013 年	2018 年	2013 年
＜1	41.4	49.2	49.6	63.0	33.2	35.3
1～	25.9	20.0	26.3	18.1	25.4	21.9
2～	14.4	13.2	11.6	10.4	17.1	15.9
3～	7.2	7.2	5.1	3.8	9.2	10.6
4～	3.3	3.5	2.3	2.0	4.3	5.0
5～	7.8	6.9	5.1	2.7	10.8	11.3

三、到最近医疗机构的时间

2018 年调查有 78.9%的家庭 15 分钟及以内能够到达最近医疗点，其中城市地区为 84.6%，农村地区为 73.2%。与 2013 年相比，农村地区调查家庭到达最近医疗点所需时间在 15 分钟及以内的比例明显升高，升高了 16.0 个百分点（表 1－2－16）。

表 1－2－16　2018 年四川调查家庭距离最近医疗机构时间构成（%）

时间（分钟）	合计		城市		农村	
	2018 年	2013 年	2018 年	2013 年	2018 年	2013 年
≤15	78.9	69.2	84.6	81.2	73.2	57.2
16～	9.7	12.7	8.9	10.1	10.4	15.3
30～	11.4	18.1	6.5	8.7	16.4	27.5

四、医疗保险参保情况

2018 年四川调查地区居民参加基本医疗保险（城镇职工基本医疗保险和城乡居民基本医疗保险）的比例为 97.4%，其中城市地区为 96.6%，农村地区为 98.2%；参加其他社会医疗保险的比例为 3.1%；无社会医疗保险的比例为 2.5%；参加大病保险的比例为 73.7%；参加商业医疗保险的比例为 12.4%，城市（19.6%）高于农村（5.6%）（表 1－2－17）。

表 1－2－17　2018 年四川调查居民不同医疗保险参保情况（%）

医疗保险类型	合计	城市	农村
社会医疗保险			
基本医疗保险	97.4	96.6	98.2
城镇职工基本医疗保险	14.8	27.9	2.7
城乡居民基本医疗保险	83.0	69.1	95.9
其他社会医疗保险	3.1	3.7	2.5
无社会医疗保险	2.5	3.3	1.7
大病保险	73.7	49.6	96.2
商业医疗保险	12.4	19.6	5.6

与 2013 年相比，2018 年城市地区基本医疗保险参保率增加了 4.3 个百分点，农村地区基本持平。与 2013 年相比，2018 年城市地区居民参加商业医疗保险的比例明显上升，升高了 11.7 个百分点，而

农村地区变化不大（表 1-2-18）。

表 1-2-18　2018、2013 年四川调查居民基本医疗保险和商业医疗保险参保情况（%）

医疗保险类型	合计		城市		农村	
	2018 年	2013 年	2018 年	2013 年	2018 年	2013 年
基本医疗保险	97.4	95.5	96.6	92.3	98.2	98.5
商业医疗保险	12.4	5.9	19.6	7.9	5.6	4.0

第四节　健康档案和家庭医生签约

一、健康档案的建档情况

（一）整体情况

2018 年四川调查地区 15 岁及以上居民中，48.4%的居民有健康档案，12.7%的居民没有健康档案；38.9%的居民不知道是否有健康档案。农村地区自报有健康档案的比例（53.4%）高于城市地区（43.3%）。与 2013 年相比，2018 年四川调查地区 15 岁及以上居民中有健康档案的居民比例降低了 28.7 个百分点，不知道是否有健康档案的居民比例升高了 30.9 个百分点（表 1-2-19）。

表 1-2-19　2018、2013 年四川调查地区 15 岁及以上居民自报健康档案建档情况（%）

健康档案	合计		城市		农村	
	2018 年	2013 年	2018 年	2013 年	2018 年	2013 年
有	48.4	77.1	43.3	66.5	53.4	87.7
没有	12.7	14.9	15.1	21.3	10.4	8.6
不知道	38.9	8.0	41.6	12.2	36.2	3.7

（二）性别、年龄别比较

2018 年四川调查地区 15 岁及以上男性自报建档率为 47.9%，女性为 48.9%。不论城乡、性别，自报建档率均随着年龄的增长逐渐升高（表 1-2-20）。

表 1-2-20　2018 年四川调查地区 15 岁及以上居民分性别、年龄别自报建档率（%）

年龄组（岁）	合计			城市			农村		
	小计	男性	女性	小计	男性	女性	小计	男性	女性
15～	36.1	35.6	36.8	28.4	28.7	28.2	41.8	39.8	44.1
25～	37.2	32.7	41.3	30.3	23.5	36.0	45.0	42.3	47.5
35～	43.7	43.5	43.9	34.5	32.8	36.1	52.2	53.6	51.0
45～	44.2	43.2	45.1	37.5	35.8	39.2	50.5	50.3	50.6
55～	49.2	48.8	49.7	42.5	40.2	44.8	55.2	56.0	54.4
65～	60.4	61.2	59.6	59.2	59.6	58.9	61.6	62.8	60.4
合计	48.4	47.9	48.9	43.3	41.9	44.6	53.4	53.6	53.2

二、家庭医生服务签约情况

（一）整体情况

2018年四川调查地区15岁及以上居民中，45.2%的居民有签约家庭医生服务，12.4%的居民没有签约家庭医生服务，42.4%的居民不知道是否有签约家庭医生服务。农村地区自报家庭医生签约比例（53.8%）高于城市地区（36.2%）（表1-2-21）。

表1-2-21　2018年四川调查地区15岁及以上居民家庭医生服务签约情况（%）

家庭医生服务签约	合计	城市	农村
是	45.2	36.2	53.8
否	12.4	15.6	9.4
不知道	42.4	48.2	36.8

（二）性别、年龄别比较

2018年四川调查地区15岁及以上男性自报家庭医生服务签约比例为45.4%，女性为44.9%。不论城乡、性别，自报家庭医生服务签约率均随着年龄的增长逐渐提高（表1-2-22）。

表1-2-22　2018年四川调查地区15岁及以上居民分性别、年龄别自报家庭医生服务签约率（%）

年龄组（岁）	合计			城市			农村		
	小计	男性	女性	小计	男性	女性	小计	男性	女性
15～	36.9	36.5	37.3	26.7	27	26.4	44.3	42.5	46.6
25～	34.6	31.7	37.1	26.5	23.2	29.2	43.6	40.6	46.4
35～	41.7	42.3	41.1	30.7	29.7	31.6	51.7	54.1	49.6
45～	43.3	43.3	43.4	33.5	33.5	33.6	52.5	52.6	52.4
55～	47.7	48.2	47.2	37.1	36.6	37.6	57.2	58.0	56.3
65～	52.0	53.0	51.1	45.2	46.2	44.3	59.7	60.4	58.9
合计	45.2	45.4	44.9	36.2	36.1	36.3	53.8	54.1	53.5

本章小结

（1）农村调查地区因病致贫仍然严重。在本次调查的8400户中，贫困户占9.7%，低保户占11.6%。与2013年相比，农村地区贫困户比例上升了9.8个百分点，低保户比例下降了4.0个百分点；城市地区的贫困户比例和低保户比例均变化不大。因疾病或损伤影响劳动力、劳动力人口少、因治疗疾病是导致贫困的主要原因。

（2）调查老年人口比例明显上升。2018年四川调查地区65岁及以上人口比例为23.2%。与2013年相比，65岁及以上人口比例有一定升高，城市和农村分别上升了6.3和5.4个百分点。

（3）调查地区卫生服务地理可及性进一步改善，农村地区改善明显。2018年四川调查地区78.9%的家庭15分钟及以内能够到达最近医疗点，明显高于2013年的69.2%；其中农村地区改善幅度更加明显，由2013年的57.2%升高到2018年的73.2%，升高了16.0个百分点。

（4）基本医疗保险基本实现全覆盖，城市地区商业医疗保险参保率上升明显。2018年四川调查地区居民参加基本医疗保险（城镇职工基本医疗保险和城乡居民基本医疗保险）的比例为97.4%，其中城市地区为96.6%，农村地区为98.2%，基本实现基本医保全民覆盖。2018年四川调查地区居民参加商业医疗保险的比例为12.4%，明显高于2013年的5.9%；其中城市地区上升明显，升高了11.7个百分点，农村地区变化不大。

（5）调查居民对健康档案和家庭医生的知晓率较低。2018年四川调查地区有38.9%的居民不知道是否有健康档案，42.4%的居民不知道是否有签约家庭医生服务。

第三章　城乡居民健康状况及卫生服务需要

本章主要以居民自评健康状况、两周患病情况、慢性病患病情况、疾病严重程度（如两周患病持续天数）和失能（如卧床、休工、休学等短期失能和长期失能）等指标来反映调查地区居民的健康状况及卫生服务需要。

第一节　居民自评健康状况

本次调查选择了六个健康指标对自评健康进行评价，即自评健康状况得分、行动、自我照顾、日常活动、疼痛/不适和焦虑/抑郁。

一、总体情况

2018年四川调查地区15岁及以上居民自评健康状况平均得分为72.9分，城市地区（74.3分）高于农村地区（71.6分）。15岁及以上居民身体有中度及以上程度“疼痛/不适”的比例最高（30.1%），其次是“行动”（16.5%）和“焦虑/抑郁”（15.8%）。农村地区居民在“行动”、“日常活动”、“疼痛/不适”和“焦虑/抑郁”方面有中度及以上问题的比例均高于城市地区。

与2013年相比，2018年居民自评健康状况平均得分降低了3.8分，其中农村地区降低了5.3分。2018年“行动”、“日常活动”、“疼痛/不适”和“焦虑/抑郁”有中度及以上问题的比例较2013年均有不同程度升高，其中农村地区“疼痛/不适”有中度及以上问题的比例升高明显（表1-3-1）。

表1-3-1　2013、2018年四川调查地区15岁及以上居民有中度及以上健康问题比例（%）及自评健康得分

健康状况自我评价	合计		城市		农村	
	2018年	2013年	2018年	2013年	2018年	2013年
行动	16.5	9.2	13.8	8.7	19.2	9.8
自我照顾	7.5	4.9	6.8	4.5	8.3	5.3
日常活动	11.9	8.0	10.3	7.1	13.4	8.8
疼痛/不适	30.1	19.5	26.4	18.7	33.7	20.2
焦虑/抑郁	15.8	10.6	14.0	9.8	17.7	11.5
自评健康得分（分）	72.9	76.7	74.3	76.5	71.6	76.9

二、性别、年龄别比较

（一）自评健康得分

男性自评健康状况平均得分（74.4分）高于女性（71.6分）。农村地区女性自评健康状况平均得分最低（69.6分），城市地区男性自评健康状况平均得分最高（75.1分）（表1-3-2）。

表 1－3－2　2018 年四川调查地区 15 岁及以上居民分性别、年龄别自评健康状况得分

年龄组（岁）	合计			城市			农村		
	小计	男性	女性	小计	男性	女性	小计	男性	女性
15～	86.3	87.3	85.3	87.0	88.1	86.0	85.8	86.7	84.6
25～	82.5	82.8	82.2	83.8	84.1	83.5	81.0	81.4	80.5
35～	78.5	79.2	77.9	79.3	79.5	79.1	77.8	78.9	76.8
45～	74.0	75.8	72.3	74.9	75.8	74.0	73.2	75.9	70.8
55～	70.1	72.3	67.9	72.0	74.0	70.2	68.4	70.9	65.7
65～	64.9	66.5	63.4	67.5	68.3	66.8	62.0	64.5	59.6
合计	72.9	74.4	71.6	74.3	75.1	73.5	71.6	73.7	69.6

城市、农村地区自评健康状况平均得分年龄别变化趋势基本相同，均随年龄的增加呈现下降趋势（图 1－3－1）。

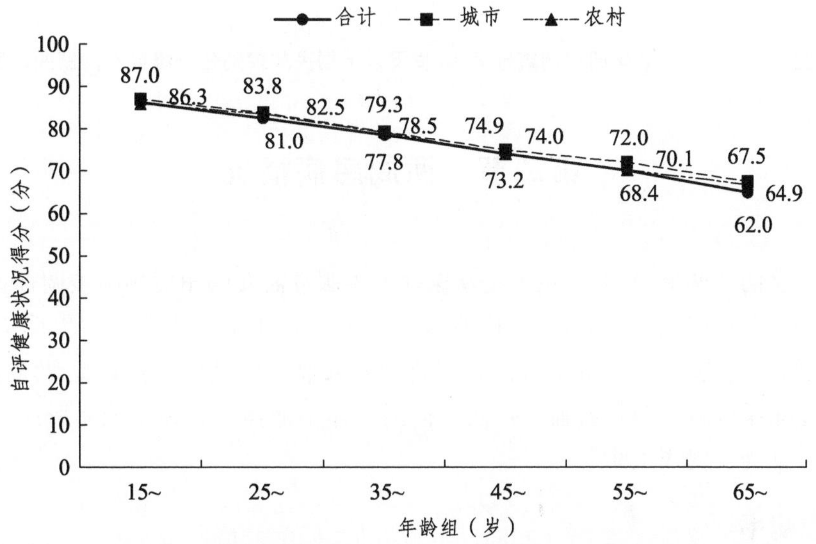

图 1－3－1　2018 年四川调查地区 15 岁及以上居民年龄别自评健康状况得分

（二）健康自评任一维度有问题的比例

男性任一维度有问题的比例（37.5%）低于女性（43.0%），农村地区男女任一维度有问题的比例的差别与城市基本一致。45 岁以下各年龄组，男性与女性任一维度有问题的比例相差不大，但 45 岁及以上女性任一维度有问题的比例显著高于男性（表 1－3－3）。

表 1－3－3　2018 年四川调查地区 15 岁及以上居民分性别、年龄别任一维度有问题的比例（%）

年龄组（岁）	合计			城市			农村		
	小计	男性	女性	小计	男性	女性	小计	男性	女性
15～	9.1	8.0	10.3	8.8	8.0	9.5	9.3	7.9	10.9
25～	15.8	16.1	15.6	12.9	12.2	13.5	19.2	20.3	18.1
35～	23.5	23.7	23.3	20.9	20.1	21.6	25.9	27.2	24.9
45～	36.5	32.5	40.2	33.3	30.3	36.0	39.5	34.5	44.1
55～	49.0	44.8	53.2	42.7	38.2	47.1	54.6	50.3	59.1
65～	61.3	57.1	65.3	53.8	49.9	57.5	69.6	64.8	74.2
合计	40.3	37.5	43.0	36.2	33.5	38.6	44.4	41.3	47.3

城市、农村地区任一维度有问题的比例年龄别变化趋势基本相同，从 45 岁开始，随着年龄组的增加，城市地区和农村地区的差距逐渐增大（图 1－3－2）。

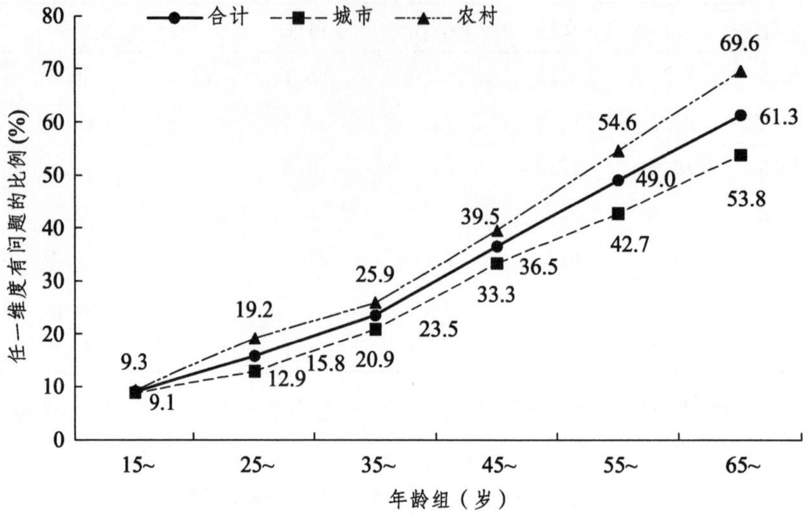

图 1－3－2　2018 年四川调查地区 15 岁及以上居民年龄别任一维度有问题的比例

第二节　两周患病情况

本次调查所定义的“两周患病”，主要是从医疗卫生服务需要的角度判断被调查者对疾病的自身感受，是自我报告的“两周患病”，具体为：1. 两周内自觉身体不适，去医疗卫生单位就诊治疗；2. 两周内自觉身体不适，未去就诊单位诊治，但自服药物或采取一些辅助治疗；3. 两周内自觉身体不适，未去就诊治疗，也未采取自服药物或辅助疗法，但因身体不适休工、休学或者卧床一天及以上者；上述情况有其一者，认为“两周患病”。

一、两周患病率

（一）定义

国家卫生服务调查通过询问调查前两周内被调查者患病情况来估算两周患病率，用每百人两周内患病人数或者例数（人次数）来表示。若未明确指出，本报告采取前种定义。

（二）总体情况

2018 年四川省共调查 21 047 人，其中两周患病人数为 8782 人，调查地区居民两周患病率为 41.7%，城市地区（43.3%）高于农村地区（40.3%）。与 2013 年相比，2018 年两周患病率上升了 18.3 个百分点，城乡分别上升了 16.0、20.6 个百分点（表 1－3－4）。

与全国及西部地区相比，四川居民两周患病率高出全国和西部 9.5、9.4 个百分点。四川居民两周患病率处于较高水平，尤其是四川城市地区与全国和西部城市地区的差别较大（表 1－3－5、图 1－3－3）。

表 1-3-4　2018、2013 年四川调查地区居民两周患病情况

指标	合计	城市	农村
2018 年			
调查人口数（人）	21 047	10 152	10 895
患病人数（人）	8782	4391	4391
两周患病率（%）	41.7	43.3	40.3
2013 年			
两周患病率（%）	23.4	27.3	19.7

表 1-3-5　2018 年四川与全国、西部调查地区居民两周患病率（%）

调查地区	合计	城市	农村
四川	41.7	43.3	40.3
全国	32.2	32.2	32.2
西部	32.3	32.5	32.1

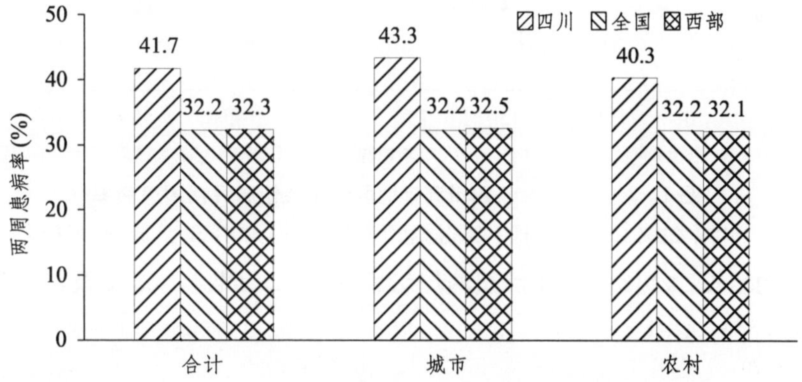

图 1-3-3　2018 年四川与全国、西部调查地区居民两周患病率

（三）性别、年龄别比较

女性两周患病率为 44.1%，高于男性的 39.2%。城市地区 25 岁及以上，农村地区 35 岁及以上女性各年龄组的两周患病率均显著高于男性。45～54 岁、55～64 岁年龄组，农村地区男女两周患病率差别明显大于城市地区（表 1-3-6）。

表 1-3-6　2018 年四川调查地区分性别、年龄别居民两周患病率（%）

年龄组（岁）	合计			城市			农村		
	小计	男性	女性	小计	男性	女性	小计	男性	女性
0～	27.5	27.1	28.0	32.6	32.4	32.7	23.6	23.2	24.0
5～	18.4	18.2	18.5	18.1	18.5	17.7	18.5	18.0	19.1
15～	13.9	14.6	13.2	16.5	18.6	14.7	12.0	12.1	11.9
25～	20.4	19.7	21.0	20.4	18.5	22.0	20.3	20.9	19.8
35～	30.2	28.3	31.8	30.3	28.4	32.0	30.0	28.2	31.6
45～	43.5	39.3	47.3	43.6	41.2	45.8	43.4	37.4	48.6
55～	54.6	49.6	59.6	54.6	50.9	58.2	54.5	48.4	61.0
65～	65.5	62.8	68.0	66.6	63.9	69.1	64.2	61.6	66.8
合计	41.7	39.2	44.1	43.3	41.4	45.0	40.3	37.2	43.3

城市地区和农村地区两周患病率年龄别变化趋势基本相同，随年龄的增加先降低后增加，呈现“J”形，在15～24岁组处于最低点。但城市地区和农村地区各年龄组变化的差距不同。城市地区呈现先高于农村，然后低于农村，最后与农村基本一致的变化趋势。0～4岁组差距最大，城市地区比农村高9.0个百分点；15～25岁组，城市地区比农村低4.5个百分点；其余年龄段基本一致（表1-3-6、图1-3-4）。

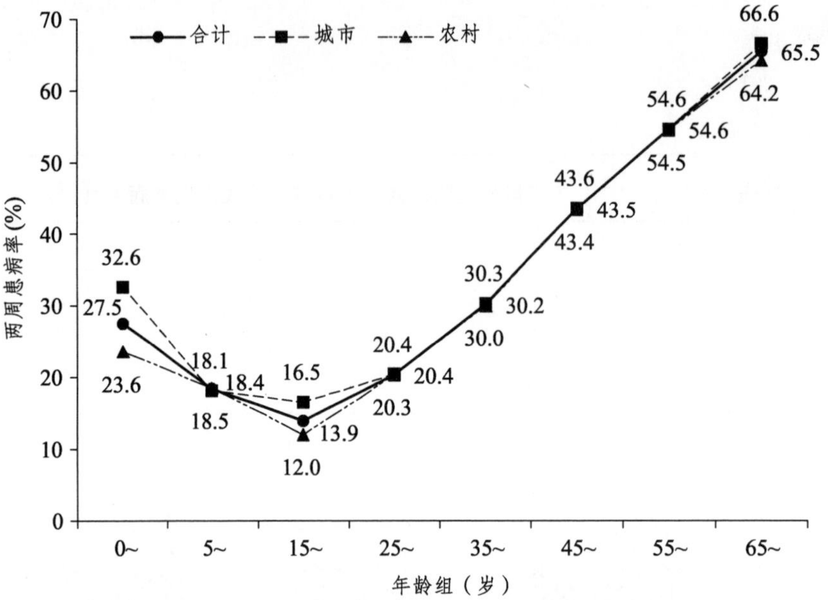

图1-3-4　2018年四川调查地区分年龄组居民两周患病率

与2013年相比，2018年各年龄组两周患病率均有不同程度升高，两者变化趋势基本一致。但从45岁开始，随年龄的增长，2018年各年龄组两周患病率增加较明显，65岁及以上年龄组两周患病率从46.5%增加到65.5%（图1-3-5）。

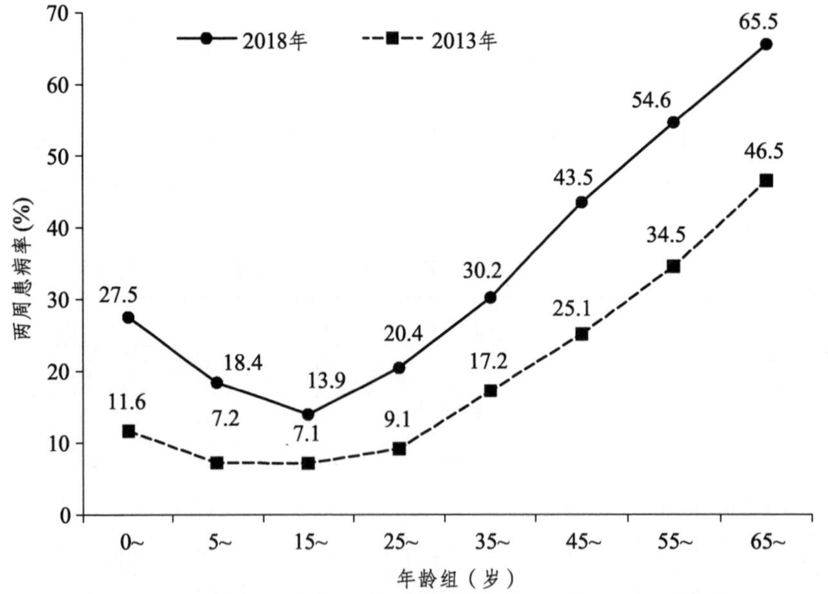

图1-3-5　2018、2013年四川调查地区分年龄组居民两周患病率

（四）按社会医疗保险类别比较

参加城镇职工医疗保险居民的两周患病率（42.7%）与城乡居民医疗保险（41.8%）无明显差异，但高于其他社会医保（39.5%）和无社会医保（32.2%）。除参加其他社会医保外，参加城镇职工医疗保险、城乡居民医疗保险和无社会医保居民的两周患病率城市地区均高于农村地区（表1-3-7）。

表 1-3-7　2018 四川调查地区不同社会医疗保险类别居民两周患病率（%）

类别	合计	城市	农村
城镇职工医疗保险	42.7	43.1	38.8
城乡居民医疗保险	41.8	43.7	40.5
其他社会医保	39.5	39.4	39.8
无社会医保	32.2	33.5	29.7

二、发病时间及类型

2018 年四川调查地区居民两周患病发病时间构成中，慢性病持续到两周内最高（64.4%），其次是两周内新发病（29.4%）。城市地区和农村地区两周患病发病时间构成基本一致。与 2013 年相比，两周患病发病时间构成基本一致（表 1-3-8）。

与全国和西部地区相比，四川城乡调查地区两周内新发病占比均显著高于全国，与西部水平基本一致（表 1-3-9）。

表 1-3-8　2018、2013 年四川调查地区居民两周患病发病时间构成（%）

发病时间	合计		城市		农村	
	2018 年	2013 年	2018 年	2013 年	2018 年	2013 年
两周内新发病	29.4	29.7	27.2	29.9	31.7	29.4
急性病两周前发生	6.2	3.9	6.4	3.6	6.0	4.4
慢性病持续到两周内	64.4	66.4	66.4	66.5	62.3	66.2

表 1-3-9　2018 年四川与全国、西部调查地区两周患病发病时间构成（%）

发病时间	合计			城市			农村		
	四川	全国	西部	四川	全国	西部	四川	全国	西部
两周内新发病	29.4	24.0	29.5	27.2	21.6	28.4	31.7	26.8	30.5
急性病两周前发生	6.2	4.5	5.5	6.4	4.3	5.5	6.0	4.7	5.6
慢性病持续到两周内	64.4	71.5	65.0	66.4	74.1	66.1	62.3	68.5	63.9

三、疾病构成

（一）疾病系统别两周患病率

2018 年四川调查地区居民疾病系统别两周患病率居前五位的是循环系统疾病（13.8%）、呼吸系统疾病（13.8%）、消化系统疾病（6.3%）、肌肉骨骼系统疾病和结缔组织疾病（6.2%）、内分泌营养和代谢疾病及免疫疾病（4.2%）。城市地区居前五位的疾病是循环系统疾病（16.0%）、呼吸系统疾病（13.6%）、内分泌和营养代谢及免疫疾病（6.0%）、消化系统疾病（5.7%）、肌肉骨骼系统和结缔组织疾病（5.2%）；农村地区居前五位的是循环系统疾病（13.9%）、呼吸系统疾病（11.6%）、肌肉骨骼和结缔组织疾病（7.2%）、消化系统疾病（6.9%）、内分泌营养和代谢疾病及免疫疾病（2.6%）。城市地区的循环系统疾病和内分泌、营养代谢及免疫疾病两周患病率均显著高于农村地区，分别相差 4.4 和 3.4 个百分点。与 2013 年相比，2018 年呼吸系统疾病和循环系统疾病患病率仍居前两位，消化系统疾病、肌肉骨骼和结缔组织疾病患病率顺位上升；不同系统两周患病率均增加（表 1-3-10）。

表 1-3-10　2018 年四川调查地区疾病系统别两周患病率（%）

疾病分类	合计		城市		农村	
	2018 年	2013 年	2018 年	2013 年	2018 年	2013 年
循环系统疾病	13.8	8.6	16.0	10.7	11.6	6.7
呼吸系统疾病	13.8	7.5	13.6	9.4	13.9	5.8
消化系统疾病	6.3	2.8	5.7	2.8	6.9	2.8
肌肉骨骼系统和结缔组织疾病	6.2	3.0	5.2	2.9	7.2	3.0
内分泌营养和代谢疾病及免疫疾病	4.2	2.0	6.0	3.2	2.6	0.9
泌尿生殖系统疾病	1.6	0.9	1.6	0.8	1.5	0.9
皮肤和皮下组织疾病	1.0	0.3	1.2	0.4	0.8	0.2
神经系统疾病	0.8	0.4	0.9	0.6	0.8	0.3
损伤和中毒	0.6	0.6	0.4	0.7	0.8	0.4
精神病	0.5	0.2	0.7	0.2	0.4	0.1

注：此表中两周患病率按人次数计算。

（二）疾病别两周患病率

2018 年四川调查地区居民疾病别两周患病率居前五位的疾病为高血压病（97.6‰）、急性鼻咽炎（普通感冒）（79.6‰）、糖尿病（34.9‰）、急慢性胃肠炎（34.9‰）和椎间盘疾病（23.3‰），占两周患病总构成的 51.0%。城市地区的疾病别两周患病率前五位与总调查地区的前五位疾病顺位相同；农村地区疾病别两周患病率前五位依次是急性鼻咽炎（普通感冒）（81.0‰），高血压病（78.3‰），急慢性胃肠炎（40.7‰），椎间盘疾病（27.0‰）和糖尿病（21.4‰），占两周患病总构成的 49.3%。城市地区高血压、糖尿病略高于农村，急慢性胃肠炎、椎间盘疾病略低于农村地区（表 1-3-11）。

表 1-3-11　2018 年四川调查地区居民疾病别两周患病率及其构成顺位

顺位	合计			城市			农村		
	疾病名称	患病率（‰）	构成（%）	疾病名称	患病率（‰）	构成（%）	疾病名称	患病率（‰）	构成（%）
1	高血压病	97.6	18.4	高血压病	118.4	21.2	急性鼻咽炎（普通感冒）	81.0	16.1
2	急性鼻咽炎（普通感冒）	79.6	15.0	急性鼻咽炎（普通感冒）	78.1	14.0	高血压病	78.3	15.5
3	糖尿病	34.9	6.6	糖尿病	49.4	8.8	急慢性胃肠炎	40.7	8.1
4	急慢性胃肠炎	34.9	6.6	急慢性胃肠炎	28.7	5.1	椎间盘疾病	27.0	5.4
5	椎间盘疾病	23.3	4.4	椎间盘疾病	19.3	3.5	糖尿病	21.4	4.2
6	COPD（含慢支等）	17.6	3.3	COPD（含慢支等）	15.9	2.8	COPD（含慢支等）	19.3	3.8
7	脑血管病	15.7	3.0	脑血管病	15.7	2.8	类风湿性关节炎	17.0	3.4
8	急性咽喉、扁桃体和气管等上呼吸道感染	14.4	2.7	急性咽喉、扁桃体和气管等上呼吸道感染	13.9	2.5	脑血管病	15.8	3.1
9	流行性感冒	13.4	2.5	流行性感冒	13.7	2.4	急性咽喉、扁桃体和气管等上呼吸道感染	14.9	2.9
10	类风湿性关节炎	12.7	2.4	缺血性心脏病	8.1	1.4	流行性感冒	13.0	2.6

注：此表中两周患病率均按例数计算。

四、自报疾病严重程度

本次调查选择了患病天数、卧床天数、在业人员休工天数、学生休学天数等指标反映两周病伤的严重程度。

2018年四川调查地区两周每千人患病天数为5328天，城市地区（5929天）多于农村地区（4767天）；每千人卧床天数为415天，城市地区（359天）少于农村地区（467天）；在业人员每千人休工天数为324天，农村地区（373天）多于城市地区（256天）；卧床率为6.9%，休工率为6.0%，15岁及以上学生休学率为0.6%。

与2013年相比，2018年每千人患病天数、每千人卧床天数、卧床率和每千人休工天数均明显增加，其中农村地区每千人患病天数和每千人卧床天数增幅大于城市地区（表1-3-12）。

居民两周患病自觉疾病严重比例为22.4%，城市地区居民两周患病自觉疾病严重比例（25.8%）高于农村地区（19.0%）（表1-3-13）。

表1-3-12　2018年四川调查地区居民每千人口两周患病严重程度

指标	合计		城市		农村	
	2018年	2013年	2018年	2013年	2018年	2013年
每千人患病天数	5328	2410	5929	2878	4767	1970
每千人卧床天数	415	238	359	217	467	257
卧床率（%）	6.9	4.3	5.8	3.6	8.0	5.0
每千人休工天数	324	250	256	148	373	335
休工率（%）	6.0	4.7	4.7	2.8	6.9	6.2
每千人休学天数	15	17	18	12	8	20
休学率（%）	0.6	0.6	0.8	0.6	0.5	0.6

表1-3-13　2018年四川调查地区居民两周患病自觉疾病严重程度构成比（%）

严重程度	合计	城市	农村
不严重	40.6	36.7	44.7
一般	36.9	37.5	36.3
严重	22.4	25.8	19.0

第三节　慢性病患病情况

国家卫生服务调查对“慢性病患病”的定义是：通过询问15岁及以上被调查者在调查前半年内有经过医务人员明确诊断的各类慢性病，包括慢性非感染性疾病和慢性感染性疾病，或半年以前经医生诊断有慢性病并在调查前半年内时有发作同时采取了治疗措施如服药、理疗，或者一直在治疗以控制慢性病的发作等。

一、慢性病患病率

（一）定义

慢性病患病率有两个定义：一是调查前半年内的15岁及以上患病人数与15岁及以上调查总人数

之比；二是调查前半年内 15 岁及以上患病例数与 15 岁及以上调查总人数之比。本报告除特别说明外，慢性病患病率均按前一种定义计算。

（二）总体情况

2018 年四川省 15 岁及以上居民共调查 17 562 人，其中慢性病患病人数为 7600 人，调查地区 15 岁及以上居民慢性病患病率为 43.3%，其中城市地区 43.7%，农村地区 42.8%。与 2013 年相比，2018 年 15 岁及以上居民慢性病患病率上升了 13.7 个百分点，城乡分别上升了 13.5、13.9 个百分点（表 1-3-14）。

与全国及西部地区相比，四川 15 岁及以上居民慢性病患病率高出全国和西部 9.0、9.6 个百分点。四川 15 岁及以上居民慢性病患病率处于较高水平，尤以城市地区中四川与全国和西部水平差别较大（表 1-3-15、图 1-3-6）。

表 1-3-14　2018、2013 年四川调查地区 15 岁及以上居民慢性病患病情况

指标	合计	城市	农村
2018 年			
15 岁及以上人口数（人）	17 562	8637	8925
慢性病患病人数（人）	7600	3776	3824
慢性病患病率（%）	43.3	43.7	42.8
2013 年			
慢性病患病率（%）	29.6	30.2	28.9

表 1-3-15　2018 年四川与全国、西部调查地区 15 岁及以上居民慢性病患病率（%）

调查地区	合计	城市	农村
四川	43.3	43.7	42.8
全国	34.3	33.5	35.2
西部	33.7	33.2	34.1

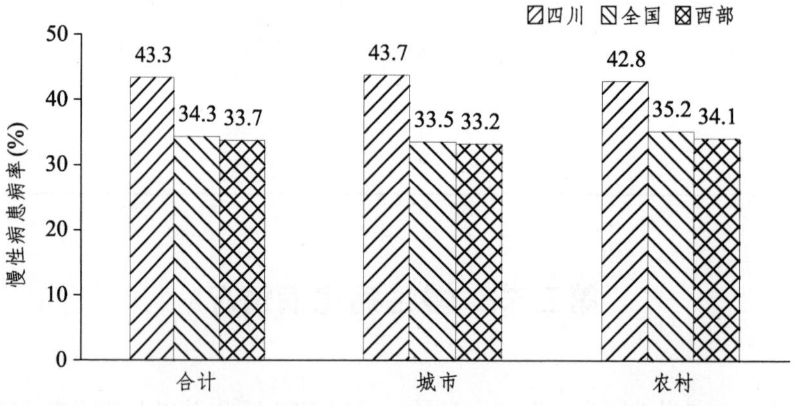

图 1-3-6　2018 年四川与全国、西部调查地区 15 岁及以上居民慢性病患病率

（三）性别、年龄别比较

15 岁及以上女性慢性病患病率（45.4%）高于男性（41.1%）。其中，农村地区 15 岁及以上男女慢性病患病率差别大于城市地区。城市地区 35～44 岁年龄组男性慢性病患病率比女性高 4.0 个百分点，55～64 岁、65 岁及以上年龄组男性慢性病患病率分别比女性低 10.0、5.1 个百分点，其余年龄组基本一致。农村地区 25～34 年龄组男性慢性病患病率比女性高 4.4 个百分点，35～44 岁，45～54 岁，55～64 岁三个年龄组男性慢性病患病率分别比女性低 6.9、12.0 和 11.0 个百分点，其余年龄组基本一致（表 1-3-16）。

表 1-3-16　2018 年四川调查地区 15 岁及以上居民分性别、年龄别慢性病患病率（%）

年龄组（岁）	合计			城市			农村		
	小计	男性	女性	小计	男性	女性	小计	男性	女性
15～	7.9	6.8	8.9	10.0	8.9	11.0	6.3	5.5	7.2
25～	13.6	15.1	12.2	13.5	14.4	12.8	13.7	15.9	11.5
35～	24.9	24.0	25.7	24.5	26.6	22.6	25.3	21.6	28.5
45～	38.5	34.8	41.9	36.9	36.0	37.8	39.9	33.6	45.6
55～	53.7	48.5	58.9	52.9	47.8	57.8	54.3	49.0	60.0
65～	67.3	65.6	68.9	68.1	65.5	70.6	66.4	65.8	67.0
合计	43.3	41.1	45.4	43.7	42.4	44.9	42.8	39.8	45.8

城市、农村地区慢性病患病率年龄别变化趋势基本相同，但各年龄组两地区变化的差距不同。城市地区呈现先高于农村，然后低于农村，最后高于农村的变化趋势（图 1-3-7）。

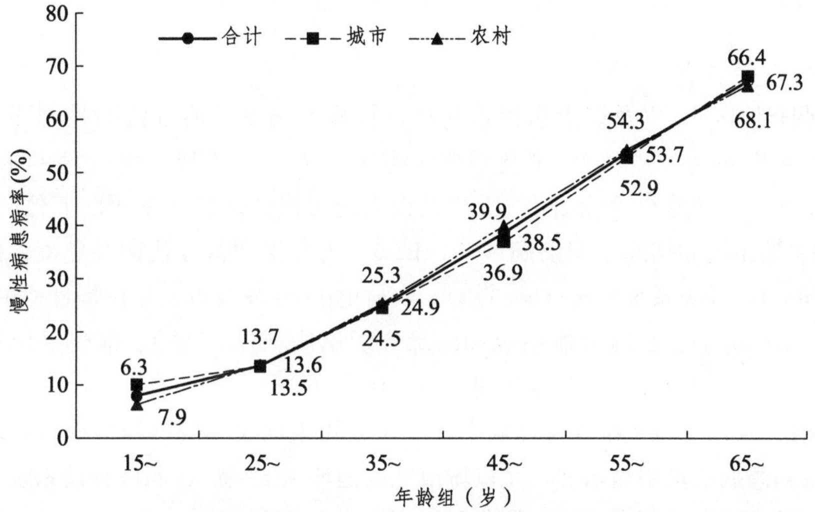

图 1-3-7　2018 年四川调查地区 15 岁及以上居民分城乡年龄别慢性病患病率

与 2013 年相比，2018 年各个年龄组 15 岁及以上居民慢性病患病率均有不同程度的增加。从 45 岁开始，随年龄的增长，2013 年与 2018 年各年龄组慢性病患病率的差距略有增加，65 岁及以上年龄组慢性病患病率从 57.9%增加到 67.3%（图 1-3-8）。

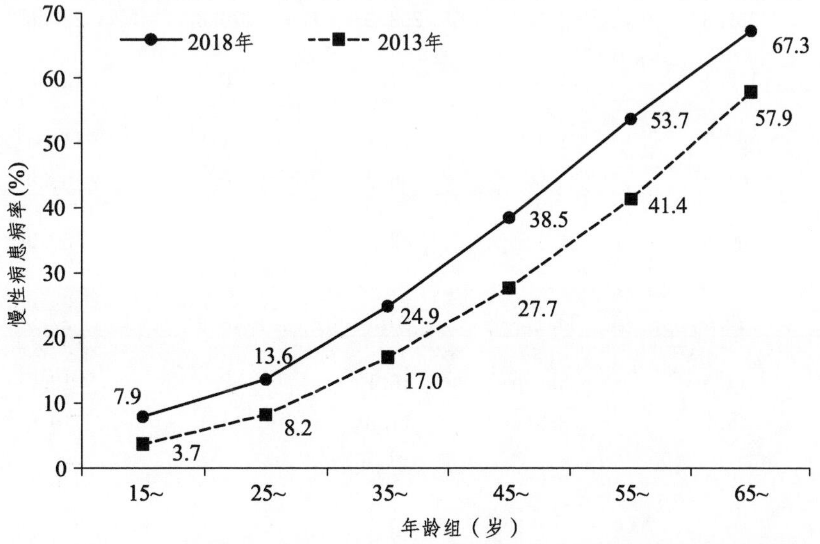

图 1-3-8　2018、2013 年四川调查地区 15 岁及以上居民年龄别慢性病患病率

（四）按社会医疗保险类别比较

参加城乡居民医疗保险居民的慢性病患病率最高（43.9%），未参加社会医保慢性病患病率最低（33.3%）。总体来看，参加不同社会医疗保险居民的慢性病患病率差异不大。分城乡看，城市、农村地区参加不同社会保险的居民慢性病患病率基本一致（表 1－3－17）。

表 1－3－17　2018 四川调查地区 15 岁及以上居民不同社会医疗保险类别慢性病患病率（%）

类别	合计	城市	农村
城镇职工医疗保险	41.2	41.3	40.0
城乡居民医疗保险	43.9	45.2	43.0
其他社会医保	40.2	39.9	40.5
无社会医保	33.3	32.7	34.6

二、疾病构成

（一）系统性慢性病患病率

2018 年四川调查地区 15 岁及以上居民系统性慢性病患病率居前五位的是循环系统（236.6‰）、肌肉骨骼和结缔组织疾病（115.1‰）、消化系统疾病（95.7‰）、呼吸系统疾病（64.8‰）、内分泌和营养代谢及免疫疾病（60.6‰）。城市地区 15 岁及以上居民慢性病患病率居前五位的是循环系统疾病（253.2‰）、肌肉骨骼系统和结缔组织疾病（104.4‰）、内分泌和营养代谢及免疫疾病（82.0‰）、消化系统疾病（79.3‰）、呼吸系统疾病（66.7‰）。农村地区 15 岁及以上居民慢性病患病率居前五位的是循环系统疾病（220.6‰）、肌肉骨骼系统和结缔组织疾病（125.5‰）、消化系统疾病（111.6‰）、呼吸系统疾病（63.0‰）和内分泌和营养代谢及免疫疾病（39.9‰）。

与 2013 年相比，在前十位系统性慢性病中，15 岁及以上居民系统性慢性病患病率均呈上升趋势。前五位系统性慢性病患病率均明显增加，尤以城市地区循环系统疾病、肌肉骨骼系统和结缔组织疾病、消化系统疾病增加较为明显，而农村地区消化系统疾病明显下降（表 1－3－18）。

表 1－3－18　2018、2013 年四川调查地区 15 岁及以上居民系统性慢性病患病率（‰）

分类	合计		城市		农村	
	2018 年	2013 年	2018 年	2013 年	2018 年	2013 年
11 循环系统疾病	236.6	162.5	253.2	176.8	220.6	148.3
17 肌肉骨骼和结缔组织疾病	115.1	71.0	104.4	70.4	125.5	71.6
13 消化系统疾病	95.7	61.1	79.3	51.8	111.6	70.5
12 呼吸系统疾病	64.8	36.9	66.7	40.3	63.0	33.5
5 内分泌和营养代谢及免疫疾病	60.6	31.1	82.0	45.0	39.9	17.3
14 泌尿生殖系统疾病	29.0	20.1	30.1	18.9	27.9	21.3
8 神经系统疾病	14.3	6.4	16.1	7.3	12.7	5.5
7 精神疾病	10.7	3.8	11.8	4.1	9.6	3.5
6 血液和造血器官疾病	7.7	3.8	5.8	4.5	9.5	3.2
9 眼及附器疾病	6.5	4.7	7.5	5.3	5.7	4.0

注：此表中慢性病患病率均按例数计算。

（二）疾病性慢性病患病率

2018年调查地区15岁及以上居民患病率居前五位的慢性病依次是高血压病（158.0‰）、急慢性胃肠炎（58.5‰）、椎间盘疾病（57.5‰）、糖尿病（48.6‰）和脑血管病（30.5‰），占患病总构成的52.4%。城市地区居前五位的慢性病依次为高血压病（170.4‰）、糖尿病（65.5‰）、椎间盘疾病（55.3‰）、急慢性胃肠炎（44.5‰）和脑血管病（30.2‰），占患病总构成的52.8%。农村地区居前五位的慢性病依次是高血压病（145.9‰）、急慢性胃肠炎（72.0‰）、椎间盘疾病（59.6‰）、糖尿病（32.2‰）和类风湿性关节炎（31.9‰），占患病总构成的52.3%。城市地区高血压、糖尿病略高于农村，急慢性胃肠炎、类风湿性关节炎略低于农村地区（表1-3-19）。

表1-3-19　2018年四川调查地区疾病性慢性病患病率及构成顺位

顺位	合计			城市			农村		
	疾病名称	患病率（‰）	构成（%）	疾病名称	患病率（‰）	构成（%）	疾病名称	患病率（‰）	构成（%）
1	高血压病	158.0	23.5	高血压病	170.4	24.6	高血压病	145.9	22.4
2	慢性胃肠炎	58.5	8.7	糖尿病	65.5	9.4	慢性胃肠炎	72.0	11.0
3	椎间盘疾病	57.5	8.5	椎间盘疾病	55.3	8.0	椎间盘疾病	59.6	9.1
4	糖尿病	48.6	7.2	慢性胃肠炎	44.5	6.4	糖尿病	32.2	4.9
5	脑血管病	30.5	4.5	脑血管病	30.2	4.4	类风湿性关节炎	31.9	4.9
6	COPD，含慢支等	28.5	4.2	COPD，含慢支等	26.9	3.9	脑血管病	30.7	4.7
7	类风湿性关节炎	24.7	3.7	类风湿性关节炎	17.1	2.5	COPD，含慢支等	30.1	4.6
8	缺血性心脏病	12.8	1.9	缺血性心脏病	14.1	2.0	胆结石症和胆囊炎	13.8	2.1
9	胆结石症和胆囊炎	10.8	1.6	慢性咽喉炎	11.1	1.6	缺血性心脏病	11.5	1.8
10	慢性咽喉炎	10.3	1.5	泌尿系统结石	10.8	1.6	慢性咽喉炎	9.5	1.5

注：此表中慢性病患病率均按例数计算。

本章小结

（1）居民自评健康状况存在明显的年龄差异。随年龄的增长，自评健康得分逐渐下降，任一维度有问题的比例逐渐增加。农村地区居民的自评健康状况得分低于城市地区，任一维度有问题的比例高于城市地区。与2013年相比，2018年居民自评健康状况得分降低，各维度有问题的比例增加。

（2）居民卫生服务需要增加。调查地区两周患病率和15岁及以上居民慢性病患病率分别为41.7%、43.3%。与2013年相比，2018年两周患病率和15岁及以上居民慢性病患病率分别上升了18.3、13.7个百分点。其中呼吸系统疾病，循环系统疾病，消化系统疾病，肌肉骨骼和结缔组织疾病的两周患病率均明显增加。

（3）慢性病成为影响居民健康的主要问题。慢性病持续到两周内占两周患病的比例为64.4%。与2013年相比，在前十位系统性慢性病中，2018年15岁及以上居民慢性病患病率均呈上升趋势。

（4）城乡居民疾病谱存在一定差异。高血压病、急性鼻咽炎（普通感冒）和糖尿病是威胁城市地区居民健康的三种主要疾病，而威胁农村地区居民健康的三种主要疾病依次是急性鼻咽炎（普通感冒）、高血压病和急慢性胃肠炎；高血压病、糖尿病和椎间盘疾病已经成为威胁城市地区居民健康的三种主要慢性疾病，而威胁农村地区居民健康的三种主要慢性疾病依次为高血压病、急慢性胃肠炎和椎间盘疾病。

第四章　居民医疗服务需求和利用情况

本章关注调查地区居民的医疗服务需求和利用情况，通过调查前两周的患病就诊治疗情况和调查前一年的住院情况来反映。

第一节　两周病伤应对情况

2018 年四川调查地区共有 8782 例病伤。其中 46.6％的患者两周内就诊，37.0％的患者延续两周前治疗，13.7％的患者进行了自我医疗，2.7％的患者未采取任何治疗措施（表 1－4－1）。

表 1－4－1　2018 四川调查地区居民两周病伤应对情况

指标	合计	城市	农村
调查总人数	21 047	10 152	10 895
两周病伤例数	8782	4391	4391
两周内就诊	46.6	44.0	49.3
延续两周前治疗	37.0	39.1	34.8
自我医疗	13.7	14.9	12.5
未治疗	2.7	2.0	3.4

注：此表中应对方式按病伤例数计算。

一、两周就诊率

（一）定义

两周就诊率：每百人口中两周内因病或身体不适寻求各级医疗机构治疗服务的人次数。

（二）总体情况

2018 年四川省共调查 21 047 人，其中两周患病人数为 8782 人，就诊人次数为 7945 人次。居民两周就诊率为 37.7％，农村地区（39.2％）高于城市地区（36.2％）。与 2013 年相比，2018 年两周就诊率上升了 16.0 个百分点，城乡分别上升了 15.0、17.1 个百分点（表 1－4－2）。

与全国及西部地区相比，四川居民两周就诊率处于较高水平，两周就诊率分别高出全国和西部 13.7、12.5 个百分点（表 1－4－3、图 1－4－1）。

表 1-4-2 2018、2013 年四川调查地区居民两周就诊情况

指标	合计	城市	农村
2018 年			
调查人口数	21 047	10 152	10 895
两周患病例数	8782	4391	4391
就诊人数	4354	2044	2310
就诊人次数	7945	3671	4274
两周就诊率（%）	37.7	36.2	39.2
2013 年			
两周就诊率（%）	21.7	21.2	22.1

表 1-4-3 2018 年四川与全国、西部调查地区居民两周就诊率（%）

调查地区	合计	城市	农村
四川	37.7	36.2	39.2
全国	24.0	23.2	24.8
西部	25.2	25.7	24.7

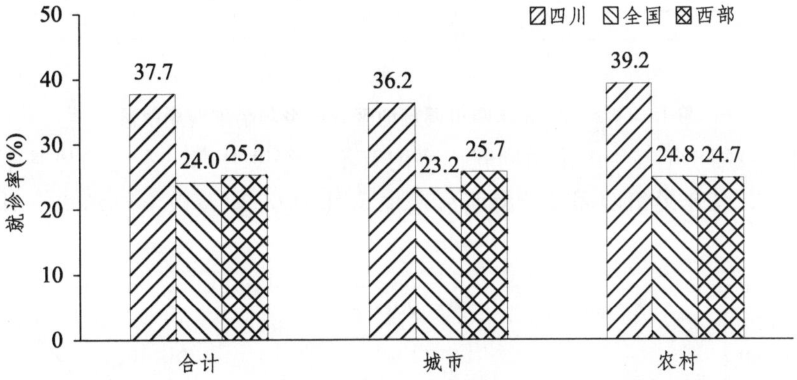

图 1-4-1 2018 年四川与全国、西部调查地区居民两周就诊率

（三）性别、年龄别比较

女性两周就诊率（41.1%）高于男性（34.2%）。城市地区 25 岁以上、农村地区 35 岁以上各年龄组的女性两周就诊率均高于男性。但城市地区 0～4 岁、15～24 岁年龄组男性两周就诊率均高于女性，分别相差 11.5、7.3 个百分点（表 1-4-4）。

表 1-4-4 2018 四川调查地区分性别、年龄别居民两周就诊率（%）

年龄组（岁）	合计			城市			农村		
	小计	男性	女性	小计	男性	女性	小计	男性	女性
0～	28.3	31.1	25.2	39.3	45.1	33.6	19.4	20.7	18.0
5～	15.9	16.0	15.9	16.3	16.1	16.4	15.7	16.0	15.4
15～	12.3	14.1	10.5	15.1	19.0	11.7	10.3	11.1	9.4
25～	15.3	14.3	16.2	15.1	11.9	17.9	15.5	16.8	14.3
35～	24.6	21.8	27.0	26.7	24.1	28.9	22.7	19.6	25.3
45～	37.8	30.6	44.4	35.6	29.5	41.2	40.0	31.7	47.4
55～	49.0	40.1	58.0	40.1	31.5	48.2	56.9	47.3	67.3
65～	62.8	60.5	65.0	57.0	55.0	58.8	69.2	66.4	72.1
合计	37.7	34.2	41.1	36.2	33.1	39.0	39.2	35.3	43.1

城市、农村地区各年龄别两周就诊率变化趋势基本相同，随年龄的增加先降低后增加，呈现“J”形，但各年龄组变化的差距不同。城市地区呈现先高于农村，然后低于农村的变化趋势。0～4 岁组城市高于农村，相差 19.9 个百分点；55～64 岁、65 岁及以上两年龄组农村高于城市，分别相差 16.8、12.2 个百分点（图 1－4－2）。

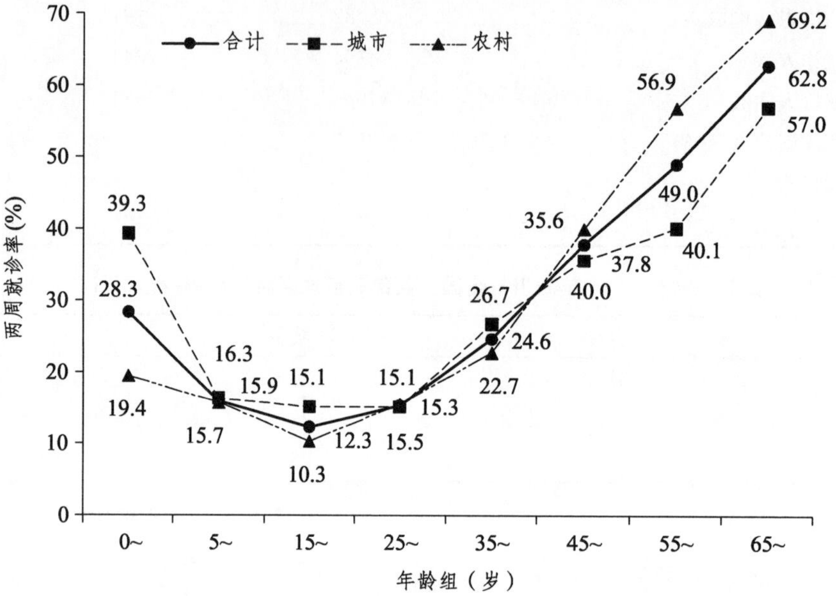

图 1－4－2　2018 年四川调查地区分城乡年龄别两周就诊率

与 2013 年相比，2018 年各年龄组两周就诊率均有不同程度升高，变化趋势基本一致。但从 45 岁开始，随年龄的增长，各年龄组两周就诊率明显增加，其中 65 岁及以上年龄组上升了 23.0 个百分点（图 1－4－3）。

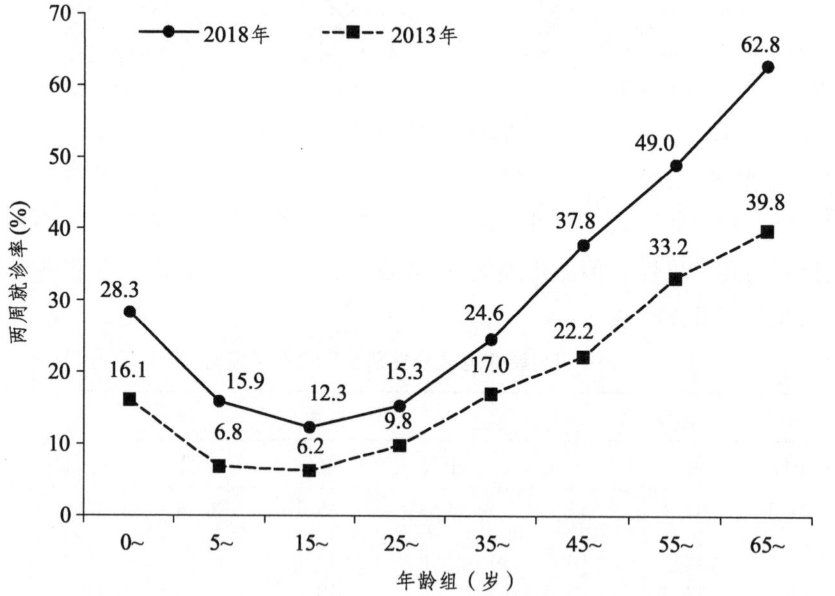

图 1－4－3　2018、2013 年四川调查地区年龄别两周就诊率

（四）按社会医疗保险类别比较

参加城镇职工医疗保险居民的两周就诊率（27.9%）低于城乡居民医疗保险（39.8%）和其他社会医保（37.2%），与无社会医保（26.6%）基本一致。城市地区参加城镇职工医疗保险和其他社会医保的居民两周就诊率均低于农村地区（表 1－4－5）。

表 1-4-5 2018 四川调查地区 15 岁及以上居民不同社会医疗保险类别两周就诊率（%）

类别	合计	城市	农村
城镇职工医疗保险	27.9	27.4	32.7
城乡居民医疗保险	39.8	40.2	39.6
其他社会医保	37.2	34.2	41.2
无社会医保	26.6	26.3	27.0

二、两周就诊的疾病构成

2018 年四川调查地区两周就诊率排名居前三位的疾病依次是急性鼻咽炎（普通感冒）（60.5‰）、高血压病（35.4‰）和急慢性胃肠炎（30.9‰），占所有就诊疾病的 33.6%。城市、农村地区两周就诊率排名前三位的疾病均为急性鼻咽炎（普通感冒）、高血压病和急慢性胃肠炎，城市、农村地区这三种疾病的就诊构成比之和分别占所有就诊疾病的 34.1%和 33.2%。城市地区高血压、糖尿病就诊率略高于农村，急慢性胃肠炎、椎间盘疾病、COPD（含慢支等）略低于农村地区（表 1-4-6）。

表 1-4-6 2018 年四川调查地区居民疾病别两周就诊率及构成顺位

顺位	合计			城市			农村		
	疾病名称	就诊率（‰）	构成（%）	疾病名称	就诊率（‰）	构成（%）	疾病名称	就诊率（‰）	构成（%）
1	急性鼻咽炎（普通感冒）	60.5	16.0	急性鼻咽炎（普通感冒）	57.3	15.9	急性鼻咽炎（普通感冒）	63.5	16.2
2	高血压病	35.4	9.4	高血压病	41.4	11.4	急慢性胃肠炎	36.9	9.4
3	急慢性胃肠炎	30.9	8.2	急慢性胃肠炎	24.5	6.8	高血压病	29.8	7.6
4	椎间盘疾病	21.0	5.6	椎间盘疾病	17.5	4.8	椎间盘疾病	24.2	6.2
5	COPD（含慢支等）	17.6	4.7	急性咽、喉、扁桃体和气管等上呼吸道感染	15.5	4.3	COPD（含慢支等）	22.5	5.7
6	急性咽喉、扁桃体和气管等上呼吸道感染	14.4	3.8	糖尿病	15.2	4.2	类风湿性关节炎	14.9	3.8
7	糖尿病	11.9	3.2	COPD（含慢支等）	12.4	3.4	急性咽喉、扁桃体和气管等上呼吸道感染	13.5	3.4
8	类风湿性关节炎	10.3	2.7	牙齿疾患	9.5	2.6	流行性感冒	10.2	2.6
9	流行性感冒	9.6	2.6	脑血管病	9.2	2.5	脑血管病	9.7	2.5
10	脑血管病	9.5	2.5	流行性感冒	9.1	2.5	糖尿病	8.9	2.3

三、两周就诊机构及治疗方式

（一）两周内首诊机构

2018 年四川调查地区居民两周内首诊机构构成居前三位的依次是诊所/村卫生室/社区卫生服务站（50.0%）、卫生院/社区卫生服务中心（20.4%）、县市区医院（16.7%）。城市、农村地区就诊机构构成顺位一致。其中民营医院占比为 3.5%，城市为 4.6%，农村为 2.5%。与 2013 年相比，2018 年两周内首诊在基层医疗机构的比例下降了4.8%（表1-4-7）。

与全国及西部地区相比，四川居民两周患病首诊在基层医疗机构的比例较高，分别高出全国和西部5.5、5.4个百分点。与全国的差异尤以城市地区差异最为明显，四川高出全国8.0个百分点（表1-4-8）。

表1-4-7　2018、2013年四川调查地区居民两周内患病首诊机构构成（%）

就诊机构	合计		城市		农村	
	2018年	2013年	2018年	2013年	2018年	2013年
基层医疗机构	70.4	75.2	65.9	68.8	74.6	81.2
诊所/村卫生室/社区卫生服务站	50.0	53.7	46.1	49.6	53.6	57.4
卫生院/社区卫生服务中心	20.4	21.5	19.8	19.2	21.0	23.8
县市区医院	16.7	16.3	17.7	17.2	15.8	15.5
地市级医院	3.6	3.8	5.0	6.5	2.2	1.3
省医院	1.6	0.7	2.6	1.0	0.7	0.3
民营医院	3.5	—	4.6	—	2.5	—
其他	4.2	4.0	4.2	6.5	4.2	1.7

表1-4-8　2018年四川与全国、西部调查地区居民两周患病首诊在基层医疗机构的比例（%）

调查地区	合计	城市	农村
四川	70.4	65.9	74.6
全国	64.9	57.9	72.2
西部	65.0	60.7	69.0

（二）就诊机构的选择原因

两周内首诊机构选择原因排名居前三位的依次是距离近/方便（41.2%）、技术水平高（22.2%）和有信赖医生（15.0%）。城乡就诊机构选择原因构成顺位一致（表1-4-9）。

表1-4-9　2018年四川调查地区两周内首诊机构选择原因构成比（%）

选择原因	合计	城市	农村
距离近/方便	41.2	42.8	39.7
收费合理	7.3	6.5	8.1
技术水平高	22.2	22.1	22.3
设备条件好	2.6	1.7	3.5
药品丰富	2.5	2.3	2.6
服务态度好	2.4	2.5	2.3
定点单位	1.9	2.6	1.3
有熟人	2.1	2.1	2.1
有信赖医生	15.0	14.1	15.9
有签约家庭医生	0.3	0.4	0.1
其他	2.5	2.9	2.1

（三）诊疗情况

居民在首诊机构，接受“疾病诊断、疾病指导与用药调整等”、“检验、检查”和“开药”服务的比例分别为 94.3%、45.5%和 94.5%。城乡诊疗情况基本一致（表 1-4-10）。

表 1-4-10　2018 年四川调查地区两周内第一次就诊接受服务情况（%）

接受服务情况	合计	城市	农村
疾病诊断、疾病指导与用药调整等	94.3	92.9	95.5
检验、检查	45.5	46.5	44.6
开药	94.5	93.5	95.5
输液	11.6	11.2	11.9
门诊手术	1.9	1.7	2.0
其他治疗	5.9	8.3	3.6

（四）买药地点

两周内首诊买药地点主要为就诊机构（91.5%）。实体药店和网络药店构成比分别为 4.9%和 3.3%。城乡构成基本一致（表 1-4-11）。

表 1-4-11　2018 年四川调查地区两周内第一次就诊买药地点构成（%）

买药地点	合计	城市	农村
就诊机构	91.5	90.5	92.3
实体药店	4.9	5.6	4.3
未买药	3.3	3.6	3.1
其他	0.3	0.3	0.3

（五）非就诊机构买药原因

在非就诊机构买药主要原因是就诊机构药价高（16.9%），其次是就诊机构缺药（14.2%）。城市地区“就诊机构药价高”比例高于农村地区，“就诊机构缺药”比例低于农村地区（表 1-4-12）。

表 1-4-12　2018 年四川调查地区两周内第一次就诊在非就诊机构买药原因构成比（%）

原因	合计	城市	农村
就诊机构无药房	5.8	4.3	7.5
就诊机构缺药	14.2	11.4	17.5
就诊机构药价高	16.9	22.1	10.8
在所就诊的医疗机构不能使用医保卡	1.2	2.1	0.0
其他	61.9	60.1	64.2

（六）中医（民族医）服务利用情况

首诊利用中医（民族医）服务的比例为 16.7%，其中城市地区为 16.4%，农村地区为 17.0%。在中医类（含民族医）机构接受中医（民族医）服务的比例为 41.0%，城市地区（43.2%）高于农村地区（39.2%）。

四、两周内就诊挂号及转诊情况

2018 年四川调查地区居民两周内首诊不挂号的比例为 48.7%，农村地区（51.4%）高于城市地区（45.8%）；挂 1 个号的比例为 47.6%，城市地区（50.2%）高于农村地区（45.1%）。挂号方式以现场挂号为主（46.1%），城市地区（47.7%）高于农村地区（44.6%）（表 1-4-13）。

两周内第一次就诊转诊比例指两周内第一次就诊因患病转诊的人次数占就诊总人次数的比例。居民两周内首诊转诊例数为13例，转诊比例为0.3%，城乡转诊比例均为0.3%。转诊来源中“上级医疗机构”、“下级医疗机构”和“同级医疗机构”分别有2、8和3例（表1-4-14）。转诊与就诊机构为医联体的例数为5例，其中城市地区2例，农村地区3例。

表1-4-13　2018年四川调查地区居民两周就诊挂号情况

挂号情况	合计	城市	农村
挂号数			
不挂号占比（%）	48.7	45.8	51.4
挂1个号占比（%）	47.6	50.2	45.1
挂2个及以上号占比（%）	3.7	4.0	3.5
挂号方式（%）			
现场挂号（%）	46.1	47.7	44.6
电话预约（%）	0.7	1.1	0.4
网络预约（%）	1.3	2.0	0.6
医务人员预约（%）	1.2	0.7	1.6
转诊条（%）	0.1	0.1	0.1
其他（%）	50.6	48.4	52.7

表1-4-14　2018年四川调查地区居民两周内第一次转诊来源构成（例）

转诊来源	合计	城市	农村
上级医疗机构	2	1	1
下级医疗机构	8	3	5
同级医疗机构	3	2	1

五、自我医疗情况

自我医疗指两周患病者未去医疗机构就诊治疗，仅采取了自服药物（包括药店购药）或其他理疗等方式对病伤进行治疗。自我医疗比例指每百个两周患病病例中采取自我医疗的例数。

（一）自我医疗比例

2018年四川调查地区患病居民自我医疗比例为13.7%，其中城市地区为14.9%，农村地区为12.5%。与2013年相比，自我医疗比例相差不大（表1-4-15）。

表1-4-15　2018、2013年四川调查地区居民两周患病自我医疗比例（%）

调查时间	合计	城市	农村
2018年	13.7	14.9	12.5
2013年	15.3	17.2	12.7

（二）自我医疗原因

两周患病自我医疗原因居前三位的依次是“自己知道治疗方案”（34.8%）、“自感病轻”（28.2%）和“经济困难”（18.7%）。城市、农村地区自我医疗原因基本一致（表1-4-16）。

表 1－4－16　2018 年四川与全国调查地区居民两周患病自我医疗原因构成比（%）

原因	合计	城市	农村
自感病轻	28.2	27.8	28.6
经济困难	18.7	19.9	17.4
就诊麻烦	6.5	6.7	6.3
无时间	3.3	2.3	4.3
交通不便	1.8	1.1	2.5
无有效措施	1.9	2.3	1.6
自己知道治疗方案	34.8	34.8	34.8
其他	4.8	5.1	4.5

（三）自行用药情况

1. 自行服药比例

2018 年四川调查地区居民两周患病自我医疗中自行服药比例为 93.0%，其中城市为 93.3%，农村为 92.8%。与 2013 年相比，2018 年自我医疗中自行服药比例下降了 5.3 个百分点（表 1－4－17）。

表 1－4－17　2013、2018 年四川调查地区两周患病自我医疗居民自行服药比例（%）

调查时间	合计	城市	农村
2018 年	93.0	93.3	92.8
2013 年	98.3	98.5	98.0

2. 药物类型

2018 年四川调查地区居民两周患病自我医疗居民自行服药的药物类型主要为非处方药（47.9%），城市地区高于（53.4%）农村地区（41.8%）（表 1－4－18）。自行服用抗生素比例为 22.3%，城市地区（19.6%）低于农村地区（25.3%）。

表 1－4－18　2018 年四川调查地区居民两周患病自行服药药物类型构成（%）

药物类型	合计	城市	农村
处方药	23.1	17.6	29.2
非处方药	47.9	53.4	41.8
两者都有	3.5	3.5	3.6
不知道	25.5	25.5	25.4

（四）自我医疗疾病别构成

自我医疗居前三位的疾病依次是急性鼻咽炎（24.9‰）、急慢性胃肠炎（4.4‰）和流行性感冒（3.8‰），城市、农村地区居前三位的疾病和总调查地区一致（表 1－4－19）。

表 1-4-19　2018 年四川调查地区居民两周患病自我医疗疾病别前 5 位的构成比

顺位	合计			城市			农村		
	疾病名称	自我医疗比例（‰）	构成比（%）	疾病名称	自我医疗比例（‰）	构成比（%）	疾病名称	自我医疗比例（‰）	构成比（%）
1	急性鼻咽炎（普通感冒）	24.9	38.4	急性鼻咽炎（普通感冒）	27.8	37.9	急性鼻咽炎（普通感冒）	22.2	39.1
2	急慢性胃肠炎	4.4	6.8	急慢性胃肠炎	4.2	5.7	急慢性胃肠炎	4.7	8.2
3	流行性感冒	3.8	5.9	流行性感冒	3.8	5.3	流行性感冒	3.8	6.8
4	急性咽喉、扁桃体和气管等上呼吸道感染	3.3	5.1	急性咽喉、扁桃体和气管等上呼吸道感染	2.9	3.9	急性咽喉、扁桃体和气管等上呼吸道感染	3.7	6.5
5	椎间盘疾病	2.4	3.7	椎间盘疾病	2.4	3.3	椎间盘疾病	2.3	4.1

六、未治疗情况

（一）未治疗比例

2018 年调查地区居民两周患病未治疗比例为 2.7%，其中城市地区为 2.0%，农村地区为 3.4%。与 2013 年相比，2018 年未治疗比例下降 4.6 个百分点，城市、农村地区分别下降了 4.3、5.2 个百分点（表 1-4-20）。

表 1-4-20　2018、2013 年四川调查地区居民两周患病未治疗比例（%）

调查时间	合计	城市	农村
2018 年	2.7	2.0	3.4
2013 年	7.3	6.3	8.6

（二）未治疗原因构成

2018 年调查地区居民两周患病未治疗原因排名前两位的依次是“经济困难”（34.2%）和“自感病轻”（30.5%）。城市地区首要原因为“经济困难”（46.1%），农村地区首要原因为“自感病轻”（37.7%）（表 1-4-21）。

表 1-4-21　2018 年四川调查地区居民两周患病未治疗原因构成（%）

原因	合计	城市	农村
自感病轻	30.5	19.1	37.7
经济困难	34.2	46.1	26.8
就诊麻烦	4.4	2.6	5.5
无时间	3.7	1.7	4.9
交通不便	2.3	1.7	2.7
无有效措施	7.0	8.7	6.0
其他	17.9	20.0	16.4

（三）未治疗疾病别构成

未治疗比例居前三位的疾病依次是椎间盘疾病（1.1‰）、高血压病（0.9‰）和急慢性胃肠炎

(0.9‰)。城市地区居前三位的疾病依次是椎间盘疾病（1.1‰）、脑血管病（0.5‰）、高血压病（0.4‰）。农村地区居前三位的疾病依次是高血压病（1.3‰）、急慢性胃肠炎（1.3‰）、急性鼻咽炎（1.2‰）（表1－4－22）。

表1－4－22 2018年四川调查地区居民两周患病未治疗疾病别前5位的构成比（%）

顺位	合计			城市			农村		
	疾病名称	未治疗比例（‰）	构成比（%）	疾病名称	未治疗比例（‰）	构成比（%）	疾病名称	未治疗比例（‰）	构成比（%）
1	椎间盘疾病	1.1	8.6	椎间盘疾病	1.1	11.2	高血压病	1.3	8.5
2	高血压病	0.9	6.9	脑血管病	0.5	5.2	急慢性胃肠炎	1.3	8.5
3	急慢性胃肠炎	0.9	6.9	高血压病	0.4	4.3	急性鼻咽炎（普通感冒）	1.2	7.4
4	急性鼻咽炎（普通感冒）	0.7	5.6	急慢性胃肠炎	0.4	4.3	椎间盘疾病	1.1	6.9
5	糖尿病	0.5	3.6	类风湿性关节炎	0.3	3.4	糖尿病	0.7	4.3

第二节 居民住院情况

一、住院率

（一）定义

住院率用每百人口年住院人次数表示。

（二）总体情况

2018年四川省共调查21047人，其中年住院人次数为3978人次，居民年住院率为18.9%，城市地区（21.0%）高于农村地区（17.0%）。与2013年相比，2018年居民住院率上升了6.2个百分点，城市、农村地区分别上升了5.4、7.0个百分点（表1－4－23）。

与全国及西部地区相比，四川居民住院率高出全国和西部5.2、3.6个百分点。四川居民住院率处于较高水平，四川城市地区居民住院率高出全国和西部城市地区8.1、5.9个百分点（表1－4－24、图1－4－4）。

表1－4－23 2018、2013年四川调查地区居民年住院情况

指标	合计	城市	农村
2018年			
调查人口数（人）	21 047	10 152	10 895
住院人次数（人次）	3978	2131	1847
住院率（%）	18.9	21.0	17.0
2013年			
住院率（%）	12.7	15.6	10.0

表 1-4-24　2018 年四川与全国、西部调查地区居民年住院率（%）

调查地区	合计	城市	农村
四川	18.9	21.0	17.0
全国	13.7	12.9	14.7
西部	15.3	15.1	15.5

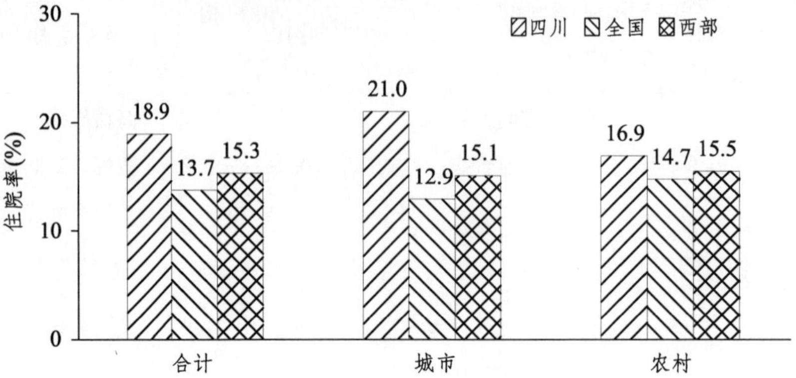

图 1-4-4　2018 年四川与全国、西部调查地区居民年住院率

（三）性别、年龄别比较

女性住院率（18.1%）与男性基本一致（18.0%）。15～24 岁、25～34 岁年龄组女性住院率高于男性，除去因分娩住院外，女性住院率与男性住院率基本一致；65 岁及以上年龄组，男性住院率高于女性。分城乡来看，城市地区 35～44 岁女性住院率高于男性，除去因分娩住院外，女性住院率仍高于男性；55 岁及以上男性住院率均高于女性。农村地区 25～34 岁女性住院率高于男性，除去因分娩住院外，女性住院率仍高于男性；45～64 岁女性住院率高于男性，而 0～4 岁、65 岁及以上女性住院率低于男性（表 1-4-25）。

表 1-4-25　2018、2013 年四川调查地区分性别、年龄别居民年住院率（%）

年龄组（岁）	合计			城市			农村		
	男性	女性	女性（分娩除外）	男性	女性	女性（分娩除外）	男性	女性	女性（分娩除外）
0～	17.5	15.8	15.8	17.5	19.9	19.9	17.5	12.2	12.2
5～	5.2	4.6	4.6	5.6	4.4	4.4	4.9	4.8	4.8
15～	6.9	10.1	3.6	7.1	8.8	2.4	6.8	11.1	4.7
25～	6.7	18.1	7.4	6.6	17.1	5.5	6.9	19.4	9.5
35～	9.2	10.9	9.6	8.7	12.9	11.5	9.7	9.0	7.9
45～	12.7	15.1	15.1	14.6	14.4	14.4	10.9	15.7	15.7
55～	22.1	22.0	22.0	25.3	20.7	20.7	19.3	23.3	23.3
65～	34.4	30.0	30.0	37.6	33.0	32.9	30.7	26.6	26.6
合计	18.0	18.1	17.0	20.4	19.3	18.0	15.7	16.9	15.9

2018 年四川调查地区居民住院率随着年龄的增加呈现“W”形。与 2013 年相比，2018 年各年龄组住院率均有不同程度升高，其中 0～4 岁和 55 岁及以上年龄组年住院率均明显升高。65 岁及以上年龄组年住院率从 25.6%增加到 32.2%（图 1-4-5）。

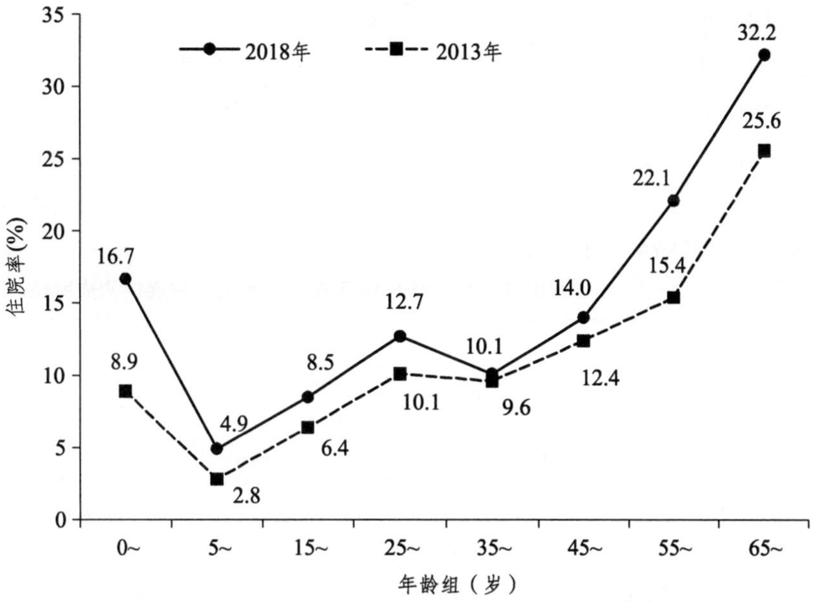

图 1-4-5 2018、2013 年四川调查地区年龄别住院率

（四）按社会医疗保险类别比较

参加城镇职工医疗保险居民的住院率（27.6%）高于城乡居民医疗保险（17.7%）、其他社会医保（19.1%）和无社会医保（6.4%）。参加城镇职工医疗保险居民中，城市地区住院率（28.4%）高于农村地区（20.1%）（表 1-4-26）。

表 1-4-26 2018、2013 年四川调查地区不同社会医疗保险类别居民年住院率（%）

类别	合计	城市	农村
城镇职工医疗保险	27.6	28.4	20.1
城乡居民医疗保险	17.7	18.6	17.1
其他社会医保	19.1	19.7	18.2
无社会医保	6.4	6.9	5.4

二、住院原因及住院疾病

（一）住院原因

2018 年四川调查地区居民住院的主要原因是“疾病”（87.1%），其次为“损伤中毒”（4.8%）。城市地区居前两位的是“疾病”（87.9%）和“分娩”（3.9%），农村地区居前两位的是“疾病”（86.1%）和“损伤中毒”（6.5%）。2013 年与 2018 年居民住院原因构成基本一致（表 1-4-27）。

表 1-4-27 2018、2013 年四川调查地区居民住院原因构成（%）

住院原因	合计		城市		农村	
	2018 年	2013 年	2018 年	2013 年	2018 年	2013 年
疾病	87.1	86.2	87.9	86.6	86.1	85.7
损伤中毒	4.8	4.6	3.4	4.1	6.5	5.5
康复	0.9	0.8	1.3	1.0	0.4	0.3
计划生育	0.2	0.1	0.0	0.0	0.4	0.2
分娩	3.9	6.0	3.9	5.9	3.8	6.2
健康体检	0.3	0.1	0.4	0.1	0.1	0.1
其他	2.8	2.2	3.1	2.3	2.7	2.0

（二）住院疾病构成

住院率居前三位的疾病依次是COPD（含慢支等）（13.9‰）、椎间盘疾病（9.7‰）和急慢性胃肠炎（7.4‰），占所有住院疾病构成的16.4%。农村地区住院率居前三位的疾病与总调查地区顺位一致。城市地区居前三位的疾病依次是COPD（含慢支等）（15.2‰），椎间盘疾病（11.2‰），急性咽喉、扁桃体和气管等上呼吸道感染（7.5‰），共占所有住院疾病构成的16.1%。城市地区COPD（含慢支等）、椎间盘疾病住院率略高于农村地区（表1-4-28）。

表1-4-28　2018年四川调查地区居民疾病别住院率及住院疾病构成顺位

顺位	合计			城市			农村		
	疾病名称	住院率（‰）	构成（%）	疾病名称	住院率（‰）	构成（%）	疾病名称	住院率（‰）	构成（%）
1	COPD（含慢支等）	13.9	7.4	COPD（含慢支等）	15.2	7.2	COPD（含慢支等）	12.8	7.5
2	椎间盘疾病	9.7	5.1	椎间盘疾病	11.2	5.3	椎间盘疾病	8.3	4.9
3	急慢性胃肠炎	7.4	3.9	急性咽喉、扁桃体和气管等上呼吸道感染	7.5	3.6	急慢性胃肠炎	7.7	4.6
4	脑血管病	7.0	3.7	正常分娩	7.3	3.5	脑血管病	7.6	4.5
5	急性咽喉、扁桃体和气管等上呼吸道感染	6.8	3.6	急慢性胃肠炎	7.1	3.4	肺炎	7.6	4.5
6	肺炎	6.8	3.6	脑血管病	6.3	3.0	急性咽喉、扁桃体和气管等上呼吸道感染	6.2	3.7
7	正常分娩	6.6	3.5	肺炎	6.0	2.9	正常分娩	5.8	3.4
8	高血压病	5.5	2.9	高血压病	5.9	2.8	骨折	5.5	3.3
9	急性鼻咽炎（普通感冒）	4.8	2.5	急性鼻咽炎（普通感冒）	5.3	2.5	高血压病	5.1	3.0
10	骨折	4.3	2.3	糖尿病	5.2	2.5	急性鼻咽炎（普通感冒）	4.3	2.5

三、入院方式及等候时间

（一）入院方式

2018年调查地区居民入院方式中，51.2%为直接入院，45.1%为门急诊收治入院，其他机构转入为3.7%。住院转诊比例城市地区为2.7%，农村为4.9%（表1-4-29）。转诊来源中“上级医疗机构”、“下级医疗机构”和“同级医疗机构”比例分别为1.5%、73.3%和25.2%（表1-4-30）。转诊与住院机构是医联体的比例为53.7%，其中城市地区为54.4%，农村地区为53.3%。

表1-4-29　2018年四川调查地区居民入院方式（%）

入院方式	合计	城市	农村
门急诊收治入院	45.1	44.9	45.4
其他机构转入	3.7	2.7	4.9
直接入院	51.2	52.4	49.7

表 1-4-30　2018 年四川调查地区居民转诊入院来源构成（n,%）

转诊来源	合计	城市	农村
上级医疗机构	2（1.5）	1（2.1）	1（1.2）
下级医疗机构	96（73.3）	31（66.0）	65（77.4）
同级医疗机构	33（25.2）	15（31.9）	18（21.4）

（二）入院等候时间

住院患者当日入院的比例为 94.0%，城市、农村地区基本一致。随着医疗卫生机构级别的增高，当日入院的比例逐渐降低。乡镇卫生院和社区卫生服务中心当日入院的比例分别为 98.4%、99.0%，而省级及以上医院当日入院的比例为 83.0%。农村地区地市级医院、省级及以上医院当日入院比例低于城市地区，尤其是省级及以上医院最低（表 1-4-31）。

表 1-4-31　2018 年四川调查地区住院患者入院平均等候天数

住院机构	合计		城市		农村	
	1 天	>1 天	1 天	>1 天	1 天	>1 天
乡镇卫生院	98.4	1.6	98.1	1.9	98.6	1.4
社区卫生服务中心	99.0	1.0	98.7	1.3	100.0	0.0
县市区医院	92.7	7.3	92.7	7.3	92.7	7.3
地市级医院	88.7	11.3	90.5	9.5	86.5	13.5
省级及以上医院	83.0	17.0	89.1	10.9	73.4	26.6
民营医院	96.6	3.4	96.8	3.2	96.1	3.9
其他	95.2	4.8	100.0	0.0	90.0	10.0
合计	94.0	6.0	94.3	5.7	93.7	6.3

四、住院机构及住院天数

（一）住院机构

2018 年调查地区居民住院的机构以县市区医院为主（46.2%），其次是卫生院/社区卫生服务中心（26.0%），然后是民营医院（14.3%）。城市、农村地区居民均以县市区医院为主，分别为 45.2%和 47.3%。农村地区在卫生院/社区卫生服务中心住院的比例明显高于城市，在民营医院住院比例明显低于城市。与 2013 年相比，2018 年在卫生院/社区卫生服务中心住院的比例明显下降（表 1-4-32）。

与全国及西部地区相比，四川居民在卫生院/社区卫生服务中心、民营医院住院的比例较高，在县市区医院、地市级医院和省级及以上医院住院的比例较低。卫生院/社区卫生服务中心住院比例尤以农村地区差别较大，而民营医院、县市区医院、地市级医院和省级及以上医院住院比例尤以城市地区差别较大（表 1-4-33）。

表 1-4-32　2018、2013 年四川调查地区居民住院机构构成（%）

住院机构	合计		城市		农村	
	2018 年	2013 年	2018 年	2013 年	2018 年	2013 年
卫生院/社区卫生服务中心	26.0	31.2	20.8	25.8	32.1	39.1
县市区医院	46.2	47.6	45.2	46.1	47.3	49.9
地市级医院	8.9	10.9	9.4	13.8	8.4	6.7
省级及以上医院	4.1	3.9	4.7	4.9	3.5	2.4
民营医院	14.3	—	19.4	—	8.2	—
其他	0.5	6.4	0.5	9.4	0.5	1.9

表 1-4-33　2018 年四川与全国、西部调查地区居民住院机构构成（%）

住院机构	合计			城市			农村		
	四川	全国	西部	四川	全国	西部	四川	全国	西部
卫生院/社区卫生服务中心	26.0	17.8	18.1	20.8	11.1	14.3	32.1	24.2	21.4
县市区医院	46.2	51.0	51.5	45.2	44.9	43.4	47.3	56.8	58.7
地市级医院	8.9	14.9	12.4	9.4	22.5	18.4	8.4	7.7	7.1
省级及以上医院	4.1	8.6	8.7	4.7	13.0	12.9	3.5	4.3	5.0
民营医院	14.3	7.1	8.4	19.4	7.7	9.8	8.2	6.5	7.2
其他	0.5	0.6	0.9	0.5	0.8	1.2	0.5	0.5	0.6

（二）住院天数

住院居民人均住院天数均数为 11 天，中位数为 8 天。与农村地区相比，城市住院天数中位数多 2 天。与 2013 年相比，2018 年住院天数均数无变化，中位数增加 1 天，城市地区住院天数中位数增加 1 天，农村地区无变化（表 1-4-34）。

表 1-4-34　2018 年四川调查地区居民住院天数（天）

住院天数	合计		城市		农村	
	2018 年	2013 年	2018 年	2013 年	2018 年	2013 年
均数	11	11	11	12	10	10
中位数	8	7	9	8	7	7

五、出院原因

（一）出院原因

2018 年四川调查地区居民出院的主要原因是遵医嘱离院（76.7%），其次是自动离院（21.1%）。城市、农村地区出院原因构成顺位相同，但城市地区患者自动离院比例高于农村地区。与 2013 年相比，2018 年遵医嘱离院比例大幅增加，自动离院大幅降低（表 1-4-35）。

表 1-4-35　2018、2013 年四川调查地区居民出院原因构成（%）

出院原因	合计		城市		农村	
	2018 年	2013 年	2018 年	2013 年	2018 年	2013 年
遵医嘱离院	76.7	60.4	75.4	64.5	78.3	54.6
自动离院	21.1	38.0	23.0	33.8	18.9	44.0
遵医嘱转院	1.3	—	0.6	—	2.0	—
其他	0.9	1.6	1.0	1.7	0.8	1.4

（二）自动离院的原因

居民自动离院的原因构成以“病愈”为主（28.9%），其次为“经济困难”（21.9%）。城乡地区主要原因均为“病愈”和“经济困难”。与 2013 年相比，2018 年居民自动离院“病愈”的比例降低，“久病不愈”的比例升高（表 1-4-36）。

表 1-4-36　2018、2013 年四川调查地区居民自动离院原因构成（%）

自动离院的原因	合计		城市		农村	
	2018 年	2013 年	2018 年	2013 年	2018 年	2013 年
久病不愈	11.7	7.9	11.0	9.2	12.6	6.4
病愈	28.9	50.6	32.2	47.4	24.3	54.2
经济困难	21.9	22.9	22.2	22.3	21.4	23.7
花费太多	6.8	7.8	5.5	8.7	8.6	6.8
医院设施差	0.6	—	0.8	—	0.3	—
服务态度不好	0.5	—	0.6	—	0.3	—
医生技术差	2.3	—	2.9	—	1.4	—
其他	27.3	10.8	24.8	12.4	31.1	8.9

六、应住院未住院情况

（一）应住院未住院比例

2018 年四川调查地区应住院未住院比例是 29.1%，农村地区（32.4%）高于城市地区（25.9%）。与 2013 年相比，2018 年应住院未住院比例明显增加（表 1-4-37）。

表 1-4-37　2018、2013 年四川调查地区居民应住院未住院比例（%）

调查时间	合计	城市	农村
2018 年	29.1	25.9	32.4
2013 年	21.7	16.8	28.1

（二）性别、年龄别比较

女性应住院未住院比例（31.5%）高于男性（26.4%）。城市地区 5～24 岁、45 岁及以上年龄组，女性应住院未住院比例均高于男性；农村地区 35～44 岁、65 岁及以上年龄组，女性应住院未住院比例均高于男性。农村地区 25～34 岁男性应住院未住院比例高达 51.0%，35～44 岁女性应住院未住院比例高达 43.9%（表 1-4-38）。

表 1-4-38　2018、2013 年四川调查地区不同性别居民应住院未住院比例（%）

年龄组（岁）	合计			城市			农村		
	小计	男性	女性	小计	男性	女性	小计	男性	女性
0～	9.2	11.7	6.2	6.7	11.6	2.2	11.6	11.7	11.4
5～	15.5	16.3	14.7	17.9	16.2	20.0	13.6	16.3	10.5
15～	10.4	8.5	11.8	10.9	5.6	14.3	10.1	10.3	10.0
25～	25.5	39.2	19.4	21.0	20.0	21.3	29.6	51.0	17.4
35～	34.5	31.3	36.7	30.7	32.4	29.7	38.2	30.4	43.9
45～	33.1	31.2	34.4	29.6	27.0	31.8	36.2	36.0	36.4
55～	35.1	33.3	36.8	33,0	30.2	36.2	36.9	36.6	37.2
65～	27.4	22.8	32.1	23.7	20.1	27.5	32.2	26.4	37.9
合计	29.1	26.4	31.5	25.9	23.3	28.3	32.4	29.9	34.6

不同年龄组中，35～44 岁、45～54 岁和 55～64 岁年龄组应住院未住院比例较高。分城乡来看，

城市地区居民应住院未住院比例较高的是35～44岁和55～64岁年龄组；农村地区居民应住院未住院比例较高的是35～44岁、45～54岁和55～64岁年龄组。除5～24岁年龄组外，农村地区应住院未住院比例均高于城市地区（图1-4-6）。

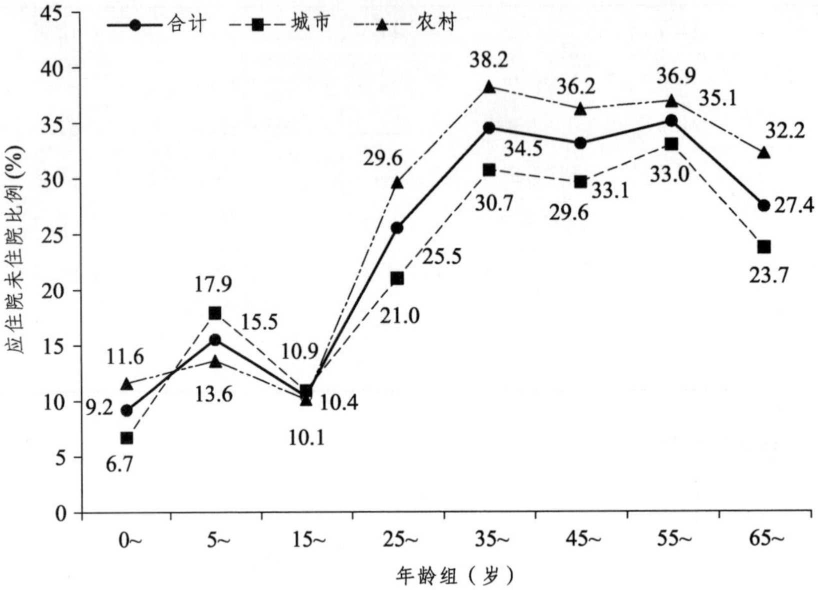

图1-4-6　2018年四川调查地区分城乡年龄别应住院未住院比例

与2013年相比，从15岁开始，2018年各年龄组应住院未住院比例均有不同程度升高，两者变化趋势基本一致。但在15～54岁之间，随年龄的增长，2018年各年龄组应住院未住院比例较2013年明显增加，其中45～54岁年龄组从23.7%增加到33.1%（图1-4-7）。

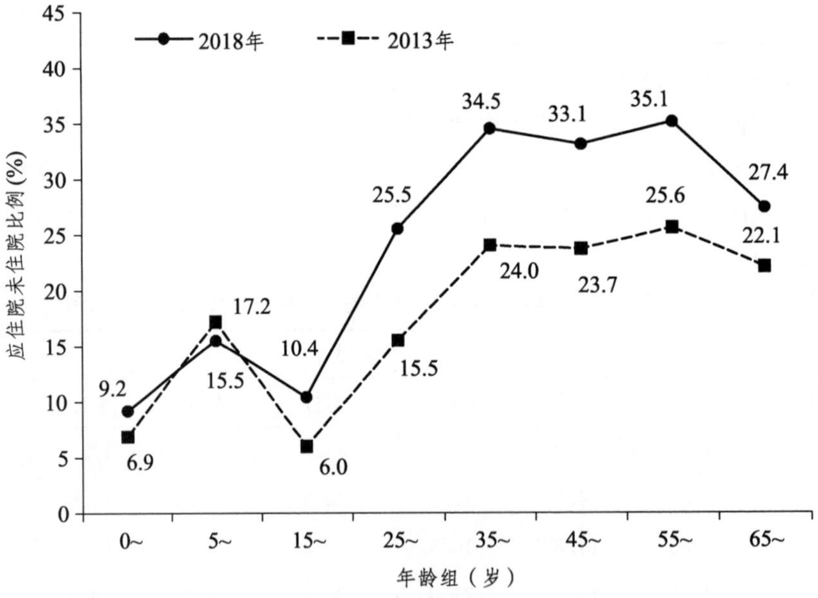

图1-4-7　2018、2013年四川调查地区年龄别应住院未住院比例

（三）按社会医疗保险类别比较

参加城镇职工医疗保险居民的应住院未住院比例（17.0%）低于城乡居民医疗保险（31.7%）、其他社会医保（33.9%）、无社会医保（44.1%）。参加城镇职工医疗保险的城市居民应住院未住院比例最低（16.1%），未参加社会医保的农村居民的应住院未住院比例最高（54.5%）（表1-4-39）。

表 1-4-39　2018 年四川调查地区不同社会医疗保险类别居民应住院未住院比例（%）

类别	合计	城市	农村
城镇职工医疗保险	17.0	16.1	27.2
城乡居民医疗保险	31.7	30.6	32.4
其他社会医保	33.9	29.8	39.0
无社会医保	44.1	37.8	54.5

（四）应住院未住院原因

应住院未住院主要原因是“经济困难”（52.3%），其次是“自己无时间”（18.9%）。城市地区居民应住院未住院主要原因是“经济困难”（55.7%），其次是“认为不需要”（18.4%）。农村地区居民应住院未住院主要原因是“经济困难”（49.1%），其次是“自己无时间”（24.5%）。与 2013 年相比，2018 年城市地区“认为不需要”和“经济困难”比例上升，农村地区“自己无时间”比例上升，而“认为不需要”比例下降（表 1-4-40）。

表 1-4-40　2018、2013 年四川调查地区应住院未住院原因构成（%）

原因	合计		城市		农村	
	2018 年	2013 年	2018 年	2013 年	2018 年	2013 年
认为不需要	15.7	17.0	18.4	15.1	13.2	18.5
无有效治疗措施	3.3	—	2.5	—	4.0	—
经济困难	52.3	50.1	55.7	50.7	49.1	49.6
医院服务差	0.5	—	0.4	—	0.5	—
自己无时间	18.9	14.9	12.8	12.5	24.5	16.8
医院无床位	1.1	—	1.5	—	0.7	—
医疗保险限制	0.2	—	0.2	—	0.2	—
其他	8.0	18.0	8.5	21.7	7.8	15.1

本章小结

（1）居民卫生服务需求得到较好的满足，利用率显著提高。两周病伤中，83.6%的患者在医生的指导下接受了治疗，仅 2.7%的患者未治疗。两周就诊率和年住院率分别为 37.7%、18.9%。与 2013 年相比，2018 年两周患病未治疗比例下降了 4.6 个百分点，两周就诊率和年住院率分别上升了 16.0、6.2 个百分点。本次调查发现，城市、农村地区门诊和住院服务的利用有差异，农村地区两周就诊率高于城市地区，而年住院率低于城市地区。

（2）就医流向仍以基层医疗机构为主，但较 2013 年略有降低。两周内首诊在基层医疗机构的比例为 70.4%，在县市区医院及以下医疗卫生机构住院的比例为 72.2%，农村地区对基层医疗机构门诊和住院服务情况利用情况均高于城市地区。与 2013 年相比，2018 年门诊和住院居民对基层医疗机构的利用均略有下降，门诊服务利用明显降低的是诊所/村卫生室/社区卫生服务站，住院服务的利用明显降低的是乡镇卫生院/社区卫生服务中心。

（3）影响居民医疗服务利用的主要原因有差异。影响门诊服务利用的主要原因主要是“经济困难”和“自感病轻”，城市地区首要原因是“经济困难”，农村地区首要原因是“自感病轻”。影响住院服务利用的主要原因是“经济困难”和“自己无时间”，城市地区主要原因是“经济困难”和“认为不需要”，而农村地区主要原因是“经济困难”和“自己无时间”。

第五章　居民医疗服务费用

第一节　门诊医疗服务费用

一、居民门诊医疗费用

（一）定义

门诊医疗费用：指就诊过程中次均自付直接医疗费用和间接医疗费用之和。

（二）门诊医疗费用

由于门诊医疗费用呈偏态分布，计算平均门诊医疗费用时采用中位数。调查结果显示，2018 年四川城乡调查地区患者次均门诊医疗费用均为 60 元。与 2013 年相比，城市地区居民次均门诊医疗费用增长了 17 元，农村地区增长了 10 元（表 1－5－1）。

表 1－5－1　2018 年四川调查地区城乡居民门诊医疗费用（元）

次均门诊医疗费用	合计		城市		农村	
	2018 年	2013 年	2018 年	2013 年	2018 年	2013 年
均数	312	215	298	212	324	217
中位数	60	50	60	43	60	50

二、门诊自付直接医疗费用

（一）定义

门诊自付直接医疗费用：指在就诊过程中所有诊断、治疗、药品等费由居民自己支付的部分。

（二）门诊自付直接医疗费用

2018 年四川调查地区患者次均门诊自付直接费用为 50 元，城市和农村地区均为 50 元（表 1－5－2）。

表 1－5－2　2018 年四川调查地区城乡居民次均门诊自付直接医疗费用（元）

次均门诊自付直接医疗费用	合计	城市	农村
均数	276	278	273
中位数	50	50	50

三、门诊间接医疗费用

（一）定义

门诊间接医疗费用：指除了支付给医院的诊断、治疗和药品等费用外，为了就诊所花费的其他费用，如交通费等。

（二）门诊间接医疗费用

2018 年四川调查地区次均门诊间接费用为 0 元，城市地区和农村地区分别为 0 元、2 元（表 1－5－3）。

表 1－5－3　2018 年四川调查地区城乡居民次均门诊间接医疗费用（元）

次均门诊间接医疗费用	合计	城市	农村
均数	37	21	51
中位数	0	0	2

四、不同居民门诊自付直接医疗费用的差异

（一）年龄别差异

2018 年四川调查地区各年龄组居民次均门诊自付直接医疗费用均在 100 元以内，以 50～65 元居多。城乡均是 15～24 岁年龄组居民次均门诊自付直接医疗费用中位数最高（表 1－5－4）。

表 1－5－4　2018 年四川调查地区居民年龄别次均门诊自付直接医疗费用（元）

年龄组（岁）	合计		城市		农村	
	均数	中位数	均数	中位数	均数	中位数
0～	165	63	201	80	117	50
5～	134	32	163	45	113	28
15～	414	100	205	100	645	100
25～	321	76	314	60	331	79
35～	371	60	382	59	360	65
45～	311	63	296	65	324	60
55～	244	50	195	45	279	54
65～	271	50	304	50	237	50

（二）不同社会医疗保险的差异

2018 年四川调查地区参加城镇职工基本医疗保险、城乡居民基本医疗保险和其他社会医保的居民次均门诊自付直接医疗费用均为 50 元，无社会医保的为 40 元（表 1－5－5）。

表 1－5－5　2018 年四川调查地区参加不同社会医保的居民次均门诊自付直接医疗费用（元）

社会医疗保险类型	合计		城市		农村	
	均数	中位数	均数	中位数	均数	中位数
城镇职工基本医疗保险	350	50	342	50	421	50
城乡居民基本医疗保险	266	50	258	55	271	50
其他社会医保	347	50	234	50	459	53
无社会医保	203	40	234	40	131	36

（三）不同就诊机构的差异

地市级医院就诊的次均门诊自付直接医疗费用最高（360 元），其次为省级及以上医院（315 元）。城市地区县市区医院和地市级医院的次均门诊自付直接医疗费用最高（200 元），其次为省级及以上医院（184 元）；农村地区省级及以上医院的次均门诊自付直接医疗费用最高（2250 元），其次为地市级医疗机构（1500 元）（表 1－5－6）。

表 1－5－6　2018 年四川调查地区居民选择不同医疗机构次均门诊自付直接医疗费用（元）

就诊机构	合计		城市		农村	
	均数	中位数	均数	中位数	均数	中位数
基层医疗机构	110	40	124	40	99	38
诊所/村卫生室/社区卫生服务站	96	35	113	40	83	34
卫生院/社区卫生服务中心	145	50	151	42	139	50
县市区医院	641	200	619	200	663	279
地市级医院	1121	360	607	200	2175	1500
省级及以上医院	1244	315	817	184	2762	2250
民营医院	591	180	523	130	702	193
其他	228	50	262	50	195	48

五、自行用药

两周内新买药物自付费用是指两周内因某一疾病自行用药且新购买药物的自付费用。居民两周内新买药物次均自付费用为 30 元，城市地区（30 元）低于农村地区（35 元）。自行用药比例为 25.9%。城市地区与农村地区的自行用药的比例相差不大（表 1－5－7）。

表 1－5－7　2018 年四川调查地区居民两周内购买药物次均自付费用（元）及自行用药比例（%）

费用种类	合计	城市	农村
次均两周内购买药物费用中位数	30	30	35
自行用药比例	25.9	26.7	25.0

第二节　住院医疗服务费用

一、居民住院医疗费用

（一）定义

住院医疗费用：本次住院所有医疗费用之和，包括住院直接医疗费用和间接医疗费用。

（二）次均住院医疗费用

由于住院医疗费用呈偏态分布，计算次均住院医疗费用时采用中位数。四川调查地区患者次均住院医疗费用为 4500 元，城市地区和农村地区分别为 5060 元、4000 元（表 1－5－8）。

表 1－5－8　2018 年四川调查地区居民次均住院医疗费用（元）

次均住院医疗费用	合计	城市	农村
均数	8346	8968	7630
中位数	4500	5060	4000

二、住院直接医疗费用

（一）定义

住院直接医疗费用：包括院内与院外医疗费用，即该次住院的全部医药费，包括住院床位费、检查治疗费、药费，以及在院外接受检查、手术，购买药品、耗材的费用。

（二）次均住院直接医疗费用

2018年四川调查地区患者次均住院直接医疗费用为4000元（城市4800元，农村3400元）。其中，院内医疗费用为4000元（城市4800元，农村3400元），院外医疗费用为0元（城市0元，农村0元）（表1-5-9）。

表1-5-9 2018年四川调查地区居民次均住院直接医疗费用（元）

直接医疗费用	指标	合计	城市	农村
合计	均数	7511	8304	6599
	中位数	4000	4800	3400
院内医疗费用	均数	7413	8189	6520
	中位数	4000	4800	3400
院外医疗费用	均数	107	130	79
	中位数	0	0	0

三、住院间接医疗费用

（一）定义

住院间接医疗费用：除了支付给医院的住院床位、诊断治疗和药品等费用以外，由于住院所花费的其他费用，如交通费、患者住院期间所花费的伙食费及陪护费，以及需要住院、手术或需要医生的其他关照，病人向医生送的礼品或礼金（包括病人主动送出和医生索要等）。

（二）次均住院间接医疗费用

四川调查地区患者次均住院间接医疗费用为300元，城市地区和农村地区分别为225元、360元（表1-5-10）。

表1-5-10 2018年四川调查地区居民次均住院间接医疗费用（元）

次均住院间接医疗费用	合计	城市	农村
均数	798	634	987
中位数	300	225	360

四、院内医疗费用

（一）次均住院院内医疗费用及其变化

2018年四川省城市和农村调查地区当年价格次均住院院内医疗费用分别为4800元和3400元，城市高于农村。价格调整后城市和农村调查地区次均住院院内医疗费用分别为4206元和3059元。与2013年相比，城市地区次均住院院内医疗费用增长了13.7%，农村地区变化不大（表1-5-11）。

表1-5-11 2018、2013年四川调查地区居民次均住院院内医疗费用变化情况（元）

院内医疗费用	城市		农村	
	2018年	2013年	2018年	2013年
当年价格均数	8189	6125	6520	5776
价格调整后均数	7176	6125	5623	5776
当年价格中位数	4800	3700	3400	3100
价格调整后中位数	4206	3700	3059	3100

注：2018年以2013年为基础进行医疗保健消费价格指数调整，医疗保健消费价格指数来源于2013—2018年《四川统计年鉴》。

（二）年龄别差异

调查结果显示，35～44 岁年龄组患者次均住院院内医疗费用最高（5 400 元），其次为 15～24 岁与 25～34 岁年龄组（均为 5 000 元）。城市地区 25～34 岁年龄组患者次均住院院内医疗费用最高（6 250 元），其次为 35～44 岁与 15～24 岁年龄组（均为 6 000 元）；农村地区 35～44 岁与 15～24 岁年龄组患者次均住院院内医疗费用均最高（5 000 元）。除 5～14 岁年龄组之外，其余年龄组患者次均住院院内医疗费用均为城市高于农村（表 1-5-12、图 1-5-1）。

表 1-5-12　2018 年四川调查地区居民年龄别次均住院院内医疗费用（元）

年龄组（岁）	合计		城市		农村	
	均数	中位数	均数	中位数	均数	中位数
0～	4451	2750	6535	3551	2369	2000
5～	4258	2477	3311	2120	4988	2500
15～	8714	5000	6760	6000	9985	5000
25～	7336	5000	8023	6250	6628	4000
35～	8676	5400	7997	6000	9409	5000
45～	7138	4200	7298	4500	6976	4000
55～	6887	3600	7323	3867	6458	3441
65～	7970	4000	9236	5000	6159	3158

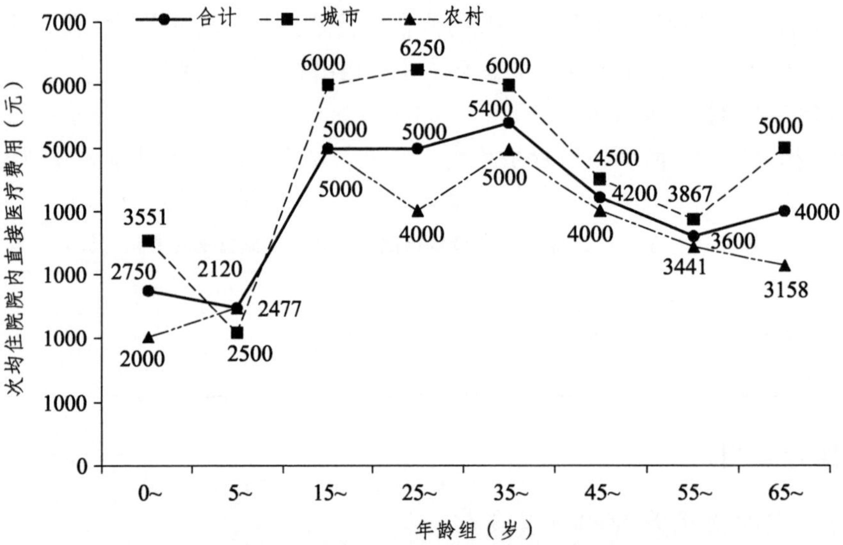

图 1-5-1　2018 年四川调查地区居民年龄别次均住院院内医疗费用

（三）不同社会医疗保险的差异

2018 年四川调查地区参加城镇职工基本医疗保险的居民次均住院院内医疗费用最高（6000 元），无社会医保的居民最低（2800 元），参加城乡居民基本医保的居民为 3600 元（表 1-5-13）。

表 1-5-13　2018 年四川调查地区居民参加不同社会医保次均住院院内医疗费用（元）

社会医疗保险类型	合计		城市		农村	
	均数	中位数	均数	中位数	均数	中位数
城镇职工基本医疗保险	9938	6000	9899	6000	10 465	5820
城乡居民基本医疗保险	6668	3600	7127	4000	6341	3200
其他社会医保	7985	4800	7771	5000	8298	3550
无社会医保	4452	2800	4452	2800	4453	1850

（四）不同住院机构的差异

2018年四川调查结果显示，机构等级越高，居民次均住院院内医疗费用越高。省级及以上医院次均住院院内医疗费用最高（11 500元），其次为地市级医院（9600元）。城市地区，省级及以上医院与地市级医院的次均住院院内医疗费用为10 800元和9000元；农村地区，省级及以上医院与地市级医院的次均住院院内医疗费用为13 402元和10 000元（表1-5-14）。

表1-5-14　2018年四川调查地区居民选择不同医疗机构次均住院院内医疗费用（元）

医疗机构	合计		城市		农村	
	均数	中位数	均数	中位数	均数	中位数
基层医疗机构	2484	2000	2902	2200	2171	1900
社区卫生服务中心	3573	2625	3962	3000	2147	2000
卫生院	2370	2000	2678	2100	2172	1880
县市区医院	8677	5800	10 072	7000	7141	4800
地市级医院	14 910	9600	15 069	9000	14 704	10 000
省级及以上医院	18 398	11 500	15 840	10 800	22 434	13 402
民营医院	4293	3500	4268	3500	4359	3000
其他	6729	4100	3489	4000	10 293	7200

五、自付费用

（一）次均住院院内自付费用

2018年四川调查地区居民住院次均院内自付费用为1200元。城市地区和农村地区分别为1300元、1200元（表1-5-15）。

表1-5-15　2018年四川调查地区居民次均住院院内自付费用（元）

次均住院自付直接费用	合计	城市	农村
均数	3015	3012	3018
中位数	1200	1300	1200

（二）不同社会医疗保险居民住院自付费用情况

2018年四川城市调查地区参加城镇职工基本医疗保险的居民住院院内自付费用（1200元）低于城乡居民基本医疗保险（1334元），农村地区参加城镇职工基本医疗保险的居民住院院内自付费用（2000元）高于城乡居民基本医疗保险（1100元）（表1-5-16）。

表1-5-16　2018年四川调查地区参加不同社会医保居民次均住院院内自付费用（元）

社会医疗保险类型	合计		城市		农村	
	均数	中位数	均数	中位数	均数	中位数
城镇职工基本医疗保险	2630	1300	2537	1200	3893	2000
城乡居民基本医疗保险	3109	1200	3303	1334	2968	1100
其他社会医保	3034	1200	2458	1300	3876	1025
无社会医保	3567	2000	3503	2800	3713	1700

（三）不同社会医疗保险居民住院报销比例

2018年四川调查地区参加城镇职工基本医疗保险的居民住院费用报销比例最高，达到76.2%；城乡居民基本医疗保险的报销比例为 57.5%（表 1－5－17）。

表 1－5－17　2018 年四川调查地区居民基本医保类型别住院报销比例（%）

社会医疗保险类型	合计	城市	农村
城镇职工基本医疗保险	76.2	77.4	60.1
城乡居民基本医疗保险	57.5	56.9	57.9
其他社会医保	62.4	66.3	56.8
无社会医保	22.1	24.5	16.8

六、住院费用结算方式

2018 年四川调查地区住院费用结算方式中直接减免的比例最高（53.0%），城市地区（64.3%）高于农村地区（39.9%）；其次为先垫付再在同一医院窗口报销（35.8%），农村地区（47.5%）高于城市地区（25.6%）（表 1－5－18）。

2018 年四川调查地区参加城镇职工基本医疗保险的居民住院费用直接减免的比例（76.8%）高于参加城乡居民基本医疗保险的居民（47.0%），先垫付再在同一医院窗口报销的比例（16.5%）低于参加城乡居民基本医疗保险的居民（41.2%）（表 1－5－19）。

表 1－5－18　2018 年四川调查地区居民住院费用结算方式构成（%）

结算方式	合计	城市	农村
直接减免	53.0	64.3	39.9
先垫付再在同一医院窗口报销	35.8	25.6	47.5
先垫付再回医保管理机构报销	4.7	3.8	5.9
其他（包括不能/不需报销等情况）	6.5	6.3	6.8

表 1－5－19　2018 年四川调查地区不同基本医保住院结算方式构成（%）

结算方式	合计	城镇职工基本医疗保险	城乡居民基本医疗保险
直接减免	53.6	76.8	47.0
先垫付再在同一医院窗口报销	35.8	16.5	41.2
先垫付再回医保管理机构报销	4.6	3.8	4.9
其他（包括不能/不需报销等情况）	6.0	2.9	6.9

本章小结

（1）城市居民住院医疗费用增长明显。城市地区居民次均住院院内医疗费用增长了 13.7%，农村地区变化不大。

（2）在门诊自付直接医疗费用上，参加城镇职工基本医疗保险和城乡居民基本医疗保险的居民差别不大，均为 50 元；在住院院内自付医疗费用上，参加城镇职工基本医疗保险的居民（1300 元）高于城乡居民基本医疗保险（1200 元），但城镇职工基本医疗保险的报销比例（76.2%）高于城乡居民基本医疗保险（57.5%）。

（3）在住院结算方式上，四川调查地区住院费用结算方式中直接减免的比例最高（53.0%），城市地区（64.3%）高于农村地区（39.9%）。参加城镇职工基本医疗保险的居民住院费用直接减免的比例（76.8%）高于参加城乡居民基本医疗保险的居民（47.0%）。

第六章　居民满意度

本章关注四川调查地区居民对医疗服务的满意度，用于衡量卫生系统提供的服务在多大程度上满足公众期望。在本次调查中，涉及满意度的指标包括候诊时间、就医环境、医护人员对患者的态度、医护人员向患者解释治疗方案的清晰程度、医护人员倾听患者述说病情的认真程度、患者就医的总体满意度、就医过程中最不满意的地方以及患者对医疗花费的满意度。

第一节　门诊服务反应性

调查对象为调查前两周内患病，并到医疗机构就诊的居民，了解他们在就诊过程中对门诊服务的满意度、看法和意见。

一、门诊患者对就诊机构的满意度

（一）候诊时间评价

2018年四川调查地区有66.4%的就诊者认为门诊候诊时间“短”。城市地区就诊的患者认为候诊时间“短”的比例（63.4%）低于农村地区（69.3%）；到基层机构就诊的患者认为候诊时间“短”的比例（72.5%）高于县级及以上机构（46.5%）。与2013年相比，本次调查就诊者认为候诊时间“短”的比例提升了7.5个百分点，农村地区增幅明显高于城市地区（表1-6-1）。

表1-6-1　2018、2013年四川调查地区门诊候诊花费时间情况（%）

年份	候诊时间	合计	按城乡分类		按就诊医疗机构等级分类	
			城市	农村	基层机构	县级及以上机构
2018年	短	66.4	63.4	69.3	72.5	46.5
	一般	24.6	26.6	22.8	22.1	32.6
	长	9.0	10.1	8.0	5.4	21.0
2013年	短	58.9	59.4	58.3	64.7	41.2
	一般	31.5	29.3	33.5	29.7	37.0
	长	9.7	11.3	8.2	5.7	21.9

（二）就诊机构环境评价

2018年四川调查地区有68.6%的就诊者认为就诊机构的环境“好”。城市地区就诊者认为就诊机构的环境“好”的比例（63.8%）低于农村地区（73.0%）；到基层机构就诊者认为就诊机构的环境“好”的比例（68.3%）与县级及以上机构（70.8%）差别不大。与2013年相比，本次调查就诊者认为就诊机构的环境“好”的比例提升了13.4个百分点，农村地区增幅明显高于城市地区（表1-6-2）。

表1－6－2　2018、2013年四川调查地区门诊就诊环境评价（%）

年份	评价等级	合计	按城乡分类		按就诊医疗机构等级分类	
			城市	农村	基层机构	县级及以上机构
2018年	好	68.6	63.8	73.0	68.3	70.8
	一般	30.2	34.6	26.1	30.6	27.3
	差	1.3	1.7	0.9	1.1	1.9
2013年	好	55.2	53.8	56.5	54.5	57.3
	一般	42.6	43.0	42.3	43.4	40.1
	差	2.2	3.2	1.3	2.1	2.6

二、门诊患者对医护人员的满意度

2018年四川调查地区有86.1%的就诊者认为医护人员的态度“好”。城市地区就诊者认为医护人员态度“好”的比例（83.0%）低于农村地区（89.0%）；到基层机构就诊的患者认为医护人员的态度“好”的比例（88.1%）高于县级及以上机构（80.9%）。与2013年相比，本次调查就诊者认为医护人员的态度“好”的比例提升了12.0个百分点，农村地区增幅明显高于城市地区（表1－6－3）。

表1－6－3　2018、2013年四川调查地区门诊患者对医护人员态度的评价（%）

年份	评价等级	合计	按城乡分类		按就诊医疗机构等级分类	
			城市	农村	基层机构	县级及以上机构
2018年	好	86.1	83.0	89.0	88.1	80.9
	一般	13.3	16.2	10.6	11.4	18.4
	差	0.6	0.8	0.4	0.5	0.7
2013年	好	74.1	74.2	74.0	75.3	70.6
	一般	24.7	24.2	25.2	24.1	26.7
	差	1.2	1.5	0.9	0.7	2.7

三、门诊患者对就诊费用的评价

2018年四川调查地区门诊患者认为就诊费用“不贵”的比例为41.9%，认为就诊费用“贵”的比例为20.8%。与2013年相比，本次调查门诊患者认为就诊费用“不贵”的比例提升了12.8个百分点，农村地区增幅明显高于城市地区（表1－6－4）。

表1－6－4　2018、2013年四川调查地区门诊患者对就诊费用评价（%）

年份	评价等级	合计	城市	农村
2018年	不贵	41.9	38.0	45.5
	一般	37.3	38.2	36.5
	贵	20.8	23.8	18.0
2013年	不贵	29.1	28.8	29.5
	一般	44.5	41.6	47.3
	贵	26.3	29.7	23.2

四、门诊患者的总体满意度及不满意的原因

（一）门诊患者满意度

2018年四川调查地区有83.6%的门诊患者对本次就诊表示总体满意。城市地区（79.7%）低于农村地区（87.2%）；基层机构（86.6%）高于县级及以上机构（75.0%）。与2013年调查的74.8%的患者对门诊服务满意（城市71.5%，农村77.8%）相比，门诊医疗服务满意度明显改善（表1-6-5）。与全国相比，四川调查地区门诊患者对本次就诊满意的比例（83.6%）高于全国（80.0%）（表1-6-6）。

表1-6-5　2018、2013年四川调查地区门诊患者总体满意度（%）

年份	满意程度	合计	按城乡分类		按就诊医疗机构等级分类	
			城市	农村	基层机构	县级及以上机构
2018年	满意	83.6	79.7	87.2	86.6	75.0
	一般	14.5	17.6	11.5	11.9	21.3
	不满意	1.9	2.7	1.2	1.5	3.7
2013年	满意	74.8	71.5	77.8	77.5	66.5
	一般	23.3	26.0	20.8	21.2	29.5
	不满意	2.0	2.5	1.4	1.3	3.9

表1-6-6　2018年四川与全国、西部调查地区门诊患者总体满意度（%）

满意程度	合计		城市			农村		
	四川	全国	四川	全国	西部	四川	全国	西部
满意	83.6	80.0	79.7	76.7	77.7	87.2	83.5	83.7
一般	14.5	18.2	17.6	21.2	19.9	11.5	15.1	14.6
不满意	1.9	1.8	2.7	2.1	2.4	1.2	1.4	1.7

（二）门诊患者不满意的内容及患者比例

2018年四川调查地区门诊患者最不满意内容前三位为“医疗费用高”（48.0%）、“技术水平低”（24.0%）、“服务态度差”（8.0%），三者合计比例为80.0%。2013年门诊患者最不满意方面前三位为“医疗费用高”（29.3%）、“技术水平低”（17.2%）、“等候时间过长”（12.1%），三者合计比例为58.6%。

城市地区门诊患者最不满意内容前三位为“医疗费用高”（52.2%）、“技术水平低”（23.9%）、“等候时间过长”（9.0%）；农村地区门诊患者最不满意内容前三位为“医疗费用高”（39.4%）、“技术水平低”（24.2%）、“服务态度差”（9.1%）（表1-6-7）。

基层机构和县级及以上机构的门诊患者最不满意内容前三位均为“医疗费用高”、“技术水平低”、“环境条件差”（表1-6-8）。

表 1-6-7　2018 年四川调查地区门诊患者按城乡分类最不满意方面的评价（%）

最不满意内容	合计		城市		农村	
	2018	2013	2018	2013	2018	2013
技术水平低	24.0	17.2	23.9	13.9	24.2	22.7
设备条件差	2.0	0.0	1.5	0.0	3.0	0.0
药品种类少	3.0	3.5	3.0	2.8	3.0	4.6
服务态度差	8.0	5.2	7.5	5.6	9.1	4.6
医疗费用高	48.0	8.6	52.2	0.0	39.4	22.7
看病手续烦琐	0.0	29.3	0.0	33.3	0.0	22.7
等候时间过长	6.0	10.3	9.0	16.7	0.0	0.0
环境条件差	0.0	12.1	0.0	11.1	0.0	13.6
提供不必要的服务	0.0	1.7	0.0	0.0	0.0	4.6
其他	9.0	8.6	3.0	11.1	21.2	4.6

表 1-6-8　2018 年四川调查地区门诊患者按就诊医疗机构等级分类最不满意方面的评价（%）

最不满意内容	合计		基层机构		县级及以上机构	
	2018	2013	2018	2013	2018	2013
技术水平低	24.0	17.2	26.4	24.1	19.0	10.3
设备条件差	2.0	0.0	1.9	0.0	2.4	0.0
药品种类少	3.0	3.5	1.9	6.9	4.8	0.0
服务态度差	8.0	5.2	7.5	6.9	9.5	3.5
医疗费用高	48.0	8.6	50.9	17.2	45.2	0.0
看病手续烦琐	0.0	29.3	0.0	27.6	14.3	31.0
等候时间过长	6.0	10.3	11.3	0.0	4.8	20.7
环境条件差	0.0	12.1	26.4	17.2	19.0	6.9
提供不必要的服务	0.0	1.7	1.9	0.0	2.4	3.5
其他	9.0	8.6	1.9	0.0	4.8	17.2

第二节　住院服务反应性

调查对象为调查前一年内有住院经历的居民，了解他们在住院过程中对住院服务的满意度、看法和意见。

一、住院患者对住院机构环境的满意度

2018 年四川调查地区有 70.3%的住院患者认为病房的环境“好”，城市地区（65.4%）明显低于农村地区（76.0%），基层机构（71.6%）与县级及以上机构（70.4%）基本相同。与 2013 年相比，本次住院患者认为病房环境“好”的比例提升了 10.9 个百分点，城市地区增幅高于农村地区（表 1-6-9）。

表 1-6-9　2018、2013 年四川调查地区住院患者对病房环境评价（%）

年份	评价等级	合计	按城乡分类		按住院医疗机构等级分类	
			城市	农村	基层机构	县级及以上机构
2018 年	好	70.3	65.4	76.0	71.6	70.4
	一般	26.9	30.8	22.3	26.2	26.5
	差	2.9	3.8	1.7	2.2	3.1
2013 年	好	59.4	53.9	67.7	59.3	59.6
	一般	36.8	41.5	30.0	37.2	36.7
	差	3.7	4.6	2.3	3.5	3.8

二、住院患者对医护人员的满意度

（一）住院患者对医护人员态度评价

2018 年四川调查地区有 82.1%的住院患者认为医护人员的态度“好”，城市地区（79.9%）低于农村地区（84.6%），基层机构（82.6%）与县级及以上机构（81.4%）差别不大。与 2013 年相比，本次住院患者认为医护人员态度“好”的比例提升了 6.7 个百分点，城市地区增幅明显高于农村地区（表 1-6-10）。

表 1-6-10　2018、2013 年四川调查地区住院患者对医护人员态度评价（%）

年份	评价等级	合计	按城乡分类		按住院医疗机构等级分类	
			城市	农村	基层机构	县级及以上机构
2018 年	好	82.1	79.9	84.6	82.6	81.4
	一般	16.2	18.0	14.2	15.9	16.6
	差	1.7	2.1	1.2	1.4	2.0
2013 年	好	75.4	71.2	81.7	76.7	74.9
	一般	22.9	26.5	17.7	22.2	23.3
	差	1.7	2.3	0.7	1.1	1.9

（二）住院患者对医护人员解释治疗方案清晰程度的评价

2018 年四川调查地区有 82.1%的住院患者认为医护人员解释治疗方案的清晰程度“好”，城市地区（79.9%）低于农村地区（84.6%），基层机构（84.0%）与县级及以上机构（81.9%）差别不大。与 2013 年相比，本次住院患者认为医护人员解释治疗方案的清晰程度“好”的比例提升了 6.9 个百分点，城市地区增幅明显高于农村地区（表 1-6-11）。

表 1-6-11　2018、2013 年四川调查地区医护人员向住院患者解释治疗方案清晰程度的评价（%）

年份	评价等级	合计	按城乡分类		按住院医疗机构等级分类	
			城市	农村	基层机构	县级及以上机构
2018 年	好	82.1	79.9	84.6	84.0	81.9
	一般	15.9	17.9	13.7	14.7	15.8
	差	2.0	2.2	1.7	1.4	2.2
2013 年	好	75.2	70.6	81.0	78.0	73.9
	一般	23.3	27.2	17.6	21.3	24.2
	差	1.5	2.2	0.5	0.8	1.9

（三）住院患者对医护人员倾听病情述说认真程度的评价

2018 年四川调查地区有 84.0％的住院患者认为医护人员倾听患者述说病情的认真程度“好”，城市地区（82.2％）低于农村地区（86.2％），基层机构（88.1％）高于县级及以上机构（82.5％）。与 2013 年相比，本次住院患者认为医护人员倾听患者述说病情的认真程度“好”的比例提升了 6.2 个百分点，城市地区增幅明显高于农村地区（表 1－6－12）。

表 1－6－12　2018、2013 年四川调查地区医护人员倾听住院患者述说病情的认真程度评价（％）

年份	评价等级	合计	按城乡分类		按住院医疗机构等级分类	
			城市	农村	基层机构	县级及以上机构
2018 年	好	84.0	82.2	86.2	88.1	82.5
	一般	14.9	16.8	12.8	11.1	16.3
	差	1.1	1.1	1.0	0.8	1.2
2013 年	好	77.8	74.6	82.5	81.5	76.0
	一般	21.2	23.8	17.2	18.2	22.6
	差	1.1	1.7	0.3	0.3	1.5

三、住院患者对住院费用评价

2018 年四川调查地区居民认为住院费用“不贵”的比例为 34.2％（城市 28.7％，农村 40.6％），认为住院费用“贵”的比例为 32.4％（城市 37.6％，农村 26.3％）。与 2013 年相比，本次住院患者认为住院费用“不贵”的比例提升了 9.7 个百分点，农村地区增幅明显高于城市地区（表 1－6－13）。

表 1－6－13　2018、2013 年四川调查地区住院患者对住院费用评价（％）

年份	评价等级	合计	城市	农村
2018 年	不贵	34.2	28.7	40.6
	一般	33.5	33.7	33.1
	贵	32.4	37.6	26.3
2013 年	不贵	24.5	22.5	27.4
	一般	40.1	36.7	45.1
	贵	35.4	40.8	27.5

四、住院患者的总体满意度及不满意的原因

（一）住院患者满意度

2018 年四川调查地区有 78.5％的住院患者对本次住院表示总体满意，城市地区（75.3％）低于农村地区（82.2％），基层机构（87.2％）高于县级及以上机构（74.4％）。与 2013 年调查的 67.5％的患者对住院服务满意（城市 64.9％，农村 71.3％）相比，住院医疗服务满意度明显改善（表 1－6－14）。与全国及西部地区相比，四川调查地区住院患者对本次住院满意的比例（78.5％）高于全国（75.0％），与西部地区相差不大（76.5％）（表 1－6－15）。

表 1-6-14　2018、2013 年四川调查地区住院患者总体满意度（%）

年份	评价等级	合计	按城乡分类		按住院医疗机构等级分类	
			城市	农村	基层机构	县级及以上机构
2018 年	满意	78.5	75.3	82.2	87.2	74.4
	一般	17.5	19.9	14.7	11.4	20.7
	不满意	4.0	4.8	3.1	1.4	4.9
2013 年	满意	67.5	64.9	71.3	73.9	64.5
	一般	28.7	30.2	26.4	22.9	31.4
	不满意	3.8	4.9	2.3	3.2	4.1

表 1-6-15　2018 年四川与全国调查地区住院患者总体满意度（%）

满意程度	合计			城市			农村		
	四川	全国	西部	四川	全国	西部	四川	全国	西部
满意	78.5	75.0	76.5	75.3	70.3	71.2	82.2	79.4	81.2
一般	17.5	21.9	20.1	19.9	25.7	24.4	14.7	18.2	16.2
不满意	4.0	3.1	3.4	4.8	4.0	4.4	3.1	2.4	2.6

（二）住院患者不满意的内容及患者比例

2018 年四川调查地区住院患者最不满意内容前三位为“医疗费用高”（40.6%）、“技术水平低”（27.5%）、“服务态度差”（16.9%），三者合计比例为 85.0%。2013 年住院患者最不满意方面前三位为“医疗费用高”（30.6%）、“服务态度差”（24.3%）、“技术水平低”（22.5%），三者合计比例为 77.4%。

城市地区和农村地区住院患者最不满意内容前三位均为“医疗费用高”、“技术水平低”、“服务态度差”（表 1-6-16）。

基层机构和县级及以上机构的门诊患者最不满意内容前三位均为“医疗费用高”、“服务态度差”、“技术水平低”（表 1-6-17）。

表 1-6-16　2018 年四川调查地区住院患者按城乡分类最不满意方面的评价（%）

最不满意内容	合计		城市		农村	
	2018	2013	2018	2013	2018	2013
技术水平低	27.5	22.5	24.5	22.6	32.8	22.2
设备条件差	0.6	0.9	1.0	1.2	0.0	0.0
药品种类少	3.1	0.9	3.9	1.2	1.7	0.0
服务态度差	16.9	24.3	12.7	25.0	24.1	22.2
医疗费用高	40.6	1.8	49.0	1.2	25.9	3.7
看病手续烦琐	0.0	30.6	0.0	32.1	0.0	25.9
等候时间过长	1.3	0.0	0.0	0.0	3.4	0.0
环境条件差	5.0	3.6	5.9	3.6	3.4	3.7
提供不必要的服务	1.9	2.7	1.0	1.2	3.4	7.4
其他	3.1	3.6	2.0	2.4	5.2	7.4

表 1－6－17　2018 年四川调查地区住院患者按就诊医疗机构等级分类最不满意方面的评价（%）

最不满意内容	合计		基层机构		县级及以上机构	
	2018	2013	2018	2013	2018	2013
技术水平低	27.5	22.5	21.4	24.1	26.1	22.0
设备条件差	0.6	0.9	0.0	0.0	0.9	1.2
药品种类少	3.1	0.9	14.3	3.5	1.7	0.0
服务态度差	16.9	24.3	35.7	24.1	16.5	24.4
医疗费用高	40.6	1.8	21.4	3.5	40.9	1.2
看病手续烦琐	0.0	30.6	0.0	31.0	0.0	30.5
等候时间过长	1.3	0.0	0.0	0.0	1.7	0.0
环境条件差	5.0	3.6	7.1	0.0	6.1	4.9
提供不必要的服务	1.9	2.7	0.0	3.5	1.7	2.4
其他	3.1	3.6	0.0	0.0	4.3	4.9

本章小结

（1）医疗服务满意度得到明显改善。2018 年四川调查地区 83.6%的门诊患者对就诊表示总体满意，与 2013 年相比，城市地区和农村地区均有明显改善。门诊患者最不满意的前 3 个方面依次是“医疗费用高”、“技术水平低”、“服务态度差”；有 78.5%的住院患者对住院表示总体满意，与 2013 年相比，城市和农村均有明显改善，住院患者最不满意的前 3 个方面依次是“医疗费用高”、“技术水平低”、“服务态度差”。“医疗费用高”仍是患者不满意的主要原因。

（2）不同级别医疗机构门诊患者不满意内容一致。基层医疗机构就诊患者不满意的内容均为“医疗费用高”、“技术水平低”、“环境条件差”。

（3）居民对医疗费用的满意度得到改善。与 2013 年相比，2018 年四川调查地区门诊患者与住院患者认为医疗费用“不贵”的比例分别增加了 12.8 个百分点和 9.7 个百分点。其中，门诊费用方面，城市地区和农村地区患者认为门诊费用“贵”的比例相对较低；住院费用方面，城市地区患者认为费用“贵”的比例相对较高，农村地区患者认为费用“不贵”的比例相对较高。

第七章　健康相关行为与生活方式

本章关注调查人群的健康相关行为和生活方式。具体而言，本章将分析调查地区 15 岁及以上居民的吸烟情况、饮酒情况、体育锻炼情况、刷牙情况和健康体检的情况。

第一节　吸烟情况

一、吸烟率

（一）总体情况

吸烟者是指现在仍在吸烟的居民，包括每天吸烟和非每天吸烟者。

2018 年四川调查地区 15 岁及以上居民吸烟率为 27.2%，城市、农村地区吸烟率基本一致。与 2013 年相比，2018 年城市地区吸烟率变化不大，而农村地区上升了 4.4 个百分点（表 1-7-1）。

与全国及西部地区相比，四川吸烟率略高于全国，与西部水平基本一致（表 1-7-2）。

表 1-7-1　2018、2013 年四川调查地区 15 岁及以上居民吸烟率（%）

调查时间	合计	城市	农村
2018 年	27.2	27.2	27.2
2013 年	25.8	28.7	22.8

表 1-7-2　2018 年四川与全国、西部调查地区 15 岁及以上居民吸烟率（%）

地区	合计	城市	农村
四川	27.2	27.2	27.2
全国	24.7	23.0	26.7
西部	26.6	25.1	27.9

（二）性别、年龄别比较

男性吸烟率（54.1%）高于女性（1.9%），各年龄组的吸烟率呈现中间高、两头低的趋势，以 35～44 岁组（30.2%）、45～54 岁组（30.4%）和 55～64 岁组（31.4%）中间三组较高，15～24 岁组（12.9%）较低。城乡地区各个年龄组居民吸烟率差异不大，城市地区男性除 35～44 岁年龄组，吸烟率均高于农村地区；城市地区女性 25～34 岁年龄组吸烟率较高，是农村地区同年龄组女性的两倍以上（表 1-7-3、图 1-7-1）。

表 1-7-3　2018、2013 年四川调查地区 15 岁及以上居民分性别、年龄别吸烟率（%）

年龄组（岁）	合计			城市			农村		
	小计	男性	女性	小计	男性	女性	小计	男性	女性
15～	12.9	24.7	0.7	13.5	28.3	0.7	12.4	22.4	0.6
25～	29.7	60.4	2.4	29.5	60.8	3.2	29.9	60.0	1.4
35～	30.2	62.9	1.8	29.1	60.5	1.2	31.1	65.1	2.4
45～	30.4	62.0	1.9	31.1	62.8	2.2	29.7	61.3	1.7
55～	31.4	60.5	2.0	31.2	62.2	1.7	31.7	59.0	2.3
65～	22.9	44.6	2.0	22.7	45.2	1.7	23.0	44.0	2.2
合计	27.2	54.1	1.9	27.2	54.9	1.8	27.2	53.3	1.9

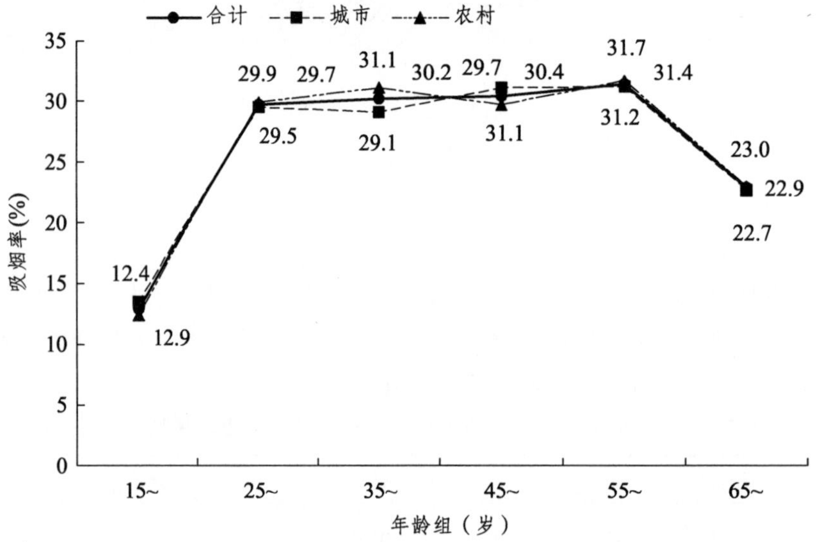

图 1-7-1　2018 年四川调查地区 15 岁及以上居民年龄别吸烟率

二、开始吸烟年龄

（一）总体情况

由于吸烟年龄呈现偏态分布，故选用中位数来描述其平均水平。2018 年四川调查地区，吸烟者开始吸烟的平均年龄为 20.0 岁，其中城市地区为 19.0 岁，农村地区为 20.0 岁。与 2013 年相比，2018 年城市地区减少 1.0 岁（表 1-7-4）。

表 1-7-4　2018、2013 四川调查地区吸烟者开始吸烟的平均年龄（中位数，岁）

调查时间	合计	城市	农村
2018 年	20.0	19.0	20.0
2013 年	20.0	20.0	20.0

（二）性别、年龄别比较

男性吸烟者开始吸烟的年龄（20.0 岁）早于女性（21.5 岁），城市地区男性开始吸烟的年龄早于女性，农村地区女性开始吸烟的年龄与男性持平。各年龄组城市地区开始吸烟的年龄早于农村。15～24 岁组农村地区女性开始吸烟的年龄较小，为 13.5 岁，其次为 15～24 岁组城市地区男性，开始吸烟年龄为 17.0 岁（表 1-7-5）。

表 1-7-5　2018 年四川调查地区吸烟者分性别开始吸烟的平均年龄（中位数，岁）

年龄组（岁）	合计			城市			农村		
	小计	男性	女性	小计	男性	女性	小计	男性	女性
15～	18.0	18.0	17.5	17.0	17.0	18.0	18.0	18.0	13.5
25～	18.0	18.0	19.0	18.0	18.0	19.5	19.0	19.0	18.0
35～	20.0	20.0	22.0	19.0	19.0	22.0	20.0	20.0	22.5
45～	20.0	20.0	24.0	19.0	18.0	25.0	20.0	20.0	19.5
55～	20.0	20.0	27.0	19.0	18.0	30.0	20.0	20.0	20.0
65～	20.0	20.0	22.0	20.0	20.0	20.0	20.0	20.0	30.0
合计	20.0	20.0	21.5	19.0	19.0	22.0	20.0	20.0	20.0

三、平均每天吸烟量

（一）总体情况

吸烟者近期（最近一个月）平均每天吸烟量为 15.9 支，城市地区吸烟者平均每天吸烟量为 15.3 支，农村地区为 16.5 支。与 2013 年比，2018 年吸烟者平均每天吸烟量变化不大（表 1-7-6）。

表 1-7-6　2018、2013 年四川调查地区吸烟者平均每天吸烟量（支/天）

调查时间	合计	城市	农村
2018 年	15.9	15.3	16.5
2013 年	15.6	15.0	16.4

（三）性别、年龄别比较

男性吸烟者每天吸烟量为 16.1 支，高于女性吸烟者的 10.7 支。农村、城市地区男性和女性吸烟者均呈现随着年龄的增加，每天吸烟量呈先增加后降低的趋势。其中 15～24 岁农村女性吸烟量较低（1.0 支/天），45～54 岁农村男性吸烟量较高（18.5 支/天）（表 1-7-7）。

表 1-7-7　2018 年四川调查地区吸烟者分性别、年龄别平均每天吸烟量（支/天）

年龄组（岁）	合计			城市			农村		
	小计	男性	女性	小计	男性	女性	小计	男性	女性
15～	11.9	12.2	3.3	11.4	11.6	5.5	12.3	12.6	1.0
25～	15.0	15.3	7.4	14.6	15.1	6.4	15.4	15.5	10.2
35～	16.5	16.6	12.6	15.6	15.8	8.7	17.2	17.4	14.3
45～	17.4	17.6	12.0	16.4	16.7	10.3	18.4	18.5	14.0
55～	16.9	17.1	11.8	16.5	16.6	12.8	17.2	17.5	11.1
65～	13.6	13.8	9.9	13.4	13.5	11.4	13.9	14.1	8.6
合计	15.9	16.1	10.7	15.2	15.4	10.1	16.5	16.7	11.3

年龄别分析显示，吸烟者各年龄组的吸烟量呈现中间高，两头低的趋势，以 35～44 岁组（16.5 支/天）、45～54 岁组（17.4 支/天）和 55～64 岁组（16.9 支/天）三组较高，15～24 岁组（11.9 支/天）、25～34 岁组（15.0 支/天）与 65 岁及以上年龄组（13.6 支/天）相对较低。农村地区吸烟者吸烟量各年龄组均高于城市地区，但差异不大，45～54 岁年龄组差别较大（图 1-7-2）。

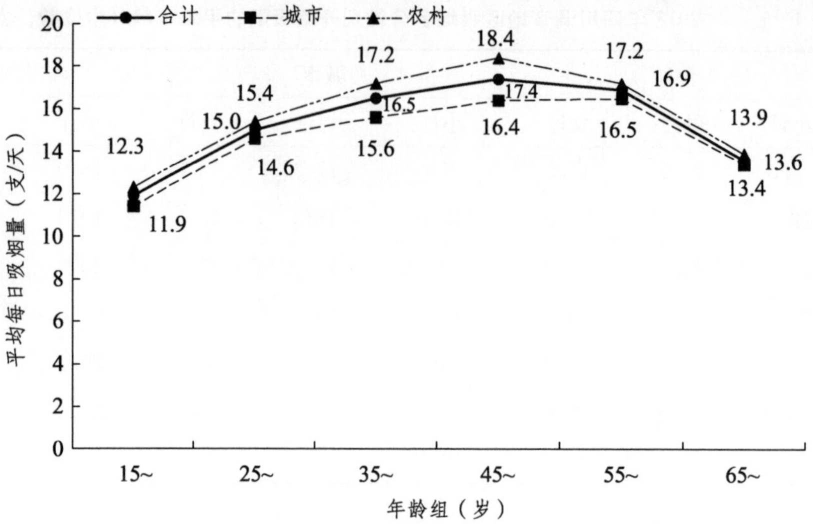

图 1-7-2　2018 年四川调查地区 15 岁及以上吸烟者分年龄平均每天吸烟量

四、戒烟率

（一）总体情况

戒烟率为过去吸烟的调查人口中已戒烟者所占的比例。

2018 年四川调查地区居民 14.9%的吸烟者已经戒烟，其中城市地区戒烟率（17.2%）高于农村地区（12.6%）。

（二）性别、年龄别比较

女性吸烟者的戒烟率（13.6%）与男性吸烟者（15.0%）相近；城市地区男性吸烟者戒烟率（17.1%）高于农村地区男性吸烟者（12.8%）；城市地区女性吸烟者戒烟率（18.6%）也高于农村地区女性吸烟者（8.3%），且城乡差异较男性更大。城市女性 25～44 岁、农村女性 15～54 岁吸烟者均未戒烟。女性中，戒烟率最高的为城市 15～24 岁组；男性中，戒烟率最高的为城市 65 岁及以上组（表 1-7-8）。

表 1-7-8　2018 年四川调查地区吸烟者分性别、年龄别戒烟率（%）

年龄组（岁）	合计			城市			农村		
	小计	男性	女性	小计	男性	女性	小计	男性	女性
15～	4.3	3.2	33.3	5.5	2.9	50.0	3.3	3.4	0.0
25～	3.7	3.8	0.0	3.7	3.9	0.0	3.6	3.7	0.0
35～	7.2	7.4	0.0	9.8	10.0	0.0	4.8	5.0	0.0
45～	10.0	10.2	2.2	11.2	11.4	4.0	8.8	9.0	0.0
55～	15.4	15.6	8.6	16.5	16.7	7.1	14.5	14.7	9.5
65～	27.6	27.5	30.0	30.9	30.5	39.5	23.6	23.8	18.8
合计	14.9	15.0	13.6	17.2	17.1	18.6	12.6	12.8	8.3

吸烟者戒烟率随年龄增加而上升，25～34 岁组吸烟者的戒烟率较低（3.7%），65 岁及以上年龄组吸烟者的戒烟率较高（27.6%）；城市地区各年龄组吸烟者戒烟率均高于农村地区，其中城乡 65 岁及以上年龄组吸烟者戒烟率差异较大，25～34 岁差异较小（图 1-7-3）。

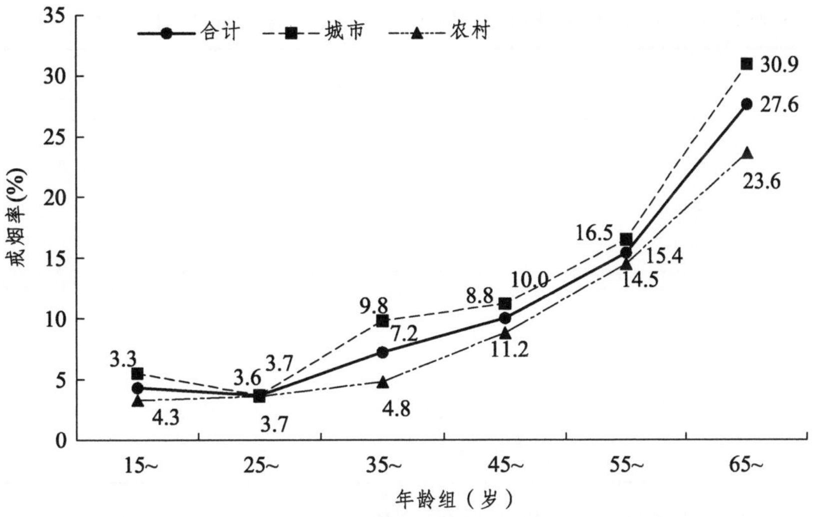

图 1－7－3　2018 年四川调查地区吸烟者年龄别戒烟率

第二节　饮酒情况

一、饮酒率

（一）总体情况

2018 年四川调查地区 15 岁及以上居民饮酒率为 33.3%，其中城市地区（35.1%）高于农村地区（31.6%）。与 2013 年相比，2018 年 15 岁及以上居民饮酒率增加了 6.4 个百分点，城市、农村地区均明显上升（表 1－7－9）。

与全国及西部地区相比，四川饮酒率明显高于全国与西部地区水平（表 1－7－10）。

表 1－7－9　2018、2013 年四川调查地区 15 岁及以上居民饮酒率（%）

调查时间	合计	城市	农村
2018 年	33.3	35.1	31.6
2013 年	26.9	30.4	23.4

表 1－7－10　2018 年四川与全国、西部调查地区 15 岁及以上居民饮酒率（%）

地区	合计	城市	农村
四川	33.3	35.1	31.6
全国	27.6	27.6	27.6
西部	27.2	28.1	26.2

（二）性别、年龄别比较

男性的饮酒率（56.2%）远高于女性（11.8%）。城市地区各年龄组男性饮酒率均高于农村地区；除 55 岁及以上年龄组，城市地区女性饮酒率普遍高于农村地区。城市地区男性 35～44 岁组饮酒率较高（67.6%），女性 25～34 岁组饮酒率较高（15.5%）；农村地区男性 55～64 岁组饮酒率较高（60.6%），女性 65 岁及以上饮酒率较高（13.9%）（表 1－7－11）。

表 1-7-11　2018 年四川调查地区 15 岁及以上居民分性别饮酒率（%）

年龄组（岁）	合计			城市			农村		
	小计	男性	女性	小计	男性	女性	小计	男性	女性
15～	15.0	24.4	5.2	19.2	34.6	5.9	11.9	17.9	4.7
25～	33.0	56.9	11.7	35.6	59.4	15.5	30.0	54.2	7.1
35～	35.7	63.5	11.6	39.9	67.6	15.3	31.8	59.5	8.3
45～	36.3	63.7	11.6	38.6	67.0	12.6	34.1	60.5	10.6
55～	37.4	62.3	12.3	37.2	64.2	11.5	37.7	60.6	13.1
65～	31.5	50.2	13.5	31.8	51.6	13.2	31.1	48.6	13.9
合计	33.3	56.2	11.8	35.1	59.4	12.8	31.6	53.1	10.9

各年龄组的饮酒率呈现中间高、两头低的趋势，其中 35～44 岁组（35.7%）、45～54 岁组（36.3%）和 55～64 岁组（37.4%）较高，15～24 岁（15.0%）较低（图 1-7-4）。

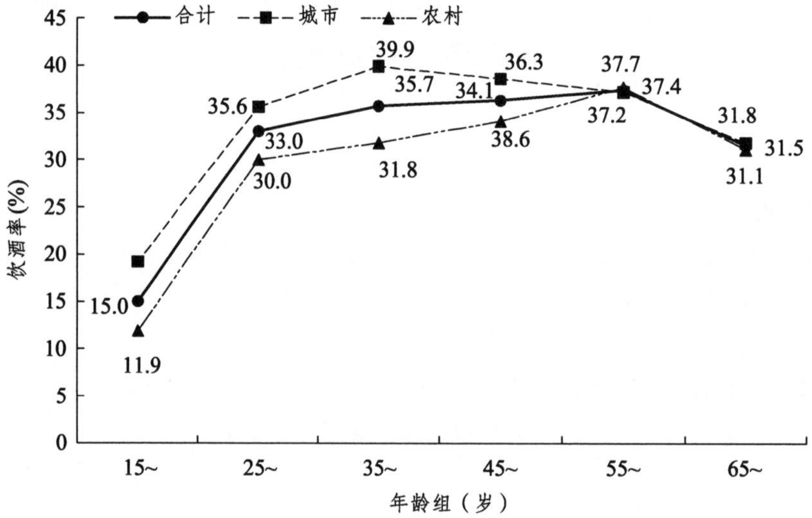

图 1-7-4　2018 年四川调查地区 15 岁及以上居民年龄别饮酒率

二、醉酒情况

（一）醉酒次数

调查 30 天内喝过酒的 15 岁及以上人口中，有 90.4%无醉酒症状，4.1%喝醉过 1 次，2.2%喝醉过 2 次，1.7%喝醉过 3 次，1.6%喝醉过 4 次及以上。城市、农村地区醉酒次数基本一致（表 1-7-12）。

表 1-7-12　2018 年四川调查地区 15 岁及以上居民 30 天内饮酒醉酒次数构成（%）

醉酒次数	合计	城市	农村
0 次	90.4	90.3	90.4
1 次	4.1	4.3	3.9
2 次	2.2	2.2	2.2
3 次	1.7	1.7	1.7
4 次	0.5	0.6	0.5
5 次	0.4	0.3	0.5
6～10 次	0.4	0.3	0.5
10 次以上	0.3	0.3	0.3

（二）醉酒率

醉酒率指近30天内喝过酒的15岁及以上人口中，因喝酒太多而出现头晕/头疼/嗜睡等醉酒症状的比例。2018年调查地区醉酒率为9.7%，城市与农村地区基本一致。

男性醉酒率（10.5%）高于女性（5.4%）。城市地区男性醉酒率最高的为25～34岁年龄组（18.6%）；女性最高为15～24岁、45～54岁年龄组（均为12.5%）。农村地区男性醉酒率最高的为35～44岁年龄组（16.7%）；女性最高为15～24岁年龄组（13.3%）（表1-7-13）。

表1-7-13 2018年四川调查地区15岁及以上居民年龄别醉酒率（%）

年龄组（岁）	合计			城市			农村		
	小计	男性	女性	小计	男性	女性	小计	男性	女性
15～	10.7	10.6	11.8	9.7	9.3	12.5	11.9	12.0	11.1
25～	14.9	16.4	5.6	15.7	18.6	2.6	13.8	13.8	13.3
35～	14.4	16.3	3.2	14.0	15.9	3.6	14.9	16.7	2.6
45～	11.5	12.3	7.5	12.2	12.2	12.5	10.9	12.4	2.9
55～	7.9	8.4	5.0	8.2	8.5	6.8	7.7	8.4	3.7
65～	4.4	4.4	4.3	3.4	3.7	2.5	5.4	5.3	6.2
合计	9.7	10.5	5.4	9.7	10.4	6.1	9.6	10.5	4.7

第三节 体育锻炼情况

一、体育锻炼率

体育锻炼是指有意识地为强体健身而进行的活动。

2018年调查结果显示，15岁及以上居民体育锻炼率为48.3%，其中城市地区（57.1%）远高于农村地区（39.8%）。与2013年相比，2018年体育锻炼率上升了23.8个百分点，其中城市地区上升了24.3个百分点，农村地区上升了23.6个百分点（表1-7-14）。四川体育锻炼率与全国及西部水平基本一致（表1-7-15）。

表1-7-14 2018、2013年四川调查地区15岁及以上居民体育锻炼率（%）

调查时间	合计	城市	农村
2018年	48.3	57.1	39.8
2013年	24.5	32.8	16.2

表1-7-15 2018年四川与全国、西部调查地区15岁及以上体育锻炼率（%）

地区	合计	城市	农村
四川	48.3	57.1	39.8
全国	49.9	60.4	37.8
西部	48.0	59.6	37.2

二、锻炼频率与锻炼时间

从每周锻炼频率来看，有51.7%的调查居民从不参加体育锻炼，其中城市地区（42.9%）低于农村地区（60.2%）。另外，有30.1%的调查居民每周锻炼在6次及以上，城市地区（37.8%）高于农村地区（22.7%）。与2013年相比，2018年每周锻炼在6次及以上的比例提高了19.3个百分点。

从次均锻炼时间来看，2018年15岁及以上居民次均锻炼时间为45.8分钟，城市（50.4分钟）多于农村（39.4分钟）。2013年与2018年15岁及以上居民次均锻炼时间基本持平（表1-7-16）。

表1-7-16 2018、2013年四川调查地区15岁及以上居民体育锻炼频率和次均时间

体育锻炼情况	合计		城市		农村	
	2018年	2013年	2018年	2013年	2018年	2013年
每周体育锻炼次数（%）						
6次及以上	30.1	10.8	37.8	16.9	22.7	4.7
3-5次	8.9	7.2	9.7	7.5	8.1	6.9
1-2次	7.8	5.4	8.2	6.7	7.4	4.1
不到1次	1.5	1.1	1.4	1.7	1.6	0.5
从不锻炼	51.7	75.5	42.9	67.2	60.2	83.8
体育锻炼时间（分钟）	45.8	46.3	50.4	50.8	39.4	37.4

男性次均锻炼时间为45.7分钟，与女性基本一致。15～24岁男女次均锻炼时间均最短，55～64岁次均锻炼时间最长。城市地区男性次均锻炼时间最长的年龄组为65岁及以上（54.9分钟）；女性最长为55～64岁（51.2分钟）。农村地区男性次均锻炼时间最长的年龄组为55～64岁（40.9分钟）；女性最长为45～54岁（43.4分钟）（表1-7-17）。

表1-7-17 2018年四川调查地区15岁及以上居民分性别、年龄别锻炼次均时间（分钟）

年龄组（岁）	合计			城市			农村		
	小计	男性	女性	小计	男性	女性	小计	男性	女性
15～	39.7	40.9	38.4	44.2	46.3	42.6	36.7	38.0	35.1
25～	45.7	47.0	44.7	49.4	53.3	46.7	39.4	36.7	41.4
35～	44.0	42.4	45.3	47.9	47.0	48.6	39.1	36.6	41.1
45～	46.5	44.7	48.0	49.5	47.7	50.9	42.0	40.3	43.4
55～	47.7	47.8	47.7	52.2	53.3	51.2	41.4	40.9	42.0
65～	47.1	47.9	46.3	52.7	54.9	50.6	37.7	36.6	38.9
合计	45.8	45.7	45.9	50.4	51.4	49.6	39.4	38.4	40.5

第四节 刷牙情况

一、总体情况

本次调查结果显示，城市地区居民以每天刷牙2次及以上为主（50.2%），其次是每天刷牙1次（39.8%）；而农村地区居民以每天刷牙1次为主（50.0%），其次是每天刷牙2次及以上（34.1%）。调查居民中不刷牙者占7.3%，城市地区（5.7%）低于农村地区（9.1%）。与2013年相比，2018年不刷牙者占比下降，尤以农村地区下降较为明显（表1-7-18）。

与全国和西部相比，四川城市、农村地区不刷牙者比例均略高于全国和西部水平（表1-7-19）。

表 1-7-18　2018、2013 年四川调查地区 15 岁及以上居民每天刷牙频率构成（%）

每天刷牙情况	合计		城市		农村	
	2018 年	2013 年	2018 年	2013 年	2018 年	2013 年
2 次及以上	42.1	40.7	50.2	51.8	34.1	29.7
1 次	45.0	44.3	39.8	39.4	50.0	49.0
不到 1 次	5.6	4.6	4.3	3.9	6.8	5.3
不刷牙	7.3	10.4	5.7	4.9	9.1	16.0

表 1-7-19　2018 年四川与全国、西部调查地区 15 岁及以上居民每天刷牙频率构成（%）

每天刷牙情况	合计			城市			农村		
	四川	全国	西部	四川	全国	西部	四川	全国	西部
2 次及以上	42.1	48.0	42.6	50.2	61.0	58.3	34.1	33.1	28.1
1 次	45.0	44.4	47.7	39.8	34.9	35.8	50.0	55.3	58.7
不到 1 次	5.6	3.0	4.2	4.3	1.5	2.1	6.8	4.8	6.1
不刷牙	7.3	4.6	5.5	5.7	2.6	3.8	9.1	6.8	7.1

二、性别、年龄别比较

调查地区每天刷牙率为 87.1%，女性（89.1%）高于男性（84.9%）。随着年龄的增长，农村、城市地区男女每天刷牙率逐渐下降，最低的是 65 岁及以上年龄组（73.3%）。各年龄组女性每天刷牙率均高于男性（表 1-7-20）。

表 1-7-20　2018 年四川调查地区 15 岁及以上居民分性别、年龄每天刷牙率（%）

年龄组（岁）	合计			城市			农村		
	小计	男性	女性	小计	男性	女性	小计	男性	女性
15～	98.0	97.1	99.0	97.6	96.2	98.9	98.3	97.6	99.1
25～	96.6	95.5	97.6	97.7	97.0	98.4	95.3	93.9	96.7
35～	95.5	94.8	96.2	97.3	96.2	98.3	93.9	93.5	94.2
45～	92.1	89.8	94.1	95.2	93.0	97.3	89.1	86.8	91.2
55～	86.4	82.7	90.2	90.1	86.2	93.9	83.1	79.7	86.7
65～	73.3	71.5	75.0	78.7	75.9	81.2	67.3	66.7	67.8
合计	87.1	84.9	89.1	90.0	87.6	92.3	84.2	82.5	85.8

第五节　健康体检情况

一、总体情况

2018 年调查地区 15 岁及以上居民中，过去 12 个月内做过健康体检的比例为 45.0%，其中城市地区（46.9%）高于农村地区（43.3%）。与 2013 年相比，2018 年 15 岁及以上居民健康体检率略有下降（表 1-7-21）。

与全国相比，四川居民健康体检率略低于全国水平（表 1－7－22）。

表 1－7－21　2018、2013 年四川调查地区 15 岁及以上居民健康体检率（%）

调查时间	合计	城市	农村
2018 年	45.0	46.9	43.3
2013 年	48.8	47.4	50.3

表 1－7－22　2018 年四川与全国、西部调查地区 15 岁及以上居民健康体检率（%）

地区	合计	城市	农村
四川	45.0	46.9	43.3
全国	47.2	49.0	45.0
西部	—	48.9	46.6

二、性别、年龄别比较

男性健康体检率（43.3%）低于女性（46.7%），城市地区男女性别健康体检率差异不大，农村地区男性低于女性。城市地区男性健康体检率最高为 65 岁及以上年龄组（60.7%），最低为 45～54 岁年龄组（37.7%）；女性健康体检率最高为 65 岁及以上年龄组（61.9%），最低为 45～54 岁年龄组（38.7%）。农村地区男性健康体检率最高为 65 岁及以上年龄组（58.0%），最低为 25～34 岁年龄组（27.8%）；女性健康体检率最高为 65 岁及以上年龄组（59.8%），最低为 25～34 岁年龄组（33.8%）。（表 1－7－23）。

表 1－7－23　2018 年四川调查地区 15 岁及以上居民分性别、年龄健康体检率（%）

年龄组（岁）	合计			城市			农村		
	小计	男性	女性	小计	男性	女性	小计	男性	女性
15～	38.1	34.7	41.7	40.8	39.7	41.8	36.2	31.7	41.6
25～	39.3	36.5	41.8	46.8	44.8	48.6	30.9	27.8	33.8
35～	41.3	40.4	42.1	42.5	42.5	42.5	40.2	38.3	41.7
45～	37.1	35.5	38.6	38.2	37.7	38.7	36.0	33.3	38.4
55～	41.0	37.9	44.0	39.8	38.2	41.3	42.0	37.7	46.6
65～	60.1	59.4	60.9	61.3	60.7	61.9	58.9	58.0	59.8
合计	45.0	43.3	46.7	46.9	46.1	47.6	43.3	40.7	45.7

调查地区 15 岁及以上居民健康体检的比例随着年龄的增加呈上升趋势，45～54 岁年龄组健康体检的比例较低（37.1%）；65 岁及以上年龄组健康体检的比例最高（60.1%）。无论城市地区还是农村地区，健康体检的比例都以 65 岁及以上年龄组最高；城市居民健康体检率普遍略高于农村，除 25～34 岁年龄组相差 15.9 个百分点外，其余年龄组城乡差异不大（图 1－7－5）。

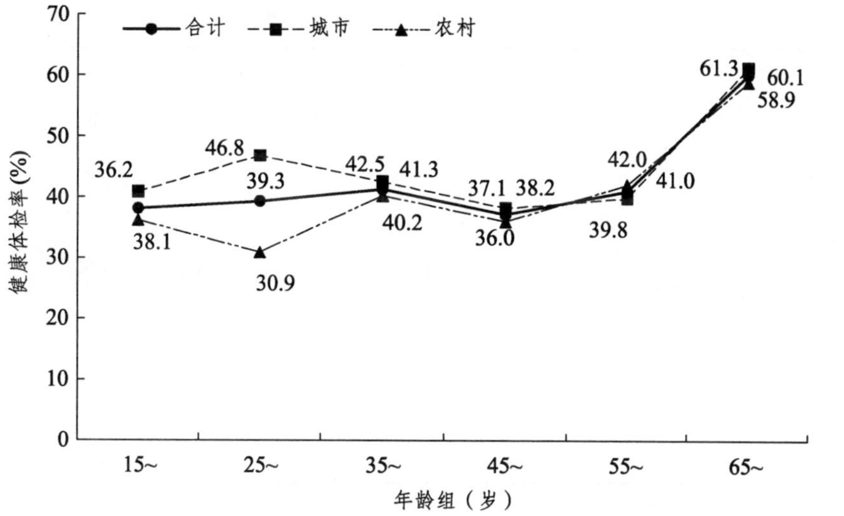

图 1-7-5 2018 年四川调查地区 15 岁及以上居民年龄别健康体检率

第六节 超重和肥胖情况

一、体重指数

采用体重指数（BMI）反映调查居民的身高与体重之间的关系，分类标准参考了 WHO 体重指数的分类。BMI 的分类为：<18.5 偏瘦；18.5～23.9 正常；24～27.9 超重；≥28.0 肥胖。

2018 年四川调查地区 18 岁及以上居民超重比例为 26.4%，肥胖比例为 7.0%，与 2013 年相比，超重比例上升 5.2 个百分点，肥胖比例上升 3.0 个百分点。城市地区和农村地区超重、肥胖比例均升高，其中农村地区肥胖比例上升了 3.8 个百分点（表 1-7-24）。

表 1-7-24 2018、2013 年四川调查地区 18 岁及以上居民性别体重指数构成（%）

BMI 分类	合计		城市		农村	
	2018	2013	2018	2013	2018	2013
偏瘦	10.2	11.1	9.4	10.4	11.0	12.0
正常	56.4	63.7	55.2	61.7	57.6	65.8
超重	26.4	21.2	28.1	22.9	24.7	19.3
肥胖	7.0	4.0	7.3	5.0	6.7	2.9

二、性别、年龄别比较

城市地区超重肥胖率（35.4%）高于农村地区（31.4%），男女超重肥胖率基本一致。18～24 岁年龄组超重肥胖率最低，但到 25～34 岁年龄组，超重肥胖率增加了 15.5 个百分点。25～54 岁年龄组男性超重肥胖率均显著高于女性，但 55～64 岁年龄组男性低于女性。城市地区男性 18～24 岁年龄组超重肥胖率高于同年龄段的城市女性、农村地区男女。城市地区男性 45～54 岁年龄组超重肥胖率最高（46.3%）；女性 55～64 岁年龄组超重肥胖率最高（42.1%）。农村地区男性 35～44 岁年龄组超重肥胖率最高（41.4%）；女性 45～54 岁年龄组超重肥胖率最高（38.2%）（表 1-7-25）。

表 1-7-25　2018 年四川调查地区 18 岁及以上居民分性别、年龄别超重肥胖率（%）

年龄组（岁）	合计			城市			农村		
	小计	男性	女性	小计	男性	女性	小计	男性	女性
18～	15.0	15.3	14.6	17.5	21.9	14.4	13.0	11.6	14.9
25～	30.5	37.3	24.4	30.5	37.8	24.4	30.5	36.8	24.5
35～	36.1	40.3	32.6	33.4	39.1	28.4	38.6	41.4	36.3
45～	40.1	41.9	38.5	42.4	46.3	38.9	38.0	37.7	38.2
55～	35.2	31.5	38.9	39.5	36.7	42.1	31.3	27.1	35.8
65～	28.3	27.0	29.6	31.6	29.6	33.5	24.7	24.3	25.1
合计	33.4	33.8	33.0	35.4	36.9	34.0	31.4	30.9	31.9

本章小结

（1）男性吸烟、饮酒情况严重。调查地区 15 岁及以上人口吸烟率和饮酒率分别为 27.2%、33.3%，男性吸烟率和饮酒率高达 54.1%、56.2%，远远高于女性。与 2013 年相比，2018 年总体吸烟率和城市地区吸烟率变化不大，而农村上升了 4.4 个百分点；总体饮酒率上升了 13.6 个百分点，城市、农村地区均明显上升。

（2）体育锻炼情况有所改善。调查地区 15 岁及以上人口体育锻炼率为 48.3%，城市高于农村。与 2013 年相比，2018 年体育锻炼率提高了 23.8 个百分点，城市、农村地区均有所升高，体育锻炼频率以每周 6 次及以上为主（30.1%）。

（3）农村地区口腔卫生情况有所改善。调查地区 15 岁及以上人口 87.1%每天刷牙，7.3%的居民不刷牙。与 2013 年相比，2018 年不刷牙者占比下降，尤以农村地区明显下降（下降 7 个百分点）。

（4）超重肥胖问题突出。调查地区 18 岁及以上人口中，超过 30%的居民存在体重超标问题，城市地区高于农村。

第八章　高血压糖尿病患者的管理与治疗

高血压病和糖尿病的患病率近年来增长较快，严重影响到广大人民群众的健康。本章描述高血压病和糖尿病患者当前的管理与治疗情况，为相关疾病防治工作的开展提供参考。

第一节　高血压病

（一）高血压病患病率

定义：15 岁及以上调查人口中询问的经医生诊断的高血压病患者的比例。

（一）患病率的变化

2018 年调查中，15 岁及以上居民中高血压病患病率为 15.8%，城市地区为 17.0%，农村地区为 14.6%。与 2013 年相比，高血压病患病率增加了 4.4 个百分点，城市地区增加了 4.7 个百分点，农村地区增加了 4.1 个百分点（表 1-8-1）。

表 1-8-1　2018、2013 年四川调查地区与全国、西部地区 15 岁及以上居民高血压病患病率（%）

指标	合计			城市			农村		
	四川	全国	西部	四川	全国	西部	四川	全国	西部
2018 年									
调查人口数（人）	17 563	212 318	70 940	8637	113 519	34 179	1302	98 799	36 743
患病人数（人）	2774	38 514	10 754	1472	21 408	5285	8925	17 106	5469
患病率（%）	15.8	18.1	15.5	17.0	18.9	15.5	14.6	17.3	14.9
2013 年									
患病率（%）	11.4	14.2	11.2	12.3	16.2	12.7	10.5	12.2	9.9

（二）性别、年龄别比较

2018 年调查的 15 岁及以上居民中，男性高血压病患病率（15.2%）与女性（16.4%）差异不大；城市地区男性和女性高血压患病率均高于农村地区。从年龄分布看，65 岁以及上年龄组的高血压患病率（33.4%）最高，15～24 年龄组的患病率（0.1%）最低（表 1-8-2）。

表 1－8－2　2018 年四川调查地区 15 岁及以上居民性别、年龄高血压病患病率（%）

年龄组（岁）	合计			城市			农村		
	小计	男性	女性	小计	男性	女性	小计	男性	女性
15～	0.1	0.2	0.0	0.0	0.0	0.0	0.1	0.3	0.0
25～	0.5	0.6	0.5	0.6	0.3	0.9	0.4	0.9	0.0
35～	3.4	4.0	2.8	3.6	4.6	2.7	3.1	3.4	2.9
45～	9.8	9.0	10.6	10.6	10.8	10.5	9.1	7.2	10.7
55～	19.2	18.1	20.3	19.8	19.5	20.0	18.7	16.9	20.6
65～	33.4	31.9	34.9	34.9	32.7	37.1	31.7	31.2	32.3
合计	15.8	15.2	16.4	17.0	16.6	17.4	14.6	13.9	15.3

与 2013 年调查相比，15 岁及以上调查人口中，35 岁及以上年龄组的男性和女性高血压患病率均有所提高，其中 55 岁及以上年龄组的男性增幅最大（表 1－8－3）。

表 1－8－3　2018、2013 年四川调查地区 15 岁及以上居民性别、年龄高血压患病率（%）

年龄组（岁）	合计		男性		女性	
	2018 年	2013 年	2018 年	2013 年	2018 年	2013 年
15～	0.1	0.3	0.2	0.5	0.0	0.1
25～	0.5	0.6	0.6	0.7	0.5	0.4
35～	3.4	2.7	4.0	3.5	2.8	2.0
45～	9.8	9.0	9.0	8.6	10.6	9.4
55～	19.2	17.4	18.1	15.3	20.3	19.4
65～	33.4	30.6	31.9	28.9	34.9	32.2

二、高血压病防治情况

（一）服用降压药频率

67.4%的高血压病患者能按医嘱规律服用降压药物，城市地区（74.6%）高于农村地区（59.0%）（表 1－8－4）。

分性别来看，男性按医嘱规律服用降压药物的比例（65.7%）略低于女性（68.9%），城市地区男性和女性按医嘱规律服药的比例基本一致，农村地区女性按医嘱规律服用降压药物的比例（61.9%）高于男性（55.7%）（表 1－8－5）。

表 1－8－4　2018 年四川调查地区高血压病患者服用降血压药物的情况（%）

药物服用情况	合计	城市	农村
按医嘱规律服用	67.4	74.6	59.0
偶尔或必要时服用	19.9	16.6	23.7
间断服用（药量不足）	9.1	6.6	12.1
从不服用	3.6	2.2	5.2

表 1－8－5　2018 年四川调查地区高血压病患者分性别服用降血压药物的情况（%）

药物服用情况	合计		城市		农村	
	男性	女性	男性	女性	男性	女性
按医嘱规律服用	65.7	68.9	74.4	74.9	55.7	61.9
偶尔或必要时服用	20.2	19.6	16.2	16.9	24.9	22.7
间断服用（药量不足）	9.8	8.6	6.9	6.4	13.1	11.1
从不服用	4.3	2.9	2.6	1.8	6.3	4.3

（二）最近一次测血压时间

本次调查高血压患者最近一次测量血压时间在 1 周内的占 39.3%（城市 43.1%，农村 34.9%）（表 1－8－6）。分性别来看，本次调查男性高血压患者最近一次测量血压时间在 1 周内的占比（38.8%）高于女性（3.3%），城市地区男性比女性高 40.5 个百分点，农村地区男性比女性高 30.0 个百分点（表 1－8－7）。

表 1－8－6　2018 年四川调查地区高血压病患者最近一次测量血压的时间（%）

测量时间	合计	城市	农村
≤1 周	39.3	43.1	34.9
1 周～*	31.7	30.7	32.8
1 月～	12.7	11.3	14.3
3 月～	9.2	8.6	10.0
6 月～	4.4	4.1	4.8
12 月～	2.7	2.2	3.2

* 注：不包括 1 周。

表 1－8－7　2018 年四川调查地区高血压病患者分性别最近一次测量血压的时间（%）

测量时间	合计		城市		农村	
	男性	女性	男性	女性	男性	女性
≤1 周	38.8	3.3	44.0	3.5	32.9	2.9
1 周～*	32.2	30.7	30.5	32.6	34.2	27.3
1 月～	12.5	36.9	10.8	36.1	14.5	38.4
3 月～	9.0	14.6	8.3	13.7	9.9	16.3
6 月～	4.6	9.5	4.1	8.9	5.3	10.5
12 月～	2.8	4.9	2.3	5.1	3.3	4.7

* 注：不包括 1 周。

（三）高血压病有效控制情况

高血压病有效控制率指高血压病患者中目前血压正常的比例。2018 年四川调查地区的高血压病有效控制率为 53.6%，城市地区（61.1%）高于农村地区（44.9%）。与 2013 年相比，城市地区高血压病有效控制率保持不变，而农村地区提高了 4.8 个百分点（表 1－8－8）。与全国及西部地区相比，四川调查地区高血压病有效控制率较全国低 5.9 个百分点，与西部地区相差不大（表 1－8－9）。

表 1－8－8　2018 年四川与全国、西部调查地区高血压病有效控制率（%）

调查时间	合计	城市	农村
2018 年	53.6	61.1	44.9
2013 年	51.4	61.1	40.1

表 1－8－9　2018 年四川与全国、西部调查地区高血压病有效控制率（%）

调查地区	合计	城市	农村
四川	53.6	61.1	44.9
全国	59.5	65.6	51.5
西部	51.7	61.3	42.8

2018 年调查的 15 岁及以上居民中，男性高血压病有效控制率（54.5%）与女性（54.7%）差异不大；城市地区男性和女性高血压病有效控制率均高于农村地区。从年龄分布看，低年龄组由于高血压病人数较少，提供信息有限，不便分析，分析以 35 岁及以上为主。65 岁以及上年龄组的高血压病有效控制率（55.5%）较高，在 35 岁及以上年龄组，城市地区的高血压病有效控制率均高于农村地区（表 1－8－10）。

表 1－8－10　2018 年四川调查地区 15 岁及以上居民性别、年龄高血压病有效控制率（%）

年龄组（岁）	合计			城市			农村		
	小计	男性	女性	小计	男性	女性	小计	男性	女性
15～	100.0	100.0	—	—	—	—	100.0	100.0	—
25～	50.0	75.0	25.0	40.0	100.0	25.0	66.7	66.7	—
35～	55.1	51.2	60.0	62.5	58.3	68.8	47.4	42.1	52.6
45～	53.2	50.3	55.5	56.6	51.8	61.2	49.5	48.1	50.4
55～	53.1	52.2	53.8	57.3	54.5	59.9	49.1	50.0	48.2
65～	55.5	56.4	54.8	64.3	66.5	62.5	44.8	45.0	44.7
合计	54.6	54.5	54.7	61.5	61.4	61.7	46.8	46.7	46.8

（四）高血压病随访管理情况

1. 随访率及随访达标率

《国家基本公共卫生服务（第三版）》中要求对于原发性高血压患者，每年提供至少 4 次面对面随访。随访次数达标率即为调查对象中，确诊高血压的患者过去 1 年面对面随访次数达到 4 次及以上所占的比例。高血压患者随访率为 78.2%，农村地区（81.3%）高于城市地区（75.5%）；随访次数达标率为 58.8%，农村地区（62.2%）高于城市地区（55.8%）（表 1－8－11）。

表 1－8－11　2018 年四川调查地区高血压患者随访次数构成（%）

随访次数	合计	城市	农村
1 次	4.7	5.6	3.8
2 次	6.1	6.5	5.7
3 次	8.6	7.6	9.6
≥4 次	58.8	55.8	62.2
未随访	21.8	24.5	18.7

2. 随访形式

2018 年四川调查地区高血压患者最近一次随访形式主要是去医疗机构就医或随访（53.4%），其次是签约家庭医生入户（26.3%）。城市地区去医疗机构就医或随访的比例（61.0%）高于农村地区（45.2%），城市地区签约家庭医生入户的比例（17.5%）低于农村地区（35.7%）（表 1 - 8 - 12）。

表 1 - 8 - 12　2018 年四川调查地区最近一次高血压病随访形式构成（%）

随访形式	合计	城市	农村
签约家庭医生入户	26.3	17.5	35.7
其他医护人员入户	11.0	9.9	12.3
去医疗机构就医或随访	53.4	61.0	45.2
电话随访	6.1	8.3	3.8
网络随访	0.0	0.0	0.1
其他	3.2	3.4	2.9

3. 随访机构

2018 年四川调查地区高血压随访机构主要是村卫生室/社区卫生服务站/诊所（61.1%），其次是乡镇卫生院/社区卫生服务中心（27.8%）。城市地区高血压随访在村卫生室/社区卫生服务站/诊所的比例（49.8%）低于农村地区（73.3%）（表 1 - 8 - 13）。

表 1 - 8 - 13　2018 年四川调查地区高血压病随访机构构成（%）

随访机构	合计	城市	农村
村卫生室/社区卫生服务站/诊所	61.1	49.8	73.3
乡镇卫生院/社区卫生服务中心	27.8	34.4	20.6
县及以上医疗卫生机构	6.6	10.3	2.6
健康管理机构	0.2	0.2	0.3
其他	4.3	5.3	3.2

4. 随访内容

2018 年四川调查地区高血压患者最近一次高血压病随访中，94.2%的患者进行了血压测量，生活方式指导、询问疾病情况和了解用药情况的比例也都在 85%以上。城市地区最近一次高血压病随访内容完成率普遍低于农村（表 1 - 8 - 14）。

表 1 - 8 - 14　2018 年四川调查地区最近一次高血压病随访内容（%）

随访机构	合计	城市	农村
血压测量	94.2	91.0	97.8
生活方式指导	87.1	84.2	90.3
询问疾病情况	87.4	86.2	88.7
了解用药情况	89.8	87.7	92.1

第二节 糖尿病

一、糖尿病病患病率

定义：15岁及以上调查人口中询问的经医生诊断的糖尿病患者的比例。

（一）患病率的变化

2018年调查中，15岁及以上居民中糖尿病患病率为4.9%，城市地区为6.6%，农村地区为3.2%。与2013年相比，15岁及以上居民糖尿病患病率增加了2.4个百分点，城市地区增加了3.0个百分点，农村地区增加了1.8个百分点（表1-8-15）。

表1-8-15 2018、2013年四川调查地区15岁及以上居民糖尿病病患病率（%）

指标	合计			城市			农村		
	四川	全国	西部	四川	全国	西部	四川	全国	西部
2018年									
调查人口数（人）	17 563	212 318	70 940	8637	113 519	34 179	1302	98 799	36 743
患病人数（人）	853	11 280	2949	566	7442	1927	287	3838	1022
患病率（%）	4.9	5.3	4.2	6.6	6.6	5.6	3.2	3.9	2.8
2013年									
患病率（%）	2.5	3.5	2.5	3.6	4.9	3.9	1.4	2.1	1.2

（二）性别、年龄别比较

2018年四川调查的15岁及以上居民中，男性糖尿病患病率（4.3%）低于女性（5.4%）；城市地区男性和女性糖尿病患病率均高于农村地区。从年龄分布看，65岁以及上年龄组的糖尿病患病率（9.3%）最高，15～24年龄组的患病率（0.1%）最低（表1-8-16）。

表1-8-16 2018年四川调查地区15岁及以上居民性别、年龄别糖尿病患病率（%）

年龄组（岁）	合计			城市			农村		
	小计	男性	女性	小计	男性	女性	小计	男性	女性
15～	0.1	0.0	0.2	0.0	0.0	0.0	0.1	0.0	0.3
25～	0.5	0.4	0.5	0.8	0.8	0.7	0.1	0.0	0.3
35～	1.3	1.8	0.9	1.7	2.3	1.2	0.9	1.3	0.6
45～	2.8	2.9	2.7	3.4	3.5	3.3	2.2	2.2	2.2
55～	7.3	5.5	9.1	9.7	8.2	11.1	5.1	3.3	7.1
65～	9.3	8.2	10.4	12.4	11.3	13.5	5.9	4.8	7.0
合计	4.9	4.3	5.4	6.6	6.1	6.9	3.2	2.6	3.8

与2013年调查相比，15岁及以上调查人口中，35岁及以上年龄组的男性和女性糖尿病患病率均有所升高，其中55岁及以上年龄组的男性增幅最大（表1-8-17）。

表 1-8-17　2018、2013 年四川调查地区 15 岁及以上居民性别、年龄糖尿病患病率（%）

年龄组（岁）	合计		男性		女性	
	2018 年	2013 年	2018 年	2013 年	2018 年	2013 年
15～	0.1	0.1	0.0	0.1	0.1	0.0
25～	0.5	0.1	0.8	0.2	0.1	0.0
35～	1.3	0.4	1.7	0.5	0.9	0.3
45～	2.8	2.1	3.4	2.8	2.2	1.4
55～	7.3	3.6	9.7	4.9	5.1	2.4
65～	9.3	6.1	12.4	8.6	5.9	3.1

二、糖尿病病防治情况

（一）服用降糖药频率

82.8%的糖尿病患者能按医嘱规律服用降糖药物，城市地区（85.5%）高于农村地区（77.2%）（表 1-8-18）。

表 1-8-18　2018 年四川调查地区糖尿病患者服用降血糖药物的情况（%）

药物服用情况	合计	城市	农村
按医嘱规律服用	82.8	85.5	77.2
偶尔或必要时服用	8.4	8.5	8.2
间断服用（药量不足）	6.1	4.4	9.7
从不服用	2.7	1.6	4.9

糖尿病患者在服药依从性（包括“按医嘱规律服用”和“偶尔或必要时服用”）上的性别差异不明显。分城乡来看，城市地区男性按医嘱规律服用的比例（87.2%）高于女性（84.1%），农村地区男性和女性按医嘱规律服用的比例相差不大（表 1-8-19）。

表 1-8-19　2018 年四川调查地区糖尿病患者分性别服用降血糖药物情况（%）

药物服用情况	合计		城市		农村	
	男性	女性	男性	女性	男性	女性
按医嘱规律服用	83.8	82.1	87.2	84.1	76.1	78.0
偶尔或必要时服用	8.8	8.1	7.9	9.1	11.0	6.3
间断服用（药量不足）	4.8	7.1	3.7	4.9	7.3	11.3
从不服用	2.6	2.8	1.2	1.9	5.5	4.4

（二）最近一次测血糖时间

本次调查糖尿病患者最近一次测量血糖时间在 1 周内的占 35.1%（城市 37.5%，农村 30.3%）（表 1-8-20）。分性别来看，本次调查男性糖尿病患者最近一次测量血糖时间在 1 周内的占比（40.8%）高于女性（30.7%），城市地区男性比女性高 10.9 个百分点，农村地区男性比女性高 7.5 个百分点（表 1-8-21）。

表 1-8-20 2018 年四川调查地区糖尿病病患者最近一次测量血糖的时间（%）

测量时间	合计	城市	农村
≤1 周	35.1	37.5	30.3
1 周～*	35.4	34.3	37.6
1 月～	12.8	11.8	14.6
3 月～	8.3	8.0	9.1
6 月～	5.3	5.1	5.6
12 月～	3.2	3.4	2.8

* 注：不包括 1 周。

表 1-8-21 2018 年四川调查地区糖尿病患者分性别最近一次测量血糖的时间（%）

测量时间	合计		城市		农村	
	男性	女性	男性	女性	男性	女性
≤1 周	40.8	30.7	43.5	32.6	34.8	27.3
1 周～*	33.4	36.9	32.0	36.1	36.5	38.4
1 月～	10.3	14.6	9.5	13.7	12.2	16.3
3 月～	6.8	9.5	6.7	8.9	7.0	10.5
6 月～	5.7	4.9	5.1	5.1	7.0	4.7
12 月～	3.0	3.3	3.2	3.5	2.6	2.9

* 注：不包括 1 周。

（三）糖尿病有效控制情况

糖尿病有效控制率指糖尿病患者中目前血糖正常的比例。2018 年四川调查地区的糖尿病有效控制率为 38.2%，城市地区（41.7%）高于农村地区（31.0%）。与 2013 年相比，城市地区糖尿病有效控制率下降了 7.9 个百分点，农村地区相差不大（表 1-8-22）。与全国和西部地区相比，四川调查地区糖尿病有效控制率与全国及西部地区相差不大（表 1-8-23）。

表 1-8-22 2018、2013 年四川调查地区糖尿病有效控制率（%）

调查时间	合计	城市	农村
2018 年	38.2	41.7	31.0
2013 年	44.7	49.6	32.6

表 1-8-23 2018 年四川与全国、西部调查地区糖尿病有效控制率（%）

调查地区	合计	城市	农村
四川	38.2	41.7	31.0
全国	39.4	41.5	35.4
西部	39.8	43.5	33.0

2018 年调查的 15 岁及以上居民中，男性糖尿病有效控制率（42.4%）高于女性（36.5%）；城市地区男性和女性糖尿病有效控制率均高于农村地区。从年龄分布看，低年龄组由于糖尿病患者数较少，提供信息有限，不便分析，分析以 35 岁及以上为主。35～44 岁年龄组的糖尿病有效控制率（46.7%）

最高，45～54 岁年龄组（26.8%）最低。城市地区的糖尿病有效控制率在 35 岁及以上各年龄组均高于农村地区（表 1-8-24）。

表 1-8-24　2018 年四川调查地区 15 岁及以上居民性别、年龄糖尿病有效控制率（%）

年龄组（岁）	合计			城市			农村		
	小计	男性	女性	小计	男性	女性	小计	男性	女性
15～	—	—	—	—	—	—	—	—	—
25～	28.6	33.3	25.0	33.3	33.3	33.3	0.0	—	0.0
35～	46.7	42.1	54.5	47.4	50.0	42.9	45.5	28.6	75.0
45～	26.8	28.3	25.4	27.4	30.6	24.3	26.0	25.0	26.9
55～	38.1	37.8	38.4	41.2	44.3	39.1	33.0	24.1	37.3
65～	42.3	49.0	37.3	45.6	48.9	43.0	34.6	49.1	24.7
合计	39.0	42.4	36.5	42.0	45.1	39.6	33.1	36.5	30.8

（四）糖尿病随访管理情况

1. 随访率及随访达标率

《国家基本公共卫生服务（第三版）》中要求对确诊的 2 型糖尿病患者，每年提供 4 次免费空腹血糖检测，至少进行 4 次面对面随访。调查并未区分 1 型、2 型糖尿病，因此随访次数达标率即为调查对象中，确诊糖尿病的患者过去 1 年面对面随访次数达到 4 次及以上所占的比例。2018 年四川调查地区糖尿病随访率为 72.2%，农村（75.6%）高于城市（70.5%）；而随访达标率为 53.6%，农村（58.9%）高于城市（50.9%）（表 1-8-25）。

表 1-8-25　2018 年四川调查地区糖尿病患者随访次数构成（%）

随访次数	合计	城市	农村
1 次	6.1	7.1	4.2
2 次	5.0	4.9	5.2
3 次	7.5	7.6	7.3
≥4 次	53.6	50.9	58.9
未随访	27.8	29.5	24.4

2. 随访形式

2018 年四川调查地区最近一次糖尿病随访形式以去医疗机构就医或随访为主（60.2%），其次为签约家庭医生入户（21.3%），与高血压随访形式情况相似。城市地区去医疗机构就医或随访的比例（66.0%）高于农村地区（49.3%）；而农村地区签约家庭医生入户的比例（35.3%）高于城市（14.0%）（表 1-8-26）。

表 1-8-26　2018 年四川调查地区最近一次糖尿病随访形式占比（%）

随访形式	合计	城市	农村
签约家庭医生入户	21.3	14.0	35.3
其他医护人员入户	6.8	5.8	8.7
去医疗机构就医或随访	60.2	66.0	49.3
电话随访	7.8	9.9	3.9
网络随访	3.8	4.3	2.9
其他	21.3	14.0	35.3

3. 随访机构

2018年四川调查地区糖尿病随访的机构主要是村卫生室/社区卫生服务站/诊所（48.8%），其次为乡镇卫生院/社区卫生服务中心（32.4%）。城市地区在村卫生室/社区卫生服务站/诊所（37.6%）和乡镇卫生院/社区卫生服务中心（38.1%）进行随访的比例相近；农村地区主要在村卫生室/社区卫生服务站/诊所（70.0%）进行随访（表1-8-27）。

表1-8-27 2018年四川调查地区糖尿病随访机构占比（%）

随访机构	合计	城市	农村
村卫生室/社区卫生服务站/诊所	48.8	37.6	70.0
乡镇卫生院/社区卫生服务中心	32.4	38.1	21.7
县及以上医疗卫生机构	13.6	17.5	6.3
健康管理机构	0.3	0.5	0.0
其他	4.8	6.3	1.9

4. 随访内容

2018年四川调查地区最近一次糖尿病随访的内容中，了解用药情况比例最高（92.2%），空腹血糖测量比例与询问疾病情况比例分别为87.4%、87.5%。农村地区进行各项糖尿病随访内容的比例均高于城市地区（表1-8-28）。

表1-8-28 2018年四川调查地区最近一次糖尿病随访内容（%）

随访机构	合计	城市	农村
空腹血糖测量	87.4	83.8	94.2
生活方式指导	91.3	88.1	97.6
询问疾病情况	87.5	84.0	94.2
了解用药情况	92.2	90.4	95.7

本章小结

（1）城乡居民高血压病、糖尿病患病率有所增加。本次调查中，15岁及以上居民中高血压病和糖尿病患病率分别为15.8%和4.9%，均比2013年有明显提高。高血压和糖尿病患病率均是城市高于农村，且随着年龄的增加而增加，65岁及以上年龄组高血压患病率城市地区比农村地区高3.2个百分点，糖尿病患病率城市地区比农村地区高6.5个百分点。

（2）患者服药依从性有待提高且地区差异明显。能按医嘱规律服用药物的高血压病和糖尿病患者比例分别为67.4%和82.8%，无论是高血压病还是糖尿病，城市地区的服药依从性均高于农村地区。

（3）高血压病和糖尿病病情监测有待加强，尤其女性患者。39.3%的高血压病患者在调查前一周内测量过血压，其中男性高血压患者最近一次测量血压时间在1周内的占比（38.8%）高于女性（3.3%）。35.1%的糖尿病患者在调查前一周内测量过血糖，其中男性高血压患者最近一次测量血压时间在1周内的占比（40.8%）高于女性（30.7%）。

（4）高血压病和糖尿病控制效果仍需改善。2018年调查的高血压病有效控制率为53.6%，糖尿病有效控制率为38.2%。

（5）高血压病和糖尿病的随访管理有待加强。过去一年随访次数达标率，高血压和糖尿病分别为58.8%、53.6%。主要承担随访任务的机构为县级以下的基层医疗机构，但其主动随访不足，体现在主要的随访形式为患者去医疗机构就医或随访。

第九章　妇女卫生保健

本章关注调查地区妇女卫生保健情况。妇女卫生保健情况通过15～64岁妇女健康检查、孕产期保健、分娩地点、分娩方式及费用等指标来反映。

2018年四川调查地区共调查15～64岁妇女6370人，城市3083人，农村3287人。其中20～64岁妇女6059人，城市2963人，农村3096人。

第一节　20～64岁妇女健康检查

2018年四川调查地区共调查20～64岁妇女6059人，其中城市2963人，农村3096人。20～64岁妇女中，近12个月内做过妇科检查的占37.2%，城市地区的妇科检查率（36.8%）和农村地区（37.6%）相差不大。做过宫颈涂片检查的占21.1%，城市地区的宫颈涂片检查率（23.3%）高于农村地区（19.1%）。做过乳腺检查的占19.7%，城市地区的乳腺检查率（23.3%）高于农村地区（16.2%）。与2013年相比，2018年四川调查地区20～64岁妇女妇科检查率、宫颈涂片检查率和乳腺检查率均基本持平（表1－9－1）。

表1－9－1　2018、2013年四川调查地区20～64岁妇女常见疾病筛查情况（%）

检查项目	合计		城市		农村	
	2018年	2013年	2018年	2013年	2018年	2013年
妇科检查	37.2	37.7	36.8	37.4	37.6	38.0
宫颈涂片检查（TCT）	21.1	19.2	23.3	21.7	19.1	16.7
乳腺检查	19.7	21.8	23.3	23.3	16.2	20.2

第二节　生育情况

2018年四川调查地区共调查15～49岁已婚育龄妇女3021人，其中城市1441人，农村1580人。15～49岁已婚育龄妇女中，怀过两次孕的妇女最多（35.2%），其次是怀过三次孕（23.2%）。平均怀孕次数为2.5次，农村（2.6次）高于城市（2.4次）。与2013年相比，平均怀孕次数增加（表1－9－2）。

2018年四川调查地区15～49岁已婚育龄妇女中，生过一个孩子的妇女较多（44.8%），其次是生过两个孩子（42.7%）。在城市地区，生过1个孩子的妇女最多（61.9%）；在农村地区，生过两个孩子的妇女最多（52.8%）。平均每名已婚育龄妇女生育1.6个孩子，其中城市地区平均为1.4个，农村地区平均为1.9个，农村高于城市。与2013年相比，平均产次增加（表1－9－2）。

表 1-9-2　2018、2013 年四川调查地区 15～49 岁已婚育龄妇女生育情况

生育情况	合计		城市		农村	
	2018 年	2013 年	2018 年	2013 年	2018 年	2013 年
孕次						
0 次（%）	2.7	3.7	3.9	4.5	1.6	2.8
1 次（%）	20.8	26.7	25.5	31.2	16.5	21.4
2 次（%）	35.2	31.8	31.2	29.9	38.7	34.0
3 次（%）	23.2	22.1	21.0	19.8	25.2	24.9
≥4 次（%）	18.1	15.7	18.4	14.6	18.0	16.9
平均怀孕次数（次）	2.5	2.3	2.4	2.2	2.6	2.4
产次						
0 次（%）	1.7	2.0	2.3	2.6	1.2	1.3
1 次（%）	44.8	55.2	61.9	70.3	29.6	37.5
2 次（%）	42.7	33.6	31.3	23.8	52.8	45.1
3 次（%）	9.7	8.3	4.2	3.0	14.6	14.5
≥4 次（%）	1.1	0.9	0.3	0.3	1.8	1.6
平均产次（次）	1.6	1.5	1.4	1.3	1.9	1.8

第三节　孕产期保健

本次调查共对 639 名过去 5 年有过分娩的妇女进行调查（城市 311 人，农村 328 人），了解其产前检查、产后访视、分娩及医疗费用等情况。

一、产前检查

（一）产前检查次数及检查率

产前检查率指怀孕期间接受过一次及以上产前检查的产妇人数占产妇总人数的比例。

2018 年四川调查地区孕产妇产前检查率为 96.2%，城市地区（99.0%）高于农村地区（93.6%）。与 2013 年相比，孕产妇产前检查率明显增加，其中农村地区上升了 21.2 个百分点，城市地区变化不大（表 1-9-3）。

按照我国孕产妇系统保健管理的要求，孕产妇至少要接受 5 次产前检查。本次调查中，5 次及以上的产前检查率为 81.0%，城市地区（93.2%）高于农村地区（69.5%）。与 2013 年相比，5 次及以上的产前检查率明显升高，其中城市地区升高了 15.2 个百分点，农村地区升高了 33.0 个百分点（表 1-9-3）。

本次调查结果显示，孕产妇产前检查平均次数为 8 次，城市地区（10 次）多于农村地区（6 次）。与 2013 年相比，孕产妇产前检查平均次数明显增加，城市和农村地区均增加了 3 次（表 1-9-3）。

与全国相比，2018 年四川调查地区孕产妇 5 次及以上产前检查率比全国低 7.2 个百分点，尤以农村地区差距大（表 1-9-4）。

表 1-9-3　2018、2013 年四川调查地区孕产妇产前检查次数及检查率

产前检查	合计		城市		农村	
	2018 年	2013 年	2018 年	2013 年	2018 年	2013 年
平均次数（中位数）	8	5	10	7	6	3
产前检查≥1 次（%）	96.2	83.5	99.0	99.4	93.6	72.4
产前检查≥5 次（%）	81.0	53.6	93.2	78.0	69.5	36.5

表 1-9-4　2018 年四川与全国、西部调查地区孕产妇 5 次及以上产前检查率（%）

调查地区	合计	城市	农村
四川	81.0	93.2	69.5
全国	88.2	93.4	81.6
西部	—	94.0	74.7

（二）产前检查总费用

由于产前检查总费用呈明显偏态分布，因此采用中位数描述产前检查总费用。2018 年四川调查地区孕产妇产前检查总费用为 3000 元，城市地区（5000 元）高于农村地区（2000 元）（表 1-9-5）。

表 1-9-5　2018 年四川调查地区孕产妇产前检查总费用（元）

指标	合计	城市	农村
均数	4568	5872	3263
中位数	3000	5000	2000

（三）产前筛查、产前诊断

产前血清学筛查、B 超筛查、羊水穿刺或“无创产前基因检测（NIPT）”，可以很大程度上排除胎儿畸形和出生缺陷。在调查的孕产妇中，有 81.1%做过产前筛查或产前诊断，城市（89.0%）高于农村（73.3%）（表 1-9-6）。

表 1-9-6　2018 年四川调查地区孕产妇产前筛查或产前诊断情况（%）

产前筛查或产前诊断	合计	城市	农村
做过	81.1	89.0	73.3
没做过	15.0	8.4	21.5
不清楚	3.9	2.6	5.2

二、产后访视

（一）产后访视率

定义：产后访视率是指接受 1 次及以上产后访视的产妇人数占产妇总人数的比例。2018 年四川调查地区产后访视率为 64.2%，城市地区（78.8%）高于农村地区（50.3%）。与 2013 年相比，城市地区产后访视率升高了 12.4 个百分点，农村地区变化不大（表 1-9-7）。

与全国和西部地区相比，2018 年四川调查地区产后访视率分别比全国和西部低 10.4 和 8.5 个百分点。分城乡来看，四川城市地区产后访视率与全国水平基本一致，高于西部城市地区；而四川农村地区产后访视率远远低于全国和西部农村地区（表 1-9-8）。

表 1－9－7　2018、2013 年四川调查地区孕产妇产后访视率（%）

调查时间	合计	城市	农村
2018 年	64.2	78.8	50.3
2013 年	58.0	66.4	52.1

表 1－9－8　2018 年四川与全国、西部调查地区孕产妇产后访视率（%）

调查地区	合计	城市	农村
四川	64.2	78.8	50.3
全国	74.6	77.0	71.4
西部	72.7	75.6	69.8

（二）产后访视形式构成

2018 年四川调查地区产后访视形式构成中，占比较高的为家访（39.8%）和电话访（37.1%）。在城市地区最主要的访视形式为家访（42.0%）；在农村地区最主要的访视形式为电话访（46.7%）（表 1－9－9）。

表 1－9－9　2018 年四川调查地区孕产妇产后访视形式构成（%）

访视形式	合计	城市	农村
家访	39.8	42.0	36.4
电话访	37.1	30.6	46.7
家访及电话访	19.8	26.1	10.3
其他	3.3	1.3	6.6

三、分娩情况

（一）分娩地点

2018 年四川调查地区的住院分娩率为 94.7%，城市（98.4%）高于农村（91.2%）。与 2013 年相比，住院分娩率明显上升，其中农村地区上升了 40.1 个百分点，城市地区变化不大。

2018 年四川调查地区 59.2%的产妇在县及以上医院分娩，26.9%的产妇在妇幼保健机构分娩，4.9%的产妇在乡镇街道卫生院分娩，3.4%的产妇在民营医院分娩。城市和农村的分娩地点构成有所不同，城市地区在妇幼保健机构分娩的比例（42.1%）高于农村（12.5%），农村地区在县及以上医院分娩的比例（71.3%）高于城市（46.3%）（表 1－9－10）。

与 2013 年相比，城市地区在县及以上医院分娩的比例变化不大；农村地区在县及以上医院分娩的比例上升了 41.6 个百分点。

表 1－9－10　2018、2013 年四川调查地区产妇分娩地点构成（%）

分娩地点	合计		城市		农村	
	2018 年	2013 年	2018 年	2013 年	2018 年	2013 年
住院分娩率	94.7	69.7	98.4	96.3	91.2	51.1
县及以上医院	59.2	36.2	46.3	45.6	71.3	29.7
妇幼保健机构	26.9	22.6	42.1	38.2	12.5	11.8
乡镇街道卫生院	4.9	9.1	6.1	9.8	3.7	8.5
社区卫生服务中心	0.3	1.8	0.0	2.8	0.6	1.1
民营医院	3.4	—	3.9	—	3.0	—
其他（包括家中）	5.3	30.3	1.6	3.6	8.9	48.9

（二）分娩方式

1. 分娩方式构成

2018 年四川调查地区产妇阴道分娩的比例为 48.2%，剖宫产为 51.8%。城市地区分娩方式主要是剖宫产（55.6%），农村地区主要是阴道分娩（51.8%）。与 2013 年相比，剖宫产率上升了 12.8 个百分点，其中城市地区下降了 3.4 个百分点；农村地区上升了 23.2 个百分点（表 1－9－11）。

与全国相比，2018 年四川调查地区剖宫产率显著高于全国水平 6.9 个百分点（表 1－9－12）。

表 1－9－11　2018、2013 年四川调查地区产妇分娩方式构成（%）

分娩方式	合计		城市		农村	
	2018 年	2013 年	2018 年	2013 年	2018 年	2013 年
阴道分娩	48.2	61.0	44.4	41.0	51.8	75.0
剖宫产	51.8	39.0	55.6	59.0	48.2	25.0

表 1－9－12　2018 年四川与全国调查地区孕产妇剖宫产率（%）

调查地区	合计	城市	农村
四川	51.8	55.6	48.2
全国	44.9	47.9	41.1

2. 剖宫产提议者构成

2018 年四川调查地区剖宫产的产妇共 331 人，其中城市地区 173 人，农村地区 158 人。产妇由医生建议剖宫产的比例最高（62.8%），其次是自己要求剖宫产（34.7%）。城市地区（61.3%）和农村地区（64.6%）均主要由医生建议剖宫产（表 1－9－13）。

表 1－9－13　2018 年四川调查地区产妇剖宫产提议者构成（%）

提议人员	合计	城市	农村
自己要求	34.7	35.8	33.5
医生建议	62.8	61.3	64.6
其他人建议	2.5	2.9	1.9

（三）出生体重

2018 年四川调查地区产妇分娩的活产儿平均出生体重为 3385 克。低出生体重率（出生体重小于 2500 克）为 4.2%，城市地区（4.5%）和农村地区（4.0%）相差不大。巨大儿发生率（出生体重大于或等于 4000 克）为 12.4%，城市地区（10.3%）低于农村地区（14.3%）。与 2013 年相比，活产儿平均出生体重增加；低出生体重率有所增加；巨大儿发生率增加明显（表 1－9－14）。

表 1－9－14　2018、2013 年四川调查地区新生儿出生体重及低出生体重率、巨大儿发生率

出生体重指标	合计		城市		农村	
	2018 年	2013 年	2018 年	2013 年	2018 年	2013 年
平均出生体重（g）	3385	3172	3361	3290	3407	3089
低出生体重率（%）	4.2	2.6	4.5	2.8	4.0	2.6
巨大儿发生率（%）	12.4	6.4	10.3	7.6	14.3	5.6

（四）分娩费用

1. 不同分娩方式的费用

由于分娩费用呈明显偏态分布，因此采用中位数描述分娩费用。2018 年四川调查地区产妇阴道分娩平均费用为 4000 元，剖宫产为 6500 元。无论是阴道分娩还是剖宫产，城市地区产妇分娩费用均高于农村地区（表 1－9－15）。

自付费用不包括报销及个人医疗账户中支出部分。2018 年四川调查地区阴道分娩和剖宫产的平均自付费用分别为 2500 元和 4000 元。阴道分娩的自付费用城市（3000 元）高于农村（1730 元），剖宫产的自付费用城市（5000 元）高于农村（3200 元）（表 1－9－16）。

表 1－9－15　2018 年四川调查地区产妇不同分娩方式的分娩费用（元）

费用种类	合计	城市	农村
阴道分娩费用均数	5058	6550	3848
阴道分娩费用中位数	4000	5000	3000
剖宫产费用均数	7907	8551	7202
剖宫产费用中位数	6500	7000	6000

表 1－9－16　2018 年四川调查地区产妇不同分娩方式的平均自付费用（元）

分娩方式		合计	城市	农村
阴道分娩	中位数	2500	3000	1730
	均数	3094	3713	2591
剖宫产	中位数	4000	5000	3200
	均数	5217	5993	4372

2. 不同分娩地点的费用

不同分娩地点的分娩费用不同，民营医院分娩费用最高（8000 元），其次是妇幼保健机构分娩（5500 元）和县及以上医院（5100 元），乡镇卫生院/社区卫生服务中心最低（3000 元）。除乡镇卫生院/社区卫生服务中心分娩费用是城市与农村相差不大外，其余机构均为城市高于农村（表 1－9－17）。

表 1－9－17　2018 年四川调查地区产妇不同分娩地点的平均分娩费用（元）

分娩地点	合计		城市		农村	
	中位数	均数	中位数	均数	中位数	均数
县及以上医院	5100	6802	7000	8311	4700	5873
妇幼保健机构	5500	6655	6000	7052	5000	5384
卫生院/社区卫生服务中心	3000	3562	3000	3532	3200	3584
民营医院	8000	8177	9900	9750	4750	6290
其他	250	5588	7000	19 500	0	3190

在城市地区，民营医院的自付分娩费用最高（7250 元），其次是县级及以上医院（4500 元）、妇幼保健机构（3900 元）和卫生院/社区卫生服务中心（2000 元）。在农村地区，县级及以上医院（3000 元）、妇幼保健机构（3000 元）和民营医院（2900 元）的自付分娩费用差别不大，卫生院/社区卫生服务中心最低（1900 元）（表 1－9－18）。

表 1-9-18　2018 年四川调查地区产妇不同分娩地点的平均自付费用（元）

分娩地点	合计		城市		农村	
	中位数	均数	中位数	均数	中位数	均数
县及以上医院	3000	4314	4500	5418	3000	3639
妇幼保健机构	3590	4047	3900	4208	3000	3532
卫生院/社区卫生服务中心	2000	2100	2000	2147	1900	2036
民营医院	5300	5618	7250	7158	2900	3770
其他	0	4679	6000	18 100	0	2366

本章小结

（1）孕产期健康管理在过去五年有较大程度提高，城乡差异逐步缩小。2018 年四川调查地区孕产妇接受过 1 次及以上产前检查的比例为 96.2%，比 2013 年升高 12.7 个百分点；接受过 5 次及以上产前检查的比例为 81.0%，比 2013 年升高 27.4 个百分点。孕产妇接受过 1 次及以上产前检查的比例和接受过 5 次及以上产前检查的比例均是农村地区上升幅度更大，城乡差异不断缩小。

（2）住院分娩率处于较高水平，农村地区大幅上升。2018 年四川调查地区产妇住院分娩率为 94.7%，显著高于 2013 年的 69.7%，其中农村地区大幅上升，上升了 40.1 个百分点。

（3）剖宫产率不断升高，尤其农村地区剖宫产率增加十分明显，城市地区上升趋势得到一定程度的控制。2018 年四川调查地区剖宫产率为 51.8%，明显高于 2013 年的 39.0%，其中农村地区升高了 23.2 个百分点，城市地区降低了 3.4 个百分点。

第十章 儿童青少年健康

第一节 儿童青少年健康（0～18岁）

儿童青少年是指0—18岁的人群。儿童期包含了从出生婴儿到青春期发育前的整个阶段，该时期的身体发育、心理发展等各方面都发生了巨大改变。在本次调查中，这一阶段主要通过喂养情况、健康行为、健康问题、预防接种情况和两周患病等指标来反映。青少年是指年龄处于10—18岁的人群，正处于青春期发育的关键时期，其健康水平与成年期健康水平和疾病风险密切相关，是人在整个生命历程中尤为重要的发展阶段。这一阶段，本次调查主要通过健康行为、健康问题和两周患病情况等指标来反映。

一、基本情况

本次共调查18岁及以下儿童青少年4106人，其中城市地区1759人，农村地区2347人。男性2103人，占51.2%；女性2003人，占48.8%。城市和农村地区的年龄构成基本一致；男性和女性的年龄构成也相差不大（表1-10-1，表1-10-2）。

表1-10-1 2018年四川调查地区0—18岁儿童青少年基本情况

指标	合计	城市	农村
样本人口数（人）	4106	1759	2347
性别构成（%）			
男	51.2	50.6	51.7
女	48.8	49.4	48.3
年龄构成（%）			
0～2岁	13.0	13.4	12.6
3～6岁	21.6	21.6	21.6
79～岁	19.1	18.6	19.5
10～11岁	19.6	20.1	19.2
13～15岁	16.0	16.4	15.8
16～18岁	10.7	9.9	11.3

表 1－10－2　2018 年四川调查地区 0～18 岁儿童青少年调查人口的性别年龄构成（%）

指标	合计		城市		农村	
	男性	女性	男性	女性	男性	女性
样本人口数（人）	2103	2003	890	869	1213	1134
年龄构成（%）						
0～2 岁	13.4	12.5	13.9	12.9	12.9	12.3
3～6 岁	20.9	22.4	20.8	22.4	20.9	22.3
7～9 岁	19.1	19.1	18.7	18.5	19.5	19.6
10～12 岁	19.6	19.5	20.6	19.6	19.0	19.4
13～15 岁	15.2	16.9	14.8	18.1	15.5	16.0
16～18 岁	11.8	9.6	11.2	8.5	12.2	10.4

二、喂养情况

（一）母乳喂养及辅食添加

世界卫生组织建议：母亲在分娩后的头 1 个小时内启动母乳喂养，早接触、早吸吮、早开奶，按需哺乳；婴儿在生命前 6 个月应得到纯母乳喂养，之后，在继续母乳喂养的同时添加辅食。本次调查中，5 岁以下儿童早开奶率（出生后 1 小时内开奶）为 38.5%，城市（36.1%）低于农村（40.4%）。母乳喂养率为 91.8%，城市和农村分别为 91.3%和 92.1%。6 个月以内儿童纯母乳喂养率为 67.2%，城市（63.9%）低于农村（71.4%）（表 1－10－3）。

6～8 月儿童需要在母乳喂养的同时添加辅食。本次调查 5 岁以下儿童中，有 51.6%的儿童在 6～8 月龄适时添加了辅食，城市（59.1%）高于农村（45.9%）（表 1－10－3）。

表 1－10－3　2018 年四川调查地区 5 岁以下儿童母乳喂养及辅食添加情况（%）

指标	合计	城市	农村
早开奶率（%）	38.5	36.1	40.4
母乳喂养率	91.8	91.3	92.1
6 个月内纯母乳喂养率	67.2	63.9	71.4
6～8 月龄辅食添加率	51.6	59.1	45.9

（二）断奶时间

本次调查 5 岁以下母乳喂养儿中，51.9%的儿童在 6～11 个月断奶，26.4%的儿童在 12～17 个月断奶，母乳喂养到两岁及以上的比例为 1.8%（表 1－10－4）。

表 1－10－4　2018 年四川调查地区 5 岁以下儿童断奶时间构成（%）

断奶时间（月）	合计	城市	农村
0～	16.3	17.1	15.8
6～	51.9	54.1	50.2
12～	26.4	23.1	28.8
18～	3.6	4.2	3.2
≥24	1.8	1.5	2.0

三、预防接种情况

根据家长的回答，2018 年四川调查地区 98.8%的 5 岁以下儿童有计划免疫接种证/卡，城市和农村分别为 98.4%和 99.1%；与 2013 年相比，农村升高了 7.2 个百分点（表 1－10－5）。

表 1－10－5　2018、2013 年四川调查地区 5 岁以下儿童计划免疫建卡率（%）

调查时间	合计	城市	农村
2018 年	98.8	98.4	99.1
2013 年	94.8	98.8	91.9

四、健康检查

（一）体检率

2018 年四川调查地区 0～18 岁儿童青少年过去一年内的健康体检率为 44.2%，城市（54.8%）高于农村（36.3%）。健康体检率随着年龄增加呈现先大幅降低后略微上升的趋势，其中 0～2 岁年龄组的健康体检率最高（68.8%），10～12 岁年龄组的健康体检率最低（33.4%）。7～9 岁和 13～15 岁年龄组男性的健康体检率均低于女性，其余年龄组男性和女性相差不大（表 1－10－6）。

表 1－10－6　2018 年四川调查地区 0～18 岁儿童青少年健康体检率（%）

年龄组（岁）	合计			城市			农村		
	小计	男性	女性	小计	男性	女性	小计	男性	女性
0～	68.8	68.7	68.9	83.5	82.3	84.8	57.1	58.0	56.1
3～	55.8	55.8	55.8	73.2	74.6	71.8	42.8	42.1	43.5
7～	34.5	32.6	36.6	42.8	39.2	46.6	28.6	28.0	29.3
10～	33.4	34.9	31.8	44.2	43.2	45.3	24.9	28.3	21.4
13～	37.1	32.2	41.7	44.4	39.4	48.7	31.4	27.1	35.7
16～18	38.6	38.7	38.5	36.8	39.0	33.8	39.8	38.5	41.5
合计	44.2	43.4	45.1	54.8	53.4	56.2	36.3	36.0	36.5

（二）体检内容

本次调查询问了 0～5 岁儿童健康检查时是否检查过牙齿、视力和血红蛋白。调查发现，做过牙齿、视力和血红蛋白三项检查的比例为 45.0%，其中城市（49.1%）高于农村地区（40.1%）。三项检查中，血红蛋白检查的比例最高（78.3%），其次为牙齿检查（73.9%），视力检查的比例较低（62.4%）（表 1－10－7）。

表 1－10－7　2018 年四川调查地区 0～5 岁儿童体检内容（%）

体检内容	合计	城市	农村
牙齿	73.9	76.3	70.9
视力	62.4	67.9	55.8
血红蛋白	78.3	80.7	75.4
牙齿＋视力＋血红蛋白	45.0	49.1	40.1

五、健康行为

（一）刷牙

2018年四川调查地区0～18岁儿童青少年的每天刷牙率（平均每天刷牙1次及以上）为79.2%。每天刷牙率随着年龄增加而升高。各年龄组男性的每天刷牙率均低于女性。0～9岁年龄组城市地区的每天刷牙率高于农村（表1-10-8）。

表1-10-8　2018年四川调查地区0～18岁儿童青少年每天刷牙率（%）

年龄组（岁）	合计			城市			农村		
	小计	男性	女性	小计	男性	女性	小计	男性	女性
0～	14.3	12.8	15.9	16.1	14.5	17.9	12.8	11.5	14.4
3～	72.4	70.8	73.9	77.6	76.8	78.5	68.4	66.5	70.4
7～	89.2	87.1	91.4	91.7	91.6	91.9	87.3	83.9	91.0
10～	93.8	91.8	95.9	93.5	91.3	95.9	94.0	92.2	95.9
13～	98.0	96.6	99.4	97.9	95.5	100.0	98.1	97.3	98.9
16～18	98.4	98.0	99.0	97.1	96.0	98.6	99.2	99.3	99.2
合计	79.2	77.4	81.0	80.4	78.8	82.2	78.2	76.4	80.1

2018年四川调查地区0～18岁儿童青少年每天刷牙2次及以上和1次的比例较高，分别为40.2%和38.9%，不刷牙的比例为15.5%。城市和农村的刷牙频次分布相差不大。男性每天刷牙2次及以上的比例（35.5%）低于女性（45.2%）（表1-10-9）。

表1-10-9　2018年四川调查地区0～18岁儿童青少年刷牙频次分布（%）

频次	合计			城市			农村		
	小计	男性	女性	小计	男性	女性	小计	男性	女性
2次及以上	40.2	35.5	45.2	40.4	36.0	44.9	40.1	35.1	45.5
1次	38.9	41.9	35.7	40.1	42.8	37.3	38.0	41.3	34.6
不到1次	5.4	6.0	4.7	5.6	5.8	5.3	5.3	6.2	4.3
不刷牙	15.5	16.6	14.4	13.9	15.4	12.5	16.6	17.4	15.6

（二）体育锻炼

体育锻炼是指每周至少有一次自主参加包括早操、课间操、体育课、课外体育班、工间操、广场舞、步行锻炼、散步、跑步等活动。WHO建议青少年每天应进行一个小时及以上中等到剧烈强度的体育锻炼。

1. 体育锻炼率

2018年四川调查地区，10～18岁青少年近30天体育锻炼率为88.7%，城市和农村分别为88.0%和89.3%。10～12岁和13～15岁年龄组的体育锻炼率较高，分别为89.0%和91.0%，16～18岁年龄组最低（84.8%）。各年龄组男性与女性的体育锻炼率基本持平（表1-10-10）。

表 1-10-10　2018 年四川调查地区 10～18 岁青少年体育锻炼率（%）

年龄组（岁）	合计			城市			农村		
	小计	男性	女性	小计	男性	女性	小计	男性	女性
10～	89.0	88.9	89.2	90.1	90.7	89.4	88.2	87.4	89.1
13～	91.0	91.3	90.8	91.3	90.9	91.7	90.8	91.5	90.1
16～18	84.8	84.7	84.9	78.2	77.0	79.7	89.1	89.9	88.1
合计	88.7	88.6	88.9	88.0	87.5	88.5	89.3	89.4	89.2

2. 锻炼频率

10～18 岁青少年近 30 天每周锻炼 6 次及以上的比例为 52.3%，城市（56.0%）高于农村（49.6%）。从不锻炼的比例为 10.4%，城市和农村分别为 10.8%和 10.0%。男性和女性的锻炼频率基本相同（表 1-10-11）。

表 1-10-11　2018 年四川调查地区 10～18 岁青少年近 30 天每周锻炼频次分布（%）

频次	合计			城市			农村		
	小计	男性	女性	小计	男性	女性	小计	男性	女性
6 次及以上	52.3	51.8	52.9	56.0	55.4	56.5	49.6	49.1	50.2
3～5 次	23.2	23.8	22.6	22.3	22.2	22.5	23.8	24.9	22.7
1～2 次	13.2	13.0	13.4	9.7	9.9	9.5	15.8	15.4	16.3
不到 1 次	0.9	1.1	0.8	1.2	1.4	1.0	0.8	0.9	0.6
从不锻炼	10.4	10.3	10.3	10.8	11.1	10.5	10.0	9.7	10.2

3. 锻炼时间

2018 年四川调查地区 10～18 岁青少年平均每次锻炼的时间为 34.8 分钟（城市 37.8 分钟，农村 32.6 分钟）。16～18 岁年龄组青少年平均每次锻炼时间最高（37.1 分钟），男性与女性相差不大；10～12 岁和 13～15 岁年龄组平均每次锻炼时间分别为 34.4 和 33.8 分钟，且均是男性高于女性（表 1-10-12）。

表 1-10-12　2018 年四川调查地区 10～18 岁青少年平均体育锻炼时间（分钟）

年龄组（岁）	合计			城市			农村		
	小计	男性	女性	小计	男性	女性	小计	男性	女性
10～	34.4	35.9	32.9	37.1	39.3	34.7	32.3	33.1	31.5
13～	33.8	35.2	32.5	38.0	40.6	35.8	30.5	31.5	29.6
16～18	37.1	36.8	37.5	39.2	38.4	40.3	35.8	35.8	35.8
合计	34.8	35.9	33.6	37.8	39.5	36.1	32.6	33.3	31.8

（三）吸烟

本次调查询问了 10～18 岁青少年的吸烟情况，吸烟指“现在吸烟”的人口，不包括“已戒烟”的人口。

2018 年四川调查地区 10～18 岁青少年的吸烟率为 1.4%，城市和农村分别为 1.6%和 1.3%；男性和女性分别为 2.7%和 0.1%。10～12 岁年龄组的吸烟率为 0.1%，13～15 岁年龄组的吸烟率为 0.2%，16～18 岁年龄组的吸烟率为 5.7%，年龄越大吸烟率越高（表 1-10-13）。

表 1－10－13　2018 年四川调查地区 10～18 岁青少年吸烟率（%）

年龄组（岁）	合计			城市			农村		
	小计	男性	女性	小计	男性	女性	小计	男性	女性
10～	0.1	0.2	0.0	0.0	0.0	0.0	0.2	0.4	0.0
13～	0.2	0.3	0.0	0.3	0.8	0.0	0.0	0.0	0.0
16～18	5.7	9.7	0.5	6.9	12.0	0.0	4.9	8.1	0.8
合计	1.4	2.7	0.1	1.6	3.1	0.0	1.3	2.3	0.2

（四）饮酒

2018 年四川调查地区 10～18 岁青少年的近 30 天饮酒率为 1.5%，城市和农村分别为 2.1%和 1.1%；男性和女性分别为 2.5%和 0.4%。男、女性青少年近 30 天饮酒率最高的年龄段均为 16～18 岁，分别为 6.9%和 1.6%（表 1－10－14）。

表 1－10－14　2018 年四川调查地区 10～18 岁青少年近 30 天内的饮酒率（%）

年龄组（岁）	合计			城市			农村		
	小计	男性	女性	小计	男性	女性	小计	男性	女性
10～	0.6	1.0	0.3	0.8	1.6	0.0	0.4	0.4	0.5
13～	0.6	1.3	0.0	0.7	1.5	0.0	0.5	1.1	0.0
16～18	4.5	6.9	1.6	6.9	10.0	2.7	3.0	4.7	0.8
合计	1.5	2.5	0.4	2.1	3.6	0.5	1.1	1.8	0.4

六、健康问题

（一）贫血

2018 年四川调查地区 5 岁以下儿童贫血检出率为 8.6%，城市（10.3%）高于农村（7.3%）；男性和女性分别为 8.0%和 9.3%（表 1－10－15）。

表 1－10－15　2018 年四川调查地区 5 岁以下儿童贫血率（%）

分组	合计	城市	农村
男性	8.0	9.4	7.0
女性	9.3	11.2	7.6
合计	8.6	10.3	7.3

注：贫血检出率指在过去一年内抽血检查过血红蛋白的儿童中，报告被医生诊断为贫血的儿童所占的比例。

（二）营养状况

本报告将 6～18 岁儿童青少年分为体重消瘦、正常体重、超重和肥胖四个组。首先根据自报身高和体重计算出被调查人口的身体质量指数（BMI，或称为体质指数或体重指数）。然后按照 WS/T 456—2014《学龄儿童青少年营养不良筛查》和 WS/T 586—2018《学龄儿童青少年超重与肥胖筛查》中的界值进行分组。

本次调查发现，6～18 岁儿童青少年的体重消瘦检出率为 17.2%，超重检出率为 11.4%，肥胖检出率为 10.6%。城市的肥胖检出率（7.9%）低于农村（12.7%）。男性的体重消瘦检出率和超重检查率均高于女性（表 1－10－16）。

表 1－10－16　2018 年四川调查地区 6～18 岁儿童青少年营养状况（%）

分组	合计			城市			农村		
	小计	男性	女性	小计	男性	女性	小计	男性	女性
体重消瘦检出率	17.2	19.6	14.7	18.6	23.0	14.1	16.2	17.2	15.1
正常体重检出率	60.8	55.3	66.6	61.7	52.9	70.7	60.1	57.0	63.4
超重检出率	11.4	14.2	8.4	11.8	15.8	7.8	11.1	13.0	9.0
肥胖检出率	10.6	10.9	10.3	7.9	8.3	7.5	12.7	12.8	12.5

七、两周患病率

（一）急性呼吸道疾病及腹泻患病情况

2018 年四川调查地区 6 岁及以下儿童急性呼吸道疾病的两周患病率为 20.9%，城市（23.9%）高于农村（18.6%）；男童和女童分别为 19.6%和 22.2%；0～2 岁和 3～6 岁年龄组的急性呼吸道疾病两周患病率分别为 20.5%和 21.1%。

2018 年四川调查地区 6 岁及以下儿童急腹泻的两周患病率为 1.2%，城市和农村分别为 1.6%和 0.9%；男童和女童分别为 1.7%和 0.7%；0～2 岁组和 3～6 岁组的腹泻两周患病率分别为 2.6%和 0.3%（表 1－10－17）。

表 1－10－17　2018 年四川调查地区 6 岁及以下儿童两周急性呼吸道疾病和腹泻患病率（%）

分组	合计			城市			农村		
	小计	男性	女性	小计	男性	女性	小计	男性	女性
急性呼吸道疾病	20.9	19.6	22.2	23.9	21.7	26.1	18.6	18.0	19.1
0～2 岁	20.5	18.5	22.7	24.6	22.6	26.8	17.2	15.3	19.4
3～6 岁	21.1	20.3	21.9	23.4	21.1	25.6	19.3	19.7	19.0
腹泻	1.2	1.7	0.7	1.6	2.6	0.7	0.9	1.0	0.8
0～2 岁	2.6	3.6	1.6	3.8	5.6	1.8	1.7	1.9	1.4
3～6 岁	0.3	0.5	0.2	0.3	0.5	0.0	0.4	0.4	0.4

（二）急性呼吸道疾病及腹泻治疗情况

两周治疗率指在过去两周内患有相应疾病的 6 岁及以下儿童，到各类医疗卫生机构就诊或按照医嘱持续治疗的人数的占比。

2018 年四川调查地区 6 岁及以下儿童急性呼吸道疾病的两周治疗率为 72.3%，城市和农村分别为 72.8%和 71.8%；男童为 75.2%，高于女童的 69.7%。0～2 岁组的儿童急性呼吸道疾病两周治疗率（76.1%）高于 3～6 岁组（70.1%）（表 1－10－18）。

2018 年四川调查地区 6 岁及以下儿童腹泻的两周患病人数为 17 人，其中到各类医疗卫生机构就诊或按照医嘱持续治疗的人数为 14 人。

表 1－10－18　2018 年四川调查地区 6 岁及以下儿童两周急性呼吸道疾病治疗率（%）

分组	合计			城市			农村		
	小计	男性	女性	小计	男性	女性	小计	男性	女性
0～2 岁	76.1	78.8	73.7	74.1	78.6	70.0	78.4	79.2	77.8
3～6 岁	70.1	73.0	67.3	71.9	71.8	72.0	68.4	74.0	62.5
合计	72.3	75.2	69.7	72.8	74.6	71.3	71.8	75.7	68.0

本章小结

（1）儿童青少年卫生服务利用水平较高。2018年四川调查地区，5岁以下儿童计划免疫建卡率处于较高水平，达到98.8％；0～18岁儿童青少年健康体检率为44.2％；6岁及以下儿童急性呼吸道疾病的两周治疗率为72.3％。

（2）儿童青少年健康行为有待进一步改善。2018年四川调查地区，0～18岁儿童青少年每天刷牙次数达到2次及以上的比例为40.2％；10～18岁青少年每周锻炼6次及以上的比例为52.3％，平均每次锻炼时间为34.8分钟，吸烟率和饮酒率分别为1.4％和1.5％，需进一步加强对儿童和青少年的健康教育和健康促进。

（3）母乳喂养仍然不足。2018年四川调查地区，婴儿出生后1小时内开奶率为38.5％，6个月内纯母乳喂养率为67.2％，距离《四川省国民营养计划实施方案》提出的2020年“0－6个月婴儿纯母乳喂养率达到80％以上”的要求仍有差距，尤其是城市地区差距较大。

（4）6～18岁儿童青少年消瘦、超重、肥胖问题较为严重。2018年四川调查地区，6～18岁儿童青少年消瘦的比例为17.2％，城市（18.6％）和农村（16.2％）相差不大，男性（19.6％）高于女性（14.7％）；6～18岁儿童青少年超重或肥胖的比例为22.0％，农村（23.8％）高于城市（19.7％），男孩（25.1％）高于女孩（18.7％）

（5）5岁以下儿童贫血问题值得重视。2018年四川调查地区5岁以下儿童贫血检出率为8.6％，城市（10.3％）高于农村（7.3％）；男性（8.0％）和女性（9.3％）相差不大。

第十一章　老年人健康及卫生服务需要、需求与利用

本章关注 60 岁及以上老年人的健康、养老及照料需求、卫生服务需要、需求及利用状况。在分析调查地区老年人基本情况的基础上，以日常生活能力，自评健康以及功能损伤反映老年人的健康状况及失能情况；通过两周患病、慢性病患病情况等反映老年人的卫生服务需要；以两周就诊情况、住院情况以及需住院未住院情况反映老年人的卫生服务需求与利用。此外，本章还描述了老年人的养老情况及照顾需求。

第一节　老年人基本情况

一、调查人口数量及变化

2018 年，四川调查地区有老年人的户数为 4478 户，占调查总户数的 53.3%，城市地区（53.5%）与农村地区（53.1%）基本相同；与 2013 年相比，增加了 4.7 个百分点。调查老年人数为 6647 人，占调查总人口的 31.6%，城市地区（33.8%）高于农村地区（29.5%）；与 2013 年相比，增加了 5.6 个百分点（表 1 - 11 - 1）。

表 1 - 11 - 1　2018、2013 年四川调查地区老年人数量及比例

样本情况	合计		城市		农村	
	2018 年	2013 年	2018 年	2013 年	2018 年	2013 年
样本总户数（户）	8400	8402	4200	4201	4200	4201
有老年人户数（户）	4478	4085	2248	2058	2230	2027
老年人户数所占比例（%）	53.3	48.6	53.5	49.0	53.1	48.3
样本总人口数（人）	21 047	22 795	10 152	11 041	10 895	11 754
老年人数（人）	6647	5926	3433	3055	3214	2871
老年人所占比例（%）	31.6	26.0	33.8	27.7	29.5	24.4

二、性别构成

2018 年四川调查地区老年人中男性、女性分别占 49.3%、50.7%。男女性别比为 97（以女性为 100），城市地区为 94，农村地区为 101。与 2013 年相比，基本相同（表 1 - 11 - 2）。

表 1-11-2　2018、2013 年四川调查地区老年人性别构成及性别比

性别	合计		城市		农村	
	2018 年	2013 年	2018 年	2013 年	2018 年	2013 年
男性（%）	49.3	49.2	48.5	49.0	50.2	49.5
女性（%）	50.7	50.8	51.5	51.0	49.8	50.5
男女性别比	97	97	94	96	101	98

三、年龄构成

2018 年四川调查地区老年人中，60～69 岁年龄组所占比例最高（54.6%），其次是 70～79 岁年龄组（34.1%），城市地区 60～69 岁老年人比例比农村地区低 4.3 个百分点。与 2013 年相比，城市和农村 60～69 岁老年人比例均降低（表 1-11-3）。

表 1-11-3　2018、2013 年四川调查地区老年人年龄构成（%）

年龄组（岁）	合计		城市		农村	
	2018 年	2013 年	2018 年	2013 年	2018 年	2013 年
60～	54.6	58.3	52.5	55.7	56.8	61.0
70～	34.1	31.0	35.3	31.8	32.9	30.1
80～	11.3	10.7	12.2	12.5	10.3	8.9

四、婚姻状况

2018 年四川调查地区老年人中，未婚、已婚、丧偶和离婚所占比例分别为 1.5%、75.8%、21.6%和 0.8%。其中城市地区老年人中已婚的比例（77.9%）高于农村地区（73.5%）；丧偶的比例（19.6%）低于农村地区（23.6%）。与 2013 年相比，城市和农村老年人中已婚的比例均升高（表 1-11-4）。

表 1-11-4　2018、2013 年四川调查地区老年人婚姻状况（%）

婚姻状况	合计		城市		农村	
	2018 年	2013 年	2018 年	2013 年	2018 年	2013 年
未婚	1.5	2.3	1.0	1.7	2.0	3.0
已婚	75.8	71.0	77.9	75.2	73.5	66.6
丧偶	21.6	23.5	19.6	22.4	23.6	24.7
离婚	0.8	0.6	1.2	0.6	0.6	0.6
其他	0.3	2.6	0.3	0.1	0.3	5.1

分性别来看，2018 年四川调查地区 60 岁及以上老年人中，女性丧偶的比例（30.4%）远高于男性（12.4%）（表 1-11-5）。

表 1-11-5　2018 年四川调查地区老年人分性别的婚姻状况（%）

婚姻状况	合计		城市		农村	
	男性	女性	男性	女性	男性	女性
未婚	2.6	0.4	1.9	0.2	3.3	0.7
已婚	83.6	68.3	86.3	70.1	80.7	66.3
丧偶	12.4	30.4	10.0	28.7	14.9	32.4
离婚	1.1	0.7	1.5	0.8	0.8	0.4
其他	0.3	0.2	0.3	0.2	0.3	0.2

五、受教育程度

2018 年四川调查地区 60 岁及以上老年人中，没上过学的比例为 30.4%，城市（22.0%）低于农村（39.3%）；小学的比例为 45.1%，城市和农村分别为 45.7%和 44.4%；初中的比例为 18.0%，城市（21.8%）高于农村（13.9%）。与 2013 年相比，城市和农村地区没上过学的比例均降低（表 1-11-6）。

表 1-11-6　2018 年四川调查地区老年人受教育程度构成（%）

受教育程度	合计		城市		农村	
	2018 年	2013 年	2018 年	2013 年	2018 年	2013 年
没上过学	30.4	38.5	22.0	30.5	39.3	47.0
小学	45.1	43.0	45.7	43.0	44.4	42.9
初中	18.0	12.3	21.8	15.7	13.9	8.7
高中/技校	2.8	2.2	4.4	3.5	1.1	0.8
中专（中技）	2.2	2.1	3.3	3.8	1.0	0.4
大专	0.7	1.2	1.5	2.1	0.2	0.2
本科及以上	0.8	0.7	1.3	1.4	0.1	0.0

六、最主要经济来源

2018 年，四川调查地区老年人最主要经济来源以离退休养老金为主（32.3%），其次是劳动收入（28.6%）。城市地区，最主要经济来源以离退休养老金为主（52.1%），其次是劳动收入（19.8%）；农村地区，最主要经济来源以劳动收入为主（38.0%），其次是家庭其他成员供养（36.9%）（表 1-11-7）。

表 1-11-7　2018 年四川调查地区老年人最主要经济来源构成（%）

经济来源	合计	城市	农村
劳动收入	28.6	19.8	38.0
离退休养老金	32.3	52.1	11.1
最低生活保障金	8.3	6.4	10.4
财产性收入	0.3	0.2	0.5
家庭其他成员供养	27.3	18.4	36.9
其他	3.2	3.1	3.1

七、参与社会活动

2018年四川调查地区老年人中，80.9%的老年人未参与任何社会活动，8.7%的老年人帮助照看小孩，6.7%的老年人陪同聊天。城市地区与农村地区相差不大（表1-11-8）。

表1-11-8　2018年四川调查地区老年人参与社会活动情况（%）

参与的社会活动	合计	城市	农村
社区治安巡逻	1.1	1.5	0.7
照料其他老人	2.2	2.9	1.5
环境卫生保护	3.6	2.8	4.4
调解纠纷	1.5	2.2	0.8
陪同聊天	6.7	7.3	6.0
需要专业技术的志愿服务	0.3	0.3	0.2
帮助照看小孩	8.7	7.1	10.5
其他	1.7	1.7	1.8
无	80.9	81.7	80.0

八、参加医疗保险情况

2018年四川调查地区的老年人中，参加基本医疗保险的比例为98.8%，城市地区（98.6%）与农村地区（98.9%）基本相同。其中城市地区参加城乡居民基本医疗保险和城镇职工基本医疗保险的比例分别为66.0%和32.7%，农村地区参加城乡居民基本医疗保险的比例达到了96.0%（表1-11-9）。

表1-11-9　2018年四川调查地区老年人参加医疗保险情况（%）

医疗保险类型	合计	城市	农村
社会医疗保险			
基本医疗保险	98.8	98.6	98.9
城乡居民基本医疗保险	80.5	66.0	96.0
城镇职工基本医疗保险	18.4	32.7	3.2
其他社会医疗保险	2.5	3.0	2.0
无社会医疗保险	1.2	1.2	1.1
大病保险	70.7	47.0	96.1
商业医疗保险	9.4	14.8	3.6

第二节　老年人健康状况与卫生服务需要

一、自评健康状况

（一）整体情况

2018年，四川调查地区老年人自评健康平均得分为66.0分，城市地区（68.4分）高于农村地区（63.4分）。老年人在“疼痛/不适”和“行动”方面有中度及以上健康问题的比例较高，分别为

46.3%和31.3%。老年人各项自感健康状况有中度及以上问题的比例均是农村高于城市（表1-11-10）。

表1-11-10 2018年四川调查地区老年人自评有中度及以上健康问题的比例（%）及自评健康得分

自评健康状况	合计	城市	农村
行动	31.3	25.8	37.2
自我照顾	15.2	13.2	17.5
日常活动	22.7	19.0	26.6
疼痛/不适	46.3	39.7	53.2
焦虑/抑郁	21.5	17.8	25.5
自评健康得分（分）	66.0	68.4	63.4

（二）性别比较

在调查的老年人中，男性自评健康得分为67.6分，女性为64.3分；无论男性还是女性，老年人自评健康得分均是城市高于农村。无论城乡，女性在行动、自我照顾、日常活动、疼痛或不适以及焦虑抑郁方面有中度及以上问题的比例均高于男性；无论男性还是女性，老年人各项自感健康状况有中度及以上问题的比例均是农村高于城市（表1-11-11）。

表1-11-11 2018年四川调查地区老年人分性别自评有中度及以上健康问题的比例（%）及自评健康得分

自评健康状况	合计		城市		农村	
	男性	女性	男性	女性	男性	女性
行动	28.6	34.0	23.4	28.0	34.0	40.6
自我照顾	13.3	17.2	11.7	14.5	14.9	20.1
日常活动	20.5	24.8	17.1	20.7	24.0	29.3
疼痛/不适	41.5	50.8	35.3	43.9	48.0	58.6
焦虑/抑郁	18.8	24.2	15.2	20.3	22.4	28.5
自评健康得分（分）	67.6	64.3	69.3	67.5	65.9	60.9

（三）年龄别比较

随着年龄的增加，自评健康得分逐渐降低，行动、自我照顾、日常活动和疼痛/不适有中度及以上问题的比例逐渐增加（表1-11-12）。

表1-11-12 2018年四川调查地区老年人年龄别自评有中度及以上健康问题的比例（%）及自评健康得分

年龄组（岁）	行动	自我照顾	日常活动	疼痛/不适	焦虑/抑郁	自评健康得分（分）
60～	23.4	10.3	16.0	43.8	21.3	68.0
70～	36.3	16.8	24.7	48.7	21.9	64.2
80～	54.6	34.5	48.7	50.7	21.1	61.4
合计	31.3	15.2	22.7	46.3	21.5	66.0

二、日常生活能力情况

采用Katz量表对老年人的日常生活能力进行评估。考察项目包括饮食、穿衣服、洗澡、上下床、上厕所及控制大小便六个方面，每个方面根据独立完成情况进行打分：1分＝独立（问卷选项为①或②），0分＝依赖（问卷选项为③或④）。总分为0～6分，6分表示为完全自理，4～5分为轻度失能，

2～3 分为中度失能，0～1 分为重度失能。

（一）整体情况

2018 年四川调查地区，60 岁及以上老年人中完全自理的比例为 92.0%，城市和农村分别为 93.3%和 90.6%；轻度失能的比例为 4.6%，中度失能的比例为 1.3%，重度失能的比例为 2.1%（表 1－11－13）。

表 1－11－13　2018 年四川调查地区老年人日常生活能力情况（%）

失能程度	合计	城市	农村
完全自理	92.0	93.3	90.6
轻度失能	4.6	3.8	5.5
中度失能	1.3	1.0	1.7
重度失能	2.1	1.9	2.2

在日常生活能力的各项调查中，2018 年四川调查地区老年人洗澡需要帮助的比例最高（6.4%），其次是上厕所（3.8%）和穿衣服（3.7%），上下床、控制大小便和吃饭需要帮助的比例分别为 3.3%、2.8%和 1.8%。六项日常生活能力需要帮助的比例，城市与农村相差不大（表 1－11－14）。

表 1－11－14　2018 年四川调查地区老年人日常生活需要帮助的比例（%）

日常生活能力	合计	城市	农村
穿衣服	3.7	3.5	3.9
吃饭	1.8	1.8	1.7
洗澡	6.4	5.0	7.8
上下床	3.3	2.7	4.0
上厕所	3.8	3.2	4.4
控制大小便	2.8	2.8	2.7

（二）性别、年龄别比较

在 60～69 岁年龄组中，轻度失能的比例为 2.8%，中度失能的比例为 0.7%，重度失能的比例为 0.8%；在 70～79 岁年龄组中，轻度失能的比例为 5.3%，中度失能的比例为 1.5%，重度失能的比例为 2.4%；在 80 岁及以上年龄组中，轻度失能的比例为 11.3%，中度失能的比例为 4.0%，重度失能的比例为 6.8%。随着年龄的增加，老年人轻、中、重度失能的比例均逐渐增加。各类程度的失能比例，男性和女性相差不大（表 1－11－15）。

表 1－11－15　2018 年四川调查地区老年人分性别、年龄别日常生活能力情况（%）

年龄组（岁）	完全自理			轻度失能			中度失能			重度失能		
	小计	男性	女性	小计	男性	女性	小计	男性	女性	小计	男性	女性
60～	95.7	96.0	95.3	2.8	2.4	3.2	0.7	0.7	0.7	0.8	0.8	0.8
70～	90.7	91.0	90.5	5.3	4.9	5.7	1.5	1.5	1.5	2.4	2.6	2.2
80～	78.0	78.8	77.3	11.3	10.6	11.8	4.0	4.5	3.5	6.8	6.1	7.3
合计	92.0	92.5	91.5	4.6	4.1	5.1	1.3	1.4	1.3	2.0	2.0	2.1

三、功能损伤情况

（一）整体情况

2018 年四川调查地区 60 岁及以上老年人中，听力有中度及以上问题的比例为 40.8%，视力有中度及以上问题的比例为 41.2%，失智/痴呆的比例为 3.0%。与城市相比，农村老年人在听力和视力方面的损伤情况更为严重（表 1-11-16）。

表 1-11-16　2018 年四川调查地区老年人功能损伤状况（%）

功能损伤	合计	城市	农村
听力			
很难听清楚	9.1	8.6	9.8
需要别人提高声音	31.7	28.2	35.4
能听清楚	59.2	63.2	54.8
视力			
极度困难	8.2	7.7	8.6
中度困难	33.0	27.4	39.0
没有或轻度困难	58.8	64.9	52.4
失智/痴呆	3.0	2.8	3.2

注：听力有中度及以上问题指需要别人提高声音或很难听清楚。

（二）变化趋势

与 2013 年相比，听力损伤比例增加 11.6 个百分点，城市和农村分别增加 9.4 和 13.9 个百分点。视力损伤比例增加 7.7 个百分点，城市和农村分别增加 4.5 和 11.2 个百分点（表 1-11-17）。

表 1-11-17　2018、2013 年四川调查地区老年人听力、视力功能损伤情况（%）

功能损伤比例	合计		城市		农村	
	2018 年	2013 年	2018 年	2013 年	2018 年	2013 年
听力	40.9	29.3	36.8	27.4	45.2	31.3
视力	41.2	33.5	35.2	30.7	47.6	36.4

（三）性别、年龄别比较

随着年龄的增加，老年人听力、视力损伤和失智的比例逐渐增多。在听力损伤和失智方面，各年龄组男性和女性的比例相差不大。在视力损伤方面，各年龄组男性的比例均低于女性（表 1-11-18）。

表 1-11-18　2018 年四川调查地区老年人分性别、年龄别功能损伤情况（%）

年龄组（岁）	听力			视力			失智		
	合计	男性	女性	合计	男性	女性	合计	男性	女性
60～	33.0	33.5	32.6	35.3	31.5	39.1	1.8	1.9	1.7
70～	46.4	47.0	45.8	45.1	40.5	49.9	3.1	2.3	3.9
80～	61.8	63.3	60.5	57.6	52.1	61.9	8.2	8.5	8.0
合计	40.9	41.3	40.5	41.2	36.7	45.5	3.0	2.7	3.3

第三节　老年人养老及照料需求

一、接受老龄服务情况

（一）整体情况

2018年四川调查地区老年人中，接受老龄服务项目中，最多的是预防保健（29.7%），其次是医疗协助（12.9%）和老年教育（9.2%）。城市地区老年人接受老年教育的比例（6.4%）低于农村地区（12.1%）。此外，有59.4%的老年人没有接受过老龄服务（表1-11-19）。

表1-11-19　2018年四川调查地区老年人接受老龄服务情况（%）

老龄服务	合计	城市	农村
预防保健	29.7	30.6	28.8
医疗协助	12.9	13.2	12.6
康复护理	0.7	0.6	0.8
精神慰藉	0.9	0.9	0.8
生活照料	1.1	1.0	1.2
文体活动	2.5	3.9	1.0
辅助用品租赁	0.1	0.1	0.0
老年教育	9.2	6.4	12.1
其他	1.2	1.2	1.3
无	59.4	58.4	60.3

（二）年龄别比较

在预防保健活动方面，70～79岁年龄组的接受比例高于其他年龄组；在医疗协助、康复护理、精神慰藉、生活照料、文体活动、辅助用品租赁以及老年教育方面，各年龄组相差不大（表1-11-20）。

表1-11-20　2018年四川调查地区不同年龄老年人接受老龄服务情况（%）

年龄组（岁）	预防保健	医疗协助	康复护理	精神慰藉	生活照料	文体活动	辅助用品租赁	老年教育	其他	无
60～	28.1	12.2	0.6	0.7	0.8	2.6	0.0	9.2	1.0	61.0
70～	33.0	13.8	0.7	1.1	1.4	2.6	0.2	9.6	1.4	56.4
80～	27.6	13.7	1.2	0.9	1.9	2.0	0.0	7.8	1.9	60.3
合计	29.7	12.9	0.7	0.9	1.1	2.5	0.1	9.2	1.2	59.4

（三）不同失能程度老年人接受服务情况

与没有失能的老年人相比，失能老年人在接受康复护理、生活照料方面的老龄服务的比例有所增加，在接受文体活动、老年教育方面的老龄服务的比例有所减少（表1-11-21）。

表 1-11-21　2018 年四川调查地区不同失能程度老年人接受老龄服务情况（%）

失能程度	预防保健	医疗协助	康复护理	精神慰藉	生活照料	文体活动	辅助用品租赁	老年教育	其他	无
完全自理	30.0	13.0	0.5	0.8	1.0	2.6	0.1	9.3	1.2	59.0
轻度失能	24.4	10.1	3.2	1.3	3.6	1.3	0.0	7.1	1.3	64.3
中度失能	34.8	15.7	3.4	2.2	1.1	1.1	0.0	9.0	4.5	55.1
重度失能	27.2	14.7	2.2	0.7	2.2	0.7	0.0	7.4	0.7	65.4

二、最希望的养老方式

（一）整体情况

2018 年四川调查地区老年人中，94.0%的老年人希望居家养老，2.7%的老年人希望社区养老，3.3%的老年人希望机构养老。无论是城市地区还是农村地区，老年人最希望的养老方式均为居家养老。城市地区希望机构养老的比例（4.9%）高于农村地区（1.7%）（表 1-11-22）。

表 1-11-22　2018 年四川调查地区老年人最希望的养老方式构成（%）

养老方式	合计	城市	农村
居家养老	94.0	91.2	97.0
社区养老	2.7	3.9	1.3
机构养老	3.3	4.9	1.7

（二）不同失能程度老年人希望的养老方式

完全自理老年人希望居家养老和机构养老的比例分别为 93.9%和 3.4%；轻度失能老年人分别为 94.5%和 2.6%；中度失能老年人分别为 96.6%和 1.2%；重度失能老年人分别为 94.1%和 3.7%（表 1-11-23）。

表 1-11-23　2018 年四川调查地区不同失能程度老年人最希望的养老方式构成（%）

失能程度	居家养老	社区养老	机构养老
完全自理	93.9	2.7	3.4
轻度失能	94.5	2.9	2.6
中度失能	96.6	2.2	1.2
重度失能	94.1	2.2	3.7

三、生活起居照顾情况

（一）整体情况

2018 年，四川调查地区有 14.4%的老年人近一个月内生活起居需要别人照顾，城市地区（13.7%）和农村地区（15.0%）差别不大。在生活起居需要照顾的老人中，照顾主要由配偶提供（48.2%），其次是子女及其他亲属（45.9%）。在城市地区，照顾主要由配偶提供（53.3%），其次是子女及其他亲属（40.0%）；在农村地区，照顾主要由子女及其他亲属提供（52.1%），其次是配偶（42.7%）（表 1-11-24）。

表 1－11－24　2018 年四川调查地区老年人生活起居照顾情况

生活照顾	合计	城市	农村
近一个月内生活起居需要照顾（%）	14.4	13.7	15.0
由配偶照顾	48.2	53.3	42.7
由子女及其他亲属照顾	45.9	40.0	52.1
由亲戚/邻居/保姆/医务人员等照顾	5.3	6.1	4.5
无人照顾	0.6	0.6	0.7

（二）年龄别比较

在 60～69 岁年龄组中，生活起居需要照顾的比例为 9.0%，70～79 岁年龄组中，生活起居需要照顾的比例为 16.6%；80 岁及以上年龄组中，生活起居需要照顾的比例为 33.1%。随着年龄的增加，老年人生活起居需要照顾的比例逐渐增加，80 岁及以上年龄组增加明显。而且，随着年龄的增加，照顾来自配偶的比例逐渐降低，来自子女及其他亲属的比例逐渐增加（表 1－11－25）。

表 1－11－25　2018 年四川调查地区不同年龄老年人生活起居照顾情况（%）

年龄组（岁）	生活起居需要照顾	提供照顾的人			
		配偶	子女及其他亲属	亲戚/邻居/保姆/医务人员等	无人照顾
60～	9.0	57.7	36.2	5.4	0.7
70～	16.6	42.3	52.1	5.1	0.5
80～	33.1	20.1	73.7	5.7	0.5
合计	14.4	48.2	45.9	5.3	0.6

（三）不同失能程度老年人照顾情况

轻度失能者生活起居需要照顾的比例为 62.0%，中度失能者需要照顾的比例为 92.1%；重度失能者需要照顾的比例为 97.8%；相比于完全自理的老年人（9.0%），随着失能程度的加重，老人生活起居需要照顾的比例大大增加（表 1－11－26）。

表 1－11－26　2018 年四川调查地区不同失能程度老年人生活起居照顾情况（%）

失能程度	生活起居需要照顾	提供照顾的人			
		配偶	子女及其他亲属	亲戚/邻居/保姆/医务人员等	无人照顾
完全自理	9.0	48.8	45.2	5.4	0.6
轻度失能	62.0	39.6	54.9	5.5	0.0
中度失能	92.1	48.3	50.6	0.0	1.1
重度失能	97.8	40.4	54.4	5.2	0.0

四、患病照顾情况

2018 年，四川调查地区老年人在患病需要照顾时，主要由子女及其他亲属照顾（48.2%），其次是由配偶照顾（46.5%）。在城市地区，主要由配偶照顾（51.5%），其次是由子女及其他亲属照顾（42.2%）；在农村地区，主要由子女及其他亲属照顾（54.6%），其次是由配偶照顾（41.2%）（表 1－11－27）。

表 1-11-27　2018 年四川调查地区老年人患病照顾人构成情况（%）

患病照顾人	合计	城市	农村
无人照顾	2.5	3.0	1.8
配偶	46.5	51.5	41.2
子女及其他亲属	48.2	42.2	54.6
亲戚/邻居/保姆/其他等	2.8	3.3	2.4

第四节　老年人卫生服务需要、需求及利用

一、卫生服务需要

（一）两周患病率

1. 整体情况

2018 年在四川调查地区调查的 6647 名老年人中，两周患病人数为 4197 人，老年人的两周患病率为 63.1%，城市和农村分别为 64.0%和 62.3%。与 2013 年相比，老年人的两周患病率升高了 20.2 个百分点，城市和农村地区分别上升了 16.1 和 24.6 个百分点（表 1-11-28）。

表 1-11-28　2018、2013 年四川调查地区老年人两周患病情况

指标	合计	城市	农村
2018 年			
调查人口数	6647	3433	3214
两周患病人数	4197	2196	2001
两周患病率（%）	63.1	64.0	62.3
2013 年			
两周患病率（%）	42.9	47.9	37.7

2. 性别、年龄别比较

60～69 岁年龄组的两周患病率为 59.5%，70～79 岁年龄组的两周患病率为 67.2%，80 岁及以上年龄组的两周患病率为 68.4%。随着年龄的增加，两周患病率逐渐增加，70 岁以后变化不大。

60～69 岁和 70～79 岁年龄组，女性两周患病率高于男性；80 岁及以上年龄组，男性两周患病率与女性相差不大；城乡趋势一致（表 1-11-29）。

表 1-11-29　2018 年四川调查地区老年人分性别、年龄别两周患病率（%）

年龄组（岁）	合计			城市			农村		
	小计	男性	女性	小计	男性	女性	小计	男性	女性
60～	59.5	56.6	62.4	58.7	56.7	60.5	60.3	56.5	64.3
70～	67.2	63.7	70.9	69.9	66.2	73.7	64.1	60.9	67.5
80～	68.4	67.6	69.0	69.5	68.6	70.2	67.1	66.2	67.7
合计	63.1	60.2	66.0	64.0	61.5	66.3	62.3	58.8	65.8

3. 疾病顺位

2018 年四川调查地区老年人两周患病率最高的前十位疾病依次是高血压病、糖尿病、急性鼻咽炎（普通感冒）、急慢性胃肠炎、慢性阻塞性肺病、脑血管病、椎间盘疾病、类风湿性关节炎、缺血性心脏病和流行性感冒。高血压病和糖尿病的两周患病率城市明显高于农村，急慢性胃肠炎、急性鼻咽炎（普通感冒）、慢性阻塞性肺病、椎间盘疾病和类风湿性关节炎的两周患病率农村高于城市（表 1－11－30）。

表 1－11－30　2018 年四川调查地区老年人疾病别两周患病率及构成

顺位	合计			城市			农村		
	疾病名称	患病率（‰）	构成（%）	疾病名称	患病率（‰）	构成（%）	疾病名称	患病率（‰）	构成（%）
1	高血压病	229.9	26.0	高血压病	260.4	28.5	高血压病	197.3	23.1
2	糖尿病	77.3	8.7	糖尿病	104.9	11.5	急性鼻咽炎（普通感冒）	76.5	9.0
3	急性鼻咽炎（普通感冒）	72.7	8.2	急性鼻咽炎（普通感冒）	69.0	7.6	急、慢性胃肠炎	61.6	7.2
4	急、慢性胃肠炎	49.9	5.6	急、慢性胃肠炎	39.0	4.3	慢性阻塞性肺病	52.6	6.1
5	慢性阻塞性肺病	45.0	5.1	脑血管病	38.5	4.2	糖尿病	47.9	5.6
6	脑血管病	37.0	4.2	慢性阻塞性肺病	37.9	4.1	椎间盘疾病	42.0	4.9
7	椎间盘疾病	36.3	4.1	椎间盘疾病	30.9	3.4	类风湿性关节炎	36.1	4.2
8	类风湿性关节炎	25.9	2.9	缺血性心脏病	20.4	2.2	脑血管病	35.5	4.1
9	缺血性心脏病	19.6	2.2	类风湿性关节炎	16.3	1.8	缺血性心脏病	18.7	2.2
10	流行性感冒	13.2	1.5	流行性感冒	11.1	1.2	流行性感冒	15.6	1.8

注：此表中两周患病率均按例数计算。

（二）慢性病患病率

1. 整体情况

2018 年在四川调查地区调查的 6647 名老年人中，慢性病患病人数为 4315 人，慢性病患病率为 64.9%，城市和农村分别为 65.2%和 64.6%。与 2013 年相比，老年人的慢性病患病率升高了 11.6 个百分点，城市和农村地区分别上升了 10.5 和 12.8 个百分点（表 1－11－31）。

表 1－11－31　2018、2013 年四川调查地区老年人慢性病患病情况

指标	合计	城市	农村
2018 年			
调查人口数	6647	3433	3214
慢性病患病人数	4315	2239	2076
慢性病患病率（%）	64.9	65.2	64.6
2013 年			
慢性病患病率（%）	53.3	54.7	51.8

2. 性别、年龄别比较

60～69 岁年龄组的慢性病患病率为 61.0%，70～79 岁年龄组的慢性病患病率为 70.4%，80 岁及以上年龄组的慢性病患病率为 67.1%；随着年龄的增加，老年人的两周就诊率先升高后降低，城乡趋势一致（表 1－11－32）。

60～69 岁和 70～79 岁年龄组，女性慢性病患病率高于男性；80 岁及以上年龄组，男性慢性病患病率与女性相差不大。

表 1－11－32　2018、2013 年四川调查地区老年人分性别、年龄别慢性病患病率（%）

年龄组（岁）	合计			城市			农村		
	小计	男性	女性	小计	男性	女性	小计	男性	女性
60～	61.0	58.4	63.7	60.1	56.7	63.3	62.0	59.9	64.1
70～	70.4	67.8	73.1	71.8	67.9	75.9	68.8	67.7	69.8
80～	67.1	66.1	67.8	68.0	67.5	68.4	65.9	64.0	67.2
合计	64.9	62.4	67.3	65.2	62.0	68.2	64.6	62.9	66.3

3. 疾病顺位

2018 年四川调查地区老年人慢性病患病率最高的前十位疾病依次是高血压病、糖尿病、慢性阻塞性肺病、胃肠炎、椎间盘疾病、脑血管病、类风湿性关节炎、缺血性心脏病、前列腺增生或炎症，以及胆结石症和胆囊炎。高血压病、糖尿病和缺血性心脏病的患病率城市高于农村，胃肠炎、慢性阻塞性肺病和类风湿性关节炎的患病率农村高于城市（表 1－11－33）。

表 1－11－33　2018 年四川调查地区老年人疾病别慢性病患病率及构成

顺位	合计			城市			农村		
	疾病名称	患病率（‰）	构成（%）	疾病名称	患病率（‰）	构成（%）	疾病名称	患病率（‰）	构成（%）
1	高血压病	304.3	27.7	高血压病	316.1	28.2	高血压病	291.8	27.2
2	糖尿病	89.1	8.1	糖尿病	118	10.5	胃肠炎	93.0	8.7
3	慢性阻塞性肺病	76.7	7.0	椎间盘疾病	70.2	6.3	慢性阻塞性肺病	84.0	7.8
4	胃肠炎	72.8	6.6	慢性阻塞性肺病	69.9	6.2	椎间盘疾病	70.6	6.6
5	椎间盘疾病	70.4	6.4	脑血管病	60.9	5.4	脑血管病	63.5	5.9
6	脑血管病	62.1	5.7	胃肠炎	53.9	4.8	糖尿病	58.2	5.4
7	类风湿性关节炎	42.1	3.8	缺血性心脏病	34.7	3.1	类风湿性关节炎	54.8	5.1
8	缺血性心脏病	32.0	2.9	类风湿性关节炎	30.3	2.7	缺血性心脏病	29.2	2.7
9	前列腺增生或炎症	17.6	1.6	前列腺增生或炎症	18.4	1.6	胆结石症和胆囊炎	18.4	1.7
10	胆结石症和胆囊炎	15.0	1.4	消化性溃疡	13.1	1.2	前列腺增生或炎症	16.8	1.6

注：此表中慢性病患病率均按例数计算。

（三）患多种慢性病情况

1. 整体情况

2018 年四川调查地区老年人未患慢性病的比例为 35.1%，患 1 种慢性病的比例为 35.5%，患 2 种慢性病的比例为 18.0%，患 3 种及以上慢性病的比例为 11.5%。城市地区与农村地区差别不大。与 2013 年相比，城市地区未患慢性病的比例降低了 10.5 个百分点，患 3 种及以上慢性病的比例升高了 5.3 个百分点，患 2 种慢性病的比例升高了 4.5 个百分点，患 1 种慢性病的比例变化不大；农村地区未患慢性病的比例降低了 12.8 个百分点，患 3 种及以上慢性病的比例升高了 7.4 个百分点，患 2 种慢性病的比例升高了 5.3 个百分点，患 1 种慢性病的比例变化不大（表 1－11－34）。

表 1-11-34　2018、2013 年四川调查地区老年人患多种慢性病的比例（%）

患病情况	合计		城市		农村	
	2018 年	2013 年	2018 年	2013 年	2018 年	2013 年
未患慢性病	35.1	46.7	34.8	45.3	35.4	48.2
患 1 种慢性病	35.5	35.0	34.8	33.9	36.3	36.2
患 2 种慢性病	18.0	13.1	18.6	14.1	17.3	12.0
患 3 种及以上慢性病	11.5	5.2	11.9	6.6	11.0	3.6

2. 性别、年龄别比较

在男性人群中，60～69 岁年龄组患多种慢性病（患慢性疾病数≥2）的比例最低（22.3%），70～79 岁和 80 岁及以上年龄组患多种慢性病的比例相差不大，分别为 33.3%和 32.1%。在女性人群中，70～79 岁年龄组患多种慢性病的比例较高（34.8%），其次为 80 岁及以上年龄组（31.7%）和 60～69 岁年龄组（29.7%）。在 60～69 岁年龄组，男性患多种慢性病的比例（22.3%）低于女性（29.7%）；其余年龄组男性和女性基本相同（表 1-11-35）。

表 1-11-35　2018 年四川调查地区老年人患多种慢性病比例的性别、年龄分布（%）

年龄组（岁）	合计				男性				女性			
	0	1	2	≥3	0	1	2	≥3	0	1	2	≥3
60～	39.0	35.0	16.4	9.6	41.6	36.1	14.8	7.5	36.3	33.9	18.0	11.7
70～	29.6	36.4	19.9	14.1	32.2	34.5	19.9	13.4	26.9	38.3	19.9	14.9
80～	32.9	35.2	19.5	12.4	33.9	33.9	19.4	12.7	32.2	36.2	19.6	12.1
合计	35.1	35.5	18.0	11.5	37.6	35.3	17.1	10.1	32.7	35.6	18.8	12.8

二、卫生服务需求与利用

（一）两周患病治疗

1. 整体情况

2018 年四川调查地区两周患病的老年人中，42.8%的患者两周内就诊，44.8%的患者两周前就诊，9.8%的患者采取自我医疗，2.6%的患者未采取任何治疗措施。城市地区的两周内就诊比例（39.1%）低于农村地区（46.9%），两周前就诊比例（47.2%）高于农村地区（42.0%），自我医疗比例（11.3%）高于农村地区（8.2%）。与 2013 年相比，四川调查地区两周患病老年人两周前就诊比例升高了 5.8 个百分点，自我医疗比例降低了 3.5 个百分点，未治疗比例降低了 3.9 个百分点（表 1-11-36）。

表 1-11-36　2018、2013 年四川调查地区老年人两周患病治疗情况（%）

治疗情况	合计		城市		农村	
	2018 年	2013 年	2018 年	2013 年	2018 年	2013 年
就诊	87.6	80.2	86.3	80.4	88.9	80.1
两周内就诊	42.8	41.2	39.1	31.7	46.9	55.7
两周前就诊	44.8	39.0	47.2	48.7	42.0	24.4
未就诊	12.4	19.8	13.7	19.6	11.1	19.9
自我医疗	9.8	13.3	11.3	14.0	8.2	12.1
未治疗	2.6	6.5	2.4	5.6	2.9	7.8

注：此表中治疗情况按两周患病例数计算。

2. 自我医疗原因

2018 年四川调查地区两周患病老年人采取自我医疗的主要原因是自己知道治疗方法（31.1%），其次是自感病轻（26.8%）和经济困难（19.7%）。城市地区归因于经济困难的比例（22.4%）高于农村地区（15.3%）（表 1-11-37）。

表 1-11-37　2018 年四川调查地区老年人自我医疗原因构成（%）

原因	合计	城市	农村
自感病轻	26.8	27.8	25.2
经济困难	19.7	22.4	15.3
就诊麻烦	11.5	12.2	10.4
无时间	1.4	1.1	1.8
交通不便	2.1	1.1	3.6
无有效措施	2.8	4.0	0.9
自己知道治疗方法	31.1	26.6	38.3
其他	4.6	4.8	4.5

（二）门诊服务利用

1. 两周就诊率

（1）整体情况。

2018 年在四川调查地区老年人两周就诊率为 59.6%，城市（52.6%）低于农村（67.1%）。与 2013 年相比，老年人的两周就诊率升高了 21.3 个百分点，城市和农村分别上升了 18.8 和 24.1 个百分点（表 1-11-38）。

表 1-11-38　2018、2013 年四川调查地区老年人两周就诊情况

指标	合计	城市	农村
2018 年			
调查人口数	6647	3433	3214
两周就诊人次数	3964	1806	2158
两周就诊率（%）	59.6	52.6	67.1
2013 年			
两周就诊率（%）	38.3	33.8	43.0

（2）性别、年龄别比较。

60～69 岁老年人的两周就诊率为 56.1%；70～79 岁老年人的两周就诊率为 67.0%；80 岁及以上老年人的两周就诊率为 54.3%；随着年龄的增加，老年人的两周就诊率先升高后降低，城乡趋势一致（表 1-11-39）。

60～69 岁和 70～79 岁年龄组，女性两周就诊率高于男性；80 岁及以上年龄组，男性两周就诊率与女性相差不大。

表 1-11-39　2018、2013 年四川调查地区老年人分性别、年龄别两周就诊率（%）

年龄组（岁）	合计			城市			农村		
	小计	男性	女性	小计	男性	女性	小计	男性	女性
60～	56.1	49.8	62.3	46.6	42.2	50.6	65.5	56.8	74.6
70～	67.0	65.2	69.0	62.1	56.9	67.4	72.7	74.5	70.8
80～	54.3	55.2	53.7	51.1	56.5	46.5	58.4	53.2	62.1
合计	59.6	55.7	63.4	52.6	49.2	55.8	67.1	62.5	71.9

2. 两周就诊疾病顺位

2018 年四川调查地区老年人两周就诊率最高的前十位疾病依次是高血压病、急性鼻咽炎（普通感冒）、急慢性胃肠炎、慢性阻塞性肺病、椎间盘疾病、糖尿病、脑血管病、类风湿性关节炎、缺血性心脏病，以及急性咽、喉、扁桃体和气管等上呼吸道感染。高血压病和糖尿病的两周就诊率城市高于农村，急性鼻咽炎（普通感冒）、慢性阻塞性肺病、急慢性胃肠炎、椎间盘疾病和类风湿性关节炎的两周就诊率农村高于城市（表 1-11-40）。

表 1-11-40　2018 年四川调查地区老年人疾病别两周就诊率及构成

顺位	合计			城市			农村		
	疾病名称	就诊率（‰）	构成（%）	疾病名称	就诊率（‰）	构成（%）	疾病名称	就诊率（‰）	构成（%）
1	高血压病	85.6	14.4	高血压病	98.7	18.8	急性鼻咽炎（普通感冒）	74.4	11.1
2	急性鼻咽炎（普通感冒）	59.0	9.9	急性鼻咽炎（普通感冒）	44.6	8.5	高血压病	71.6	10.7
3	急、慢性胃肠炎	48.1	8.1	急、慢性胃肠炎	34.1	6.5	慢性阻塞性肺病	63.8	9.5
4	慢性阻塞性肺病	45.9	7.7	糖尿病	31.8	6.0	急、慢性胃肠炎	63.2	9.4
5	椎间盘疾病	30.8	5.2	慢性阻塞性肺病	29.1	5.5	椎间盘疾病	39.2	5.8
6	糖尿病	25.7	4.3	椎间盘疾病	23.0	4.4	类风湿性关节炎	33.9	5.1
7	脑血管病	22.7	3.8	脑血管病	22.4	4.3	脑血管病	23.0	3.4
8	类风湿性关节炎	22.0	3.7	牙齿疾患	14.9	2.8	糖尿病	19.3	2.9
9	缺血性心脏病	12.6	2.1	类风湿性关节炎	10.8	2.0	缺血性心脏病	15.9	2.4
10	急性咽、喉、扁桃体和气管等上呼吸道感染	12.2	2.0	急性咽、喉、扁桃体和气管等上呼吸道感染	10.5	2.0	急性咽、喉、扁桃体和气管等上呼吸道感染	14.0	2.1

3. 两周就诊机构

（1）整体情况。

在两周就诊的老年人中，首诊机构主要为基层医疗卫生机构（71.5%），其中诊所/村卫生室/社区卫生服务站占 49.1%，卫生院/社区卫生服务中心占 22.4%。农村地区在基层医疗机构就诊的比例（78.5%）高于城市地区（64.4%）（表 1-11-41）。

表 1－11－41　2018 年四川调查地区老年人两周就诊首诊机构构成（%）

就诊机构	合计	城市	农村
基层医疗卫生机构	71.5	64.4	78.5
诊所/村卫生室/社区卫生服务站站	49.1	41.8	56.2
卫生院/社区卫生服务中心	22.4	22.6	22.3
县市区医院	15.6	17.1	14.1
地市级医院	3.6	5.7	1.6
省级及以上医院	1.8	3.2	0.4
民营医院	4.1	6.0	2.3
其他	3.4	3.6	3.1

（2）选择就诊机构的原因。

在两周就诊的老年人中，选择就诊机构最主要的原因是距离近（40.8%），其次是有信赖医生（21.7%）和设备条件好（14.7%），城乡原因排序相同（表 1－11－42）。

表 1－11－42　2018 年四川调查地区老年人两周就诊选择医疗机构的原因构成（%）

原因	合计	城市	农村
距离近	40.8	43.1	38.7
技术水平高	8.4	7.0	9.7
有信赖医生	21.7	20.2	23.1
定点单位	1.8	1.1	2.6
收费合理	2.8	2.5	3.1
药品丰富	3.0	3.2	2.7
服务态度好	2.3	3.1	1.6
有熟人	2.1	2.1	2.1
设备条件好	14.7	14.7	14.7
有签约医生	0.4	0.6	0.2
其他	2.0	2.4	1.5

（三）住院服务利用

1. 住院率

（1）整体情况。

2018 年四川调查地区老年人年住院率为 33.6%，城市（36.6%）高于农村（30.3%）。与 2013 年相比，老年人年住院率升高了 11.2 个百分点，城市和农村分别上升了 8.8 和 13.7 个百分点（表 1－11－43）。

表 1－11－43　2018、2013 年四川调查地区老年人最近 1 年住院情况

指标	合计	城市	农村
2018 年			
调查人口数	6647	3433	3214
住院人次数	2232	1258	974
住院率（%）	33.6	36.6	30.3
2013 年			
住院率（%）	22.4	27.8	16.6

（2）性别、年龄别比较。

60～69岁老年人的年住院率为29.6%；70～79岁老年人的年住院率为37.0%；80岁及以上老年人的年住院率为42.2%；随着年龄的增加，老年人的年住院率逐渐升高。各年龄组，男性年住院率均高于女性（表1-11-44）。

表1-11-44　2018、2013年四川调查地区老年人分性别、年龄别住院率（%）

年龄组（岁）	合计			城市			农村		
	小计	男性	女性	小计	男性	女性	小计	男性	女性
60～	29.6	31.6	27.7	30.8	35.7	26.4	28.5	27.9	29.1
70～	37.0	39.1	34.9	40.1	41.8	38.4	33.4	36.0	30.7
80～	42.2	51.2	35.2	51.6	60.2	44.3	30.5	38.8	24.6
合计	33.6	36.2	31.0	36.6	40.7	32.8	30.3	31.5	29.1

2.住院疾病顺位

2018年四川调查地区老年人住院率最高的前十位疾病依次是慢性阻塞性肺病、脑血管病、椎间盘疾病、高血压病、胃肠炎、缺血性心脏病、糖尿病、白内障、骨折和肺炎。慢性阻塞性肺病和高血压病的住院率城市与农村基本相同，椎间盘疾病的住院率城市高于农村，脑血管病的住院率农村高于城市（表1-11-45）。

表1-11-45　2018年四川调查地区老年人疾病别住院率及构成

顺位	合计			城市			农村		
	疾病名称	住院率（‰）	构成（%）	疾病名称	住院率（‰）	构成（%）	疾病名称	住院率（‰）	构成（%）
1	慢性阻塞性肺病	37.3	11.1	慢性阻塞性肺病	37.0	10.1	慢性阻塞性肺病	37.6	12.4
2	脑血管病	17.9	5.3	椎间盘疾病	20.7	5.6	脑血管病	20.5	6.8
3	椎间盘疾病	17.5	5.2	脑血管病	15.4	4.2	高血压病	14.6	4.8
4	高血压病	14.4	4.3	高血压病	14.3	3.9	椎间盘疾病	14.0	4.6
5	胃肠炎	12.5	3.7	胃肠炎	11.7	3.2	胃肠炎	13.4	4.4
6	缺血性心脏病	9.5	2.8	糖尿病	11.1	3.0	缺血性心脏病	10.3	3.4
7	糖尿病	8.4	2.5	白内障	9.9	2.7	骨折	9.0	3.0
8	白内障	8.3	2.5	缺血性心脏病	8.7	2.4	肺炎	6.8	2.3
9	骨折	6.9	2.1	急性咽、喉、扁桃体和气管等上呼吸道感染	7.6	2.1	白内障	6.5	2.2
10	肺炎	6.3	1.9	胆结石症和胆囊炎	6.1	1.7	胆结石症和胆囊炎	6.2	2.1

3.住院机构类型

在住院的老年人中，住院机构为县市区医院的比例最大（41.9%），城市和农村分别为42.4%和41.2%。其次是卫生院/社区卫生服务中心（29.5%），农村地区（39.4%）高于城市地区（21.8%）。住院机构为民营医院的比例为17.0%，城市地区（22.6%）高于农村地区（9.9%）（表1-11-46）。

表 1-11-46　2018 年四川调查地区老年人住院医疗机构类型（%）

机构类型	合计	城市	农村
卫生院/社区卫生服务中心	29.5	21.8	39.4
县市区医院	41.9	42.4	41.2
地市级医院	7.4	8.0	6.6
省级及以上医院	3.7	4.8	2.3
民营医院	17.0	22.6	9.9
其他	0.5	0.4	0.6

4. 次均住院天数

2018 年四川调查地区老年人次均住院天数为 9 天，其中城市地区为 10 天，农村地区为 8 天。与 2013 年相比，城市地区老年人次均住院天数不变，农村地区增加了 1 天（表 1-11-47）。

表 1-11-47　2018、2013 年四川调查地区老年人次均住院天数（中位数，天）

调查时间	合计	城市	农村
2018 年	9	10	8
2013 年	9	10	7

（四）应住院未住院情况

1. 应住院未住院比例

（1）整体情况。

2018 年四川调查地区老年人应住院人次数为 3149 人次，其中未住院人次数为 917 人次，应住院未住院比例为 29.1%，农村（32.9%）高于城市（25.9%）。与 2013 年相比，老年人应住院未住院比例升高了 6.0 个百分点，其中城市地区升高了 7.4 个百分点，农村地区变化不大（表 1-11-48）。

表 1-11-48　2018、2013 年四川调查地区老年人最近 1 年应住院未住院情况

指标	合计	城市	农村
2018 年			
应住院人次数	3149	1698	1451
未住院人次数	917	440	477
未住院比例（%）	29.1	25.9	32.9
2013 年			
未住院比例（%）	23.1	18.5	30.2

（2）性别、年龄别比较。

60～69 岁老年人的应住院未住院比例为 33.0%；70～79 岁老年人的应住院未住院比例为 28.3%；80 岁及以上老年人的应住院未住院比例为 15.0%；随着年龄的增加，老年人的应住院未住院比例逐渐降低，城乡趋势一致。各年龄组女性应住院未住院比例均高于男性（表 1-11-49）。

表 1-11-49　2018、2013 年四川调查地区老年人分性别、年龄别应住院未住院比例（%）

年龄组（岁）	合计			城市			农村		
	小计	男性	女性	小计	男性	女性	小计	男性	女性
60～	33.0	30.5	35.7	30.0	25.2	35.1	36.0	35.8	36.2
70～	28.3	24.0	32.7	25.6	23.7	27.6	31.7	24.4	39.0
80～	15.0	13.3	16.8	13.9	14.2	13.7	17.1	11.5	22.6
合计	29.1	26.0	32.4	25.9	23.0	29.1	32.9	29.7	36.0

2. 应住院未住院原因

2018 年四川调查地区老年人最近一次应住院未住院主要原因是经济困难（52.2%），其次是自认为不需要（16.5%）和自己无时间（16.5%）。城市地区主要原因是经济困难（56.2%），其次是自认为不需要（18.2%）；农村地区主要原因同样是经济困难（48.1%），其次是自己无时间（21.8%）（表 1-11-50）。

表 1-11-50　2018 年四川调查地区老年人应住院未住院原因构成（%）

原因	合计	城市	农村
自认为不需要	16.5	18.2	14.7
自认为无有效治疗措施	3.4	2.0	4.9
经济困难	52.2	56.2	48.1
自认为医院服务差	0.7	0.7	0.7
自己无时间	16.5	11.4	21.8
医院无床位	0.9	1.0	0.7
医疗保险限制	0.0	0.0	0.0
其他	9.8	10.5	9.1

三、基本公共卫生服务

（一）健康档案

在调查的老年人中，57.8%的老年人有健康档案；8.9%的老年人没有健康档案；33.3%的老年人不知道是否有健康档案。农村地区有健康档案的比例（60.8%）高于城市地区（54.9%）（表 1-11-51）。

表 1-11-51　2018 年四川调查地区老年人自报健康档案建档情况（%）

健康档案	合计	城市	农村
有	57.8	54.9	60.8
没有	8.9	10.1	7.7
不知道	33.3	35.0	31.5

（二）家庭医生

在调查的老年人中，50.9%的老年人签约了家庭医生服务；9.8%的老年人没有签约家庭医生服务；39.3%的老年人不知道是否有签约家庭医生服务。农村地区老年人签约家庭医生服务的比例（59.4%）高于城市地区（43.0%）（表 1-11-52）。

表 1-11-52　2018、2013 年四川调查地区老年人自报家庭医生服务签约情况（%）

家庭医生服务	合计	城市	农村
有	50.9	43.0	59.4
没有	9.8	11.8	7.7
不知道	39.3	45.2	32.9

（三）健康检查

2018 年四川调查地区 60 岁及以上老年人最近 1 年健康检查率为 55.6%，城市地区和农村地区分别为 55.8%和 55.4%，男性和女性分别为 54.2%和 56.9%；65 岁及以上老年人最近 1 年健康检查率为60.1%，城市地区和农村地区分别为61.3%和58.9%，男性和女性分别为59.4%和60.9%（表1-11-53）。

60～69岁老年人的健康检查率为52.2%；70～79岁老年人的健康检查率为62.5%；80岁及以上老年人的健康检查率为51.0%；随着年龄的增加，老年人的健康检查率先升高后降低，城乡趋势一致。

60～69岁和70～79岁年龄组，女性健康检查率高于男性；80岁及以上年龄组，男性健康检查率与女性相差不大。

表1-11-53　2018年四川调查地区老年人最近1年健康检查率（%）

年龄组（岁）	合计			城市			农村		
	小计	男性	女性	小计	男性	女性	小计	男性	女性
60～	52.2	50.1	54.2	50.9	49.5	52.1	53.5	50.6	56.5
70～	62.5	61.1	64.0	64.2	63.6	64.7	60.7	58.3	63.2
80～	51.0	52.4	49.9	52.7	52.4	53.1	48.8	52.5	46.2
60及以上合计	55.6	54.2	56.9	55.8	55.0	56.5	55.4	53.3	57.4
65及以上合计	60.1	59.4	60.9	61.3	60.7	61.9	58.9	58.0	59.8

（四）高血压管理

2018年四川调查地区老年高血压患者近12个月内接受过高血压病随访的比例为80.5%，农村（83.5%）高于城市（77.9%）。其中，随访4次及以上的比例为61.0%，农村（64.0%）高于城市（58.5%）（表1-11-54）。

表1-11-54　2018年四川调查地区老年高血压患者近12个月内接受过随访的比例（%）

随访次数	合计	城市	农村
1次及以上	80.5	77.9	83.5
4次及以上	61.0	58.5	64.0

（五）糖尿病管理

2018年四川调查地区老年糖尿病患者近12个月内接受过糖尿病随访的比例为74.2%，农村（77.0%）高于城市（72.8%）。其中，随访4次及以上的比例为56.4%，农村（62.0%）高于城市（53.8%）（表1-11-55）。

表1-11-55　2018年四川调查地区老年糖尿病患者近12个月内接受过随访的比例（%）

随访次数	合计	城市	农村
1次及以上	74.2	72.8	77.0
4次及以上	56.4	53.8	62.0

本章小结

（1）老年人自评健康状况存在明显的城乡差异和性别差异，城市老人的自评健康状况优于农村老人，男性老人的自评健康状况优于女性老人。2018年四川调查地区，无论男性还是女性，农村地区老年人各项自感健康状况有中度及以上问题的比例均高于城市地区，农村地区自评健康得分农村低于城市。无论城乡，女性老年人各项自感健康状况有中度及以上问题的比例高于男性，女性自评健康得分女性低于男性。

（2）老年人失能问题较为严重，尤其是农村地区。2018 年四川调查地区 8.0％的老年人存在轻度及以上失能，重度失能的比例达到 2.1％；农村地区老年人轻度及以上失能比例为 9.4％，高于城市地区（6.7％）。

（3）老年人卫生服务需要明显增加，多病共患情况较为普遍。2018 年四川调查地区，老年人的两周患病率为 63.1％，慢性病患病率为 64.9％，较 2013 年均有明显增加；29.5％的老年人同时患有两种及以上慢性病，比 2013 年提高 11.2 个百分点。

（4）老年人卫生服务利用大幅上升，利用水平及机构类型存在明显的城乡差异。2018 年四川调查地区老年人两周就诊率和年住院率分别为 59.6％和 33.6％，较 2013 年均有明显增加。分城乡来看，农村老年人门诊利用水平高于城市老年人，城市老年人住院利用水平高于农村老年人。无论是门诊还是住院，农村老年人利用基层医疗卫生机构的比例均高于城市老年人。

第十二章　低收入人群卫生服务需要、需求与利用

本章关注低收入人群的基本特征，卫生服务需要、需求及利用。

第一节　低收入人群的基本情况

一、低收入人群定义

本次调查的低收入人群定义为：样本县（区）家庭中被国家认定为贫困户或低保户家庭中的人口。

2018 年四川调查地区低收入人群比例为 18.1%，城市地区（11.8%）低于农村地区（24.1%）。与 2013 年相比，城市地区低收入人群比例变化不大，农村地区升高了 4.4 个百分点（表 1-12-1）。

表 1-12-1　2018、2013 年四川调查地区低收入人群的占比（%）

年份	合计	城市	农村
2018 年	18.1	11.8	24.1
2013 年	16.0	12.1	19.7

2018 年四川调查的低收入人群人均年收入为 7333 元，比 2013 年增加 46.7%，城市和农村地区低收入人群人均年收入分别为 8516 和 6750 元，比 2013 年分别增加了 41.9%和 35.0%（表 1-12-2）。

表 1-12-2　2018、2013 年四川调查地区居民人均年收入（中位数，元）

年份	人口分类	合计	城市	农村
2018 年	低收入人群	7333	8516	6750
	全人群	12 000	17 000	8750
2013 年	低收入人群	5000	6000	5000
	全人群	10 000	12 000	7500

二、低收入人群的基本特征

（一）家庭规模

2018 年四川调查地区低收入人群平均家庭规模为 2.5，其中城市地区 2.4，农村地区 2.6。与 2013 年相比，城乡均有下降（表 1-12-3）。

表 1-12-3　2018、2013 年低收入人群家庭规模

人口分类	合计		城市		农村	
	2018 年	2013 年	2018 年	2013 年	2018 年	2013 年
低收入人群	2.5	2.8	2.4	2.6	2.6	2.9
全人群	2.5	2.7	2.4	2.6	2.6	2.8

（二）性别构成

2018年四川调查地区低收入人群中，男性占51.1%，其中城市地区和农村地区男性所占比例分别为51.4%和50.9%，与2013年相差不大（表1-12-4）。

表1-12-4　2018、2013年四川调查地区低收入人群性别构成（%）

性别	合计		城市		农村	
	2018年	2013年	2018年	2013年	2018年	2013年
男性	51.1	50.5	51.4	49.2	50.9	51.3
女性	48.9	49.5	48.6	50.8	49.1	48.7

（三）年龄构成

2018年四川调查地区低收入人群中，65岁及以上年龄组占比增加，由2013年的21.8%增加到24.4%。其中城市低收入人群中，65岁及以上年龄组占比提高到23.2%，农村提高到25.0%（表1-12-5）。

表1-12-5　2018、2013年四川调查地区低收入人群年龄构成（%）

年龄组（岁）	合计		城市		农村	
	2018年	2013年	2018年	2013年	2018年	2013年
0～	4.0	5.3	3.7	4.9	4.1	5.5
5～	11.9	13.1	10.9	10.1	12.3	14.9
15～	6.8	9.2	6.3	7.6	7.0	10.1
25～	6.2	8.1	6.3	8.0	6.1	8.1
35～	10.0	14.1	10.4	16.4	9.9	12.9
45～	20.2	12.5	22.3	16.0	19.2	10.4
55～	16.5	15.9	16.9	15.4	16.4	16.2
65～	24.4	21.8	23.2	21.6	25.0	21.9

（四）15岁及以上低收入人群受教育程度构成

2018年四川调查地区低收入人群中，15岁及以上居民受教育程度较低者仍占大多数，89.7%的低收入人口仅为初中及以下文化水平。与2013年相比，低收入人群受教育程度没有明显差别。城市地区受教育程度主要以小学为主（40.9%），其次是初中（27.7%），农村地区主要以小学为主（41.0%），其次是没上过学（29.5%）（表1-12-6）。

表1-12-6　2018、2013年四川调查地区15岁及以上低收入人群受教育程度构成（%）

受教育程度	合计		城市		农村	
	2018年	2013年	2018年	2013年	2018年	2013年
没上过学	25.5	33.1	17.1	21.3	29.5	40.3
小学	41.0	35.3	40.9	34.1	41.0	36.0
初中	23.2	22.0	27.7	30.8	21.1	16.5
高中	5.9	5.8	6.3	7.9	5.8	4.7
技工学校	0.4	0.4	0.9	0.7	0.1	0.3
中专（中技）	1.4	1.7	2.6	2.5	0.8	1.2
大专	2.0	1.4	3.1	2.3	1.5	0.8
本科及以上	0.6	0.3	1.4	0.4	0.2	0.2

（五）婚姻状况

2018 年四川调查地区低收入人群中，已婚者占 69.5%（城市 66.6%，农村 70.8%），未婚者占 13.3%（城市 14.7%，农村 12.7%）。与 2013 年相比，已婚者占比升高了 6.5 个百分点（表 1-12-7）。

表 1-12-7　2018、2013 年四川调查地区 15 岁及以上低收入人群婚姻状况构成（%）

就业状况	合计		城市		农村	
	2018 年	2013 年	2018 年	2013 年	2018 年	2013 年
未婚	13.3	15.1	14.7	13.7	12.7	16.1
已婚	69.5	63.0	66.6	70.9	70.8	58.1
丧偶	13.4	11.7	11.3	11.9	14.3	11.5
离婚	3.3	2.4	6.5	3.2	1.8	1.8
其他	0.5	7.8	0.9	0.3	0.4	12.5

（六）15 岁及以上低收入人群就业状况

2018 年四川调查地区 15 岁及以上低收入人群中失业或无业占 32.6%，其中城市地区为 40.7%，农村地区为 28.8%。与 2013 年相比，城市地区低收入人群失业或无业占比变化不大，农村地区升高了 11.1 个百分点（表 1-12-8）。

表 1-12-8　2018、2013 年四川调查地区 15 岁及以上低收入人群就业状况构成（%）

就业状况	合计		城市		农村	
	2018 年	2013 年	2018 年	2013 年	2018 年	2013 年
在业	60.0	68.6	48.9	53.6	65.2	77.8
离退休	2.7	2.1	6.5	4.6	0.9	0.6
在校学生	4.7	3.6	3.9	3.2	5.1	3.9
无业/失业	32.6	25.7	40.7	38.6	28.8	17.7

（七）社会医疗保险参加情况

2018 年四川调查地区低收入人群中参加基本医疗保险的比例为 99.0%。与 2013 年调查相比，城市地区增加了 4.9 个百分点，农村地区变化不大。低收入人群参加各类社会医保的比例分别为：城乡居民基本医疗保险占 95.1%，城镇职工基本医疗保险占 3.9%，有 1.2%的没有参加任何社会医疗保险（表 1-12-9）。

表 1-12-9　2018、2013 年四川调查地区低收入人群社会医保参保情况（%）

医疗保险类型	合计		城市		农村	
	2018 年	2013 年	2018 年	2013 年	2018 年	2013 年
城镇职工基本医疗保险	3.9	2.3	10.8	5.5	0.8	0.4
城乡居民基本医疗保险	95.1	94.5	88.3	88.7	98.2	97.8
其他社会医保	2.4	2.0	4.1	2.9	1.6	1.5
无社会医保	1.2	5.2	1.3	10.6	1.2	2.1

第二节　低收入人群的卫生服务需要

一、两周患病率及其变化

2018年四川调查地区低收入人群两周患病率为45.6%，城市地区（51.2%）高于农村地区（43.0%）。与2013年相比，低收入人群两周患病率增加18.7个百分点，其中，城市地区增加了19.3个百分点，农村地区增加19.0个百分点。

与全人口相比，低收入人群的两周患病率高3.9个百分点，其中，城市地区的低收入人群比全人群高7.9个百分点，农村地区两人群差别不大。（表1-12-10）。

表1-12-10　2018、2013年四川调查地区低收入人群与全人群两周患病率

人口分类	合计		城市		农村	
	2018年	2013年	2018年	2013年	2018年	2013年
低收入人群	45.6	26.9	51.2	31.9	43.0	24.0
全人群	41.7	23.4	43.3	27.3	40.3	19.7

四川调查地区低收入人群两周患病率随年龄的增加先降低后增加，呈现“J”形，但城市和农村各年龄组变化的差距不同。城市地区呈先低于农村，最后高于农村的变化趋势。在0～4岁组，农村比城市地区高11.4个百分点，在45～54岁组，城市地区比农村高13.2个百分点（表1-12-11，图1-12-1）。

表1-12-11　2018年四川调查地区低收入人群年龄别两周患病率（%）

年龄组（岁）	合计	城市	农村
0岁～	26.3	18.2	29.6
5岁～	18.1	21.4	16.7
15岁～	17.4	20.0	16.3
25岁～	27.2	31.6	25.2
35岁～	40.6	44.0	39.0
45岁～	49.8	58.4	45.2
55岁～	57.6	63.4	54.9
65岁～	64.9	71.6	62.1

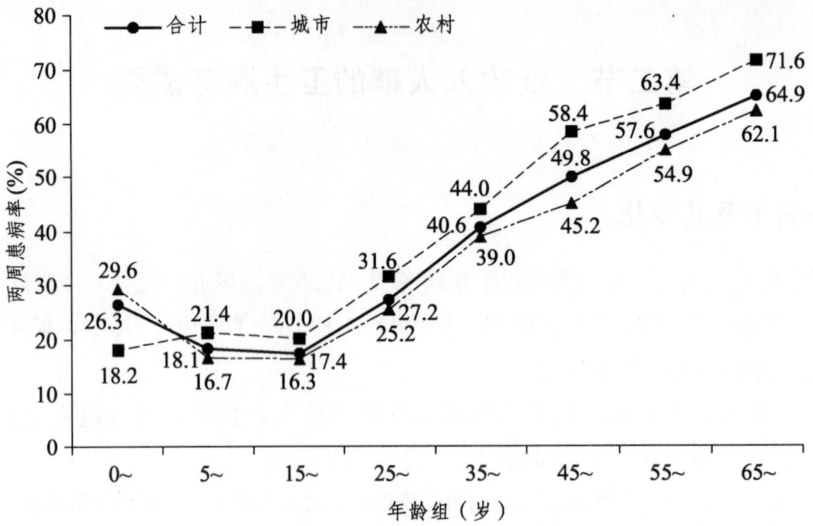

图 1-12-1　2018 年四川调查地区低收入人群年龄别两周患病率

二、慢性病患病率及其变化

（一）基本情况

2018 年四川调查地区 15 岁及以上低收入人群慢性病患病率为 49.3%（以人数计算），城市地区（52.3%）高于农村地区（47.9%）。与 2013 年相比，慢性病患病率上升了 21.8 个百分点，其中城市地区上升了 23.7 个百分点，农村地区上升了 21.0 个百分点。

与全人群相比，低收入人群慢性病患病率（49.3%）高于全人群（43.3%），其中城市地区和农村地区的低收入人群慢性病患病率均高于全人群（表 1-12-12）。

表 1-12-12　2018、2013 四川调查地区低收入人群与全人群慢性病患病率（%）

人口分类	合计		城市		农村	
	2018 年	2013 年	2018 年	2013 年	2018 年	2013 年
低收入人群	49.3	27.5	52.3	28.6	47.9	26.9
全人群	43.3	29.6	43.7	30.2	42.8	28.9

四川城市地区和农村地区的低收入人群慢性病患病率年龄别变化趋势基本相同，但城市和农村各年龄组变化的差距不同。城市地区呈先低于农村，最后高于农村的变化趋势。25～34 岁组差距最大，城市地区比农村高 14.1 个百分点（表 1-12-13，图 1-12-2）。

表 1-12-13　2018 年四川调查地区低收入人群年龄别慢性病患病率（%）

年龄组（岁）	合计	城市	农村
15～	10.8	9.3	11.4
25～	24.7	34.2	20.1
35～	34.1	36.0	33.2
45～	45.9	46.8	45.4
55～	58.9	61.4	57.7
65～	68.9	74.8	66.4

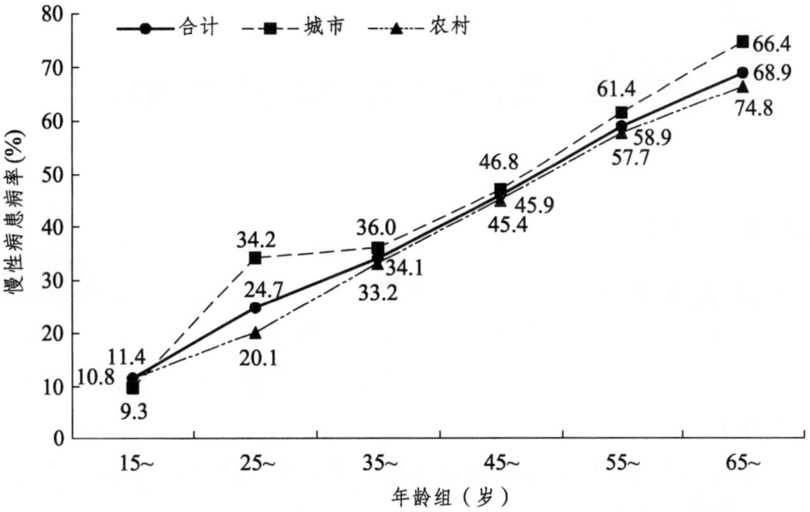

图 1-12-2 2018 年四川调查地区低收入人群年龄别慢性病患病率

（二）高血压患病率

2018 年四川调查地区 15 岁及以上低收入人群高血压患病率为 15.8%，城市地区（16.2%）与农村地区（15.6%）相差不大。与 2013 年相比，高血压患病率上升了 2.8 个百分点，其中城市地区上升了 4.3 个百分点，农村地区上升了 1.9 个百分点。

与全人群相比，低收入人群高血压患病率与全人群相差不大（表 1-12-14）。

表 1-12-14 2018、2013 年 15 岁以上低收入人群高血压患病率（%）

人口分类	合计		城市		农村	
	2018 年	2013 年	2018 年	2013 年	2018 年	2013 年
低收入人群	15.8	13.0	16.2	11.9	15.6	13.7
全人群	15.8	12.3	17.0	13.2	14.6	11.3

（三）糖尿病患病率

2018 年四川调查地区 15 岁及以上低收入人群糖尿病患病率为 3.6%，城市地区（5.6%）高于农村地区（2.7%）。与 2013 年相比，糖尿病患病率上升了 1.4%，其中城市地区上升了 2.4%，农村地区上升了 1.1%。

与全人群相比，低收入人群糖尿病患病率（3.6%）低于全人群（4.9%），其中城市地区和农村地区的低收入人群糖尿病患病率均低于全人群（表 1-12-15）。

表 1-12-15 2018、2013 年低收入人群糖尿病患病率（%）

人口分类	合计		城市		农村	
	2018 年	2013 年	2018 年	2013 年	2018 年	2013 年
低收入人群	3.6	2.2	5.6	3.2	2.7	1.6
全人群	4.9	2.7	6.6	3.8	3.2	1.6

第三节　低收入人群的医疗服务利用

一、两周患病就诊情况

（一）两周就诊率及其变化

2018年四川调查地区低收入人群两周就诊率（以人次数计算）为44.5%，城市地区（50.8%）高于农村地区（41.7%）。与2013年相比，低收入人群两周就诊率上升了18.4%，其中城市地区上升了20.7%，农村地区上升了17.9%。

与全人群相比，低收入人群两周就诊率（44.5%）高于全人群（37.7%），无论是城市地区还是农村地区，低收入人群两周就诊率均高于全人群（表1－12－16）。

表1－12－16　2018、2013年四川调查地区低收入人群与全人群两周就诊率（%）

人口分类	合计		城市		农村	
	2018年	2013年	2018年	2013年	2018年	2013年
低收入人群	44.5	26.1	50.8	30.1	41.7	23.8
全人群	37.7	21.7	36.2	21.2	39.2	22.1

四川调查地区低收入人群两周就诊率随年龄的增加先降低后增加，呈现“J”形，但城乡各年龄组变化的差别不同。城市地区呈现先低于农村，然后高于农村的变化趋势。城市地区0～4岁年龄组低于农村地区8.2个百分点，其余年龄组城市地区均高于农村地区，在35～45岁和65岁以上年龄组相差较大，城市地区分别比农村地区高15.9、15.2个百分点（表1－12－17，图1－12－3）。

表1－12－17　2018年四川调查地区低收入人群年龄别就诊率（%）

年龄组（岁）	合计	城市	农村
0～	21.7	15.9	24.1
5～	18.9	29.0	14.9
15～	15.4	16.0	15.2
25～	15.7	22.4	12.6
35～	36.5	47.2	31.3
45～	43.7	51.7	39.5
55～	60.6	56.9	62.3
65～	69.2	79.9	64.7

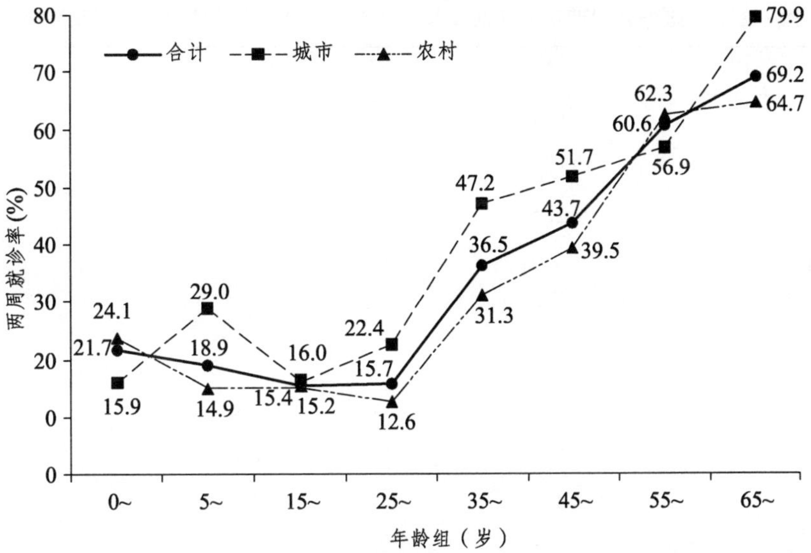

图 1-12-3　2018 年四川调查地区低收入人群年龄别就诊率

（二）两周就诊机构

2018 年四川调查地区低收入人群中，两周患病就诊在基层医疗机构（包括诊所/村卫生室/社区卫生服务站、卫生院/社区卫生服务中心）的比例达到了 76.0%。其中，城市地区和农村地区低收入人群的两周就诊机构主要是诊所/村卫生室/社区卫生服务站（城市地区 55.7%，农村地区 51.4%），其次是卫生院/社区卫生服务中心（城市地区 20.1%，农村地区 24.7%）。与 2013 年相比，低收入人群两周患病就诊机构构成差异不大（表 1-12-18）。

表 1-12-18　2018、2013 年四川调查地区低收入人群就诊机构构成（%）

就诊机构	合计		城市		农村	
	2018 年	2013 年	2018 年	2013 年	2018 年	2013 年
基层医疗机构	76.0	77.3	75.8	72.8	76.1	80.6
诊所/村卫生室/社区卫生服务站	52.9	55.7	55.7	55.2	51.4	56.1
卫生院/社区卫生服务中心	23.1	21.6	20.1	17.6	24.7	24.5
县市区医院	14.2	15.1	11.2	12.6	15.9	17.0
地市级医院	2.6	1.6	2.9	2.9	2.5	0.6
省医院	0.5	0.9	1.0	0.8	0.1	0.9
民营医院	3.8	—	6.8	—	2.2	—
其他	2.9	5.1	2.3	10.9	3.2	0.9

（三）两周内第一次就诊机构的选择原因

2018 年四川调查地区低收入人群两周内第一次就诊机构的选择原因前三位为“距离近/方便”（39.4%）、“技术水平高”（22.4%）、“有信赖医生”（14.5%），三者合计比例为 76.3%。无论是城市地区还是农村地区，门诊患者两周内第一次就诊机构的选择原因前三位均为“距离近/方便”、“技术水平高”、“有信赖医生”（表 1-12-19）。

表 1-12-19　2018 年四川调查地区低收入人群两周内第一次就诊机构选择原因构成（%）

选择原因	合计	城市	农村
距离近/方便	39.4	37.0	40.8
收费合理	9.2	10.4	8.5
技术水平高	22.4	22.7	22.3
设备条件好	3.0	1.3	3.9
药品丰富	3.2	2.6	3.5
服务态度好	2.7	3.1	2.5
定点单位	1.4	1.8	1.2
有熟人	2.0	1.8	2.0
有信赖医生	14.5	15.4	14.0
有签约家庭医生	0.1	0.0	0.1
其他	2.1	3.9	1.2

二、两周患病未治疗情况

2018 年四川调查地区低收入人群两周患病未治疗比例（3.8%）高于全人群（2.7%），城市和农村地区的低收入人群两周患病未治疗比例均高于全人群。与 2013 年相比，本次调查低收入人群两周患病未治疗比例降低了 10.0 个百分点，城市地区降低了 8.2 个百分点，农村地区降低了 11.7 个百分点（表 1-12-20）。

表 1-12-20　2018、2013 年四川调查地区低收入人群与全人群两周患病未治疗比例（%）

人口分类	合计		城市		农村	
	2018 年	2013 年	2018 年	2013 年	2018 年	2013 年
低收入人群	3.8	13.8	2.4	10.6	4.6	16.3
全人群	2.7	7.3	2.0	6.3	3.4	8.6

（三）两周患病未治疗原因

2018 年四川调查地区低收入人群两周患病未治疗原因构成中，48.1%的患者是因为“经济困难”，24.7%的患者是因为“自感病轻”。城市地区两周患病未治疗的主要原因为“经济困难”（66.7%）；农村地区两周患病未治疗原因前两位为“经济困难”（42.9%）和“自感病轻”（30.2%），需要注意的是，城市地区因经济困难而未治疗的比例（66.7%）高于农村地区（42.9%）（表 1-12-21）。

表 1-12-21　2018 年四川调查地区低收入人群两周患病未治疗原因构成（%）

原因	合计	城市	农村
自感病轻	24.7	5.6	30.2
经济困难	48.1	66.7	42.9
就诊麻烦	3.7	5.6	3.2
无时间	3.7	0.0	4.8
交通不便	4.9	0.0	6.3
无有效措施	3.7	5.6	3.2
其他	11.2	16.5	9.4

二、住院情况

（一）住院率及其变化

2018年四川调查地区低收入人群住院率（以人次数计算）为24.7%，城市地区（25.8%）与农村地区（24.2%）相差不大。与2013年相比，低收入人群住院率上升了10.3个百分点，其中城市地区上升了7.1个百分点，农村地区则上升了12.2个百分点。

与全人群相比，低收入人群住院率（24.7%）高于全人群（18.9%），无论是城市地区还是农村地区，低收入人群住院率均高于全人群（表1-12-22）。

表1-12-22　2018、2013年四川调查地区低收入人群与全人群住院率（%）

人口分类	合计		城市		农村	
	2018年	2013年	2018年	2013年	2018年	2013年
低收入人群	24.7	14.4	25.8	18.7	24.2	12.0
全人群	18.9	12.7	21.0	15.6	17.0	10.0

四川城市地区和农村地区的低收入人群住院率年龄别变化趋势基本相同，随着年龄的增加呈现“W”形。65岁及以上年龄组年住院率最高（39.4%），其次是55～64岁年龄组（35.8%），5～14岁年龄组住院率最低（5.9%）（表1-12-23，图1-12-4）。

表1-12-23　2018年四川调查地区低收入人群年龄别住院率（%）

年龄组（岁）	合计	城市	农村
0～	17.1	9.1	20.4
5～	5.9	6.1	5.9
15～	10.8	10.7	10.9
25～	18.7	21.1	17.6
35～	13.8	17.6	12.0
45～	22.4	21.7	22.8
55～	35.8	38.1	34.7
65～	39.4	41.7	38.4

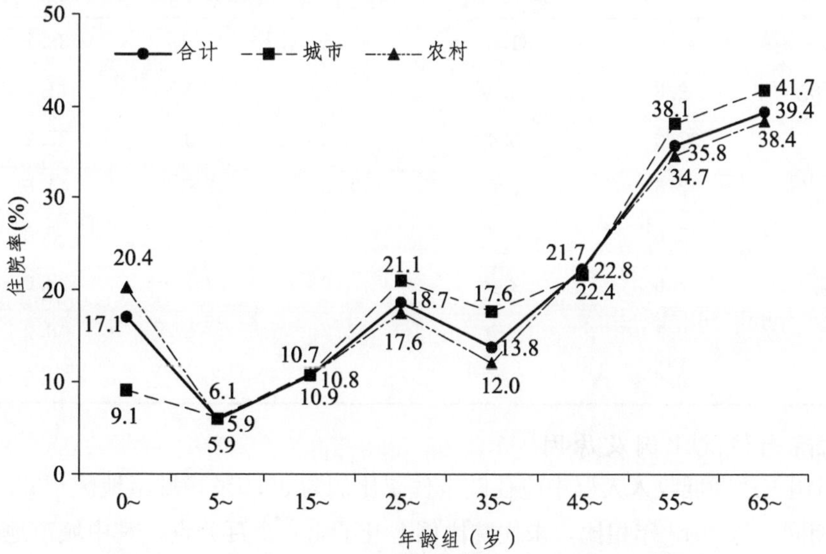

图1-12-4　2018年四川调查地区低收入人群年龄别住院率

分医保看，参加城镇职工基本医疗保险的低收入人群调查前1年的住院率为18.0%，参加城乡居民基本医疗保险的低收入人口年住院率为25.1%。其中，城市地区和农村地区城镇职工基本医保覆盖人群的住院率均低于城乡居民医保覆盖人群（表1-12-24）。

表1-12-24　2018年四川调查地区低收入人群不同社会医保类型住院率（%）

社会医疗保险类型	合计	城市	农村
城镇职工基本医疗保险	18.0	19.4	9.5
城乡居民基本医疗保险	25.1	26.7	24.5
其他社会医保	20.9	18.4	23.8
无社会医保	8.5	6.7	9.4

（二）次均住院天数

2018年四川调查地区低收入人群次均住院天数为8天，城市与农村相同。与2013年相比，城市地区和农村地区住院天数均增加1天，与全人群相比，城市地区减少1天，农村地区增加1天（表1-12-25）。

表1-12-25　2018、2013年四川调查地区低收入人群与全人群次均住院天数（中位数，天）

人口分类	合计		城市		农村	
	2018年	2013年	2018年	2013年	2018年	2013年
低收入人群	8	7	8	7	8	7
全人群	8	7	9	8	7	7

（三）住院机构

2018年四川调查地区低收入人群住院机构主要集中在基层医疗机构（39.3%）和县市区医院（42.6%）。无论是城市地区还是农村地区，住院机构都以基层医疗机构和县市区医院为主。与2013年相比，低收入人群在基层医疗机构住院的比例增加了7.5个百分点，其中城市地区增加了12.6个百分点，农村地区增加了3.3个百分点（表1-12-26）。

表1-12-26　2018、2013年四川调查地区低收入人群住院机构构成（%）

医疗机构	合计		城市		农村	
	2018年	2013年	2018年	2013年	2018年	2013年
基层医疗机构	39.3	31.8	40.5	27.9	38.7	35.4
社区卫生服务中心	2.3	3.4	3.9	4.8	1.6	2.2
卫生院	37.0	28.4	36.6	23.1	37.2	33.2
县市区医院	42.6	53.6	38.5	52.6	44.6	54.5
地市级医院	5.6	6.6	6.8	7.6	5.0	5.8
省级及以上医院	2.6	2.5	1.9	2.8	3.0	2.2
民营医院	9.3	—	11.7	—	8.2	—
其他	0.6	5.5	0.6	9.1	0.5	2.1

（四）应住院未住院比例及原因

2018年四川调查地区低收入人群中应住院未住院比例为33.0%，城市地区（33.1%）与农村地区（33.0%）基本相同。与2013年相比，未住院比例上升了4.4个百分点，其中城市地区上升了10.3个百分点，农村地区变化不大。

与全人群相比，低收入人群应住院未住院比例（33.0%）高于全人群（29.1%），其中，城市地区低收入人群高于全人群，农村地区两人群相差不大（表1-12-27）。

2018年四川调查地区低收入人群应住院未住院原因主要是经济困难（55.3%），其次是无时间（23.7%）和没必要（8.9%）。城市地区由于经济困难未选择住院的比例（64.1%）高于农村地区（50.5%）（表1-12-28）。

表1-12-27　2018、2013年四川调查地区低收入人群与全人群应住院未住院比例（%）

人群分类	合计		城市		农村	
	2018年	2013年	2018年	2013年	2018年	2013年
低收入人群	33.0	28.6	33.1	22.8	33.0	33.3
全人群	29.1	21.7	25.9	16.8	32.4	28.1

表1-12-28　2018年四川调查地区低收入人群未住院原因构成（%）

未住院原因	合计	城市	农村
没必要	8.9	2.9	12.2
无有效措施	2.1	1.0	2.7
经济困难	55.3	64.1	50.5
医院服务差	0.3	0.0	0.5
无时间	23.7	17.5	27.1
无床位	1.0	1.9	0.5
医疗保险限制	0.0	0.0	0.0
其他	8.7	12.6	6.5

第四节　低收入人群医药费用

一、次均门诊医疗费用

2018年四川调查地区低收入人群次均门诊自付直接费用为50元，城市地区（43元）低于农村地区（50元）。与2013年相比，城市地区下降了15元，农村地区下降了20元（表1-12-29）。

2018年四川调查地区低收入人群次均门诊自付直接费用（50元）与全人群（50元）相同，其中城市地区低收入人群比全人群低7元，农村地区两人群相同（表1-12-30）。

表1-12-29　2018、2013年四川调查地区低收入人群次均门诊自付直接费用（元）

年份	指标	合计	城市	农村
2018年	均数	245	251	243
	中位数	50	43	50
2013年	均数	238	193	270
	中位数	60	58	70

表 1-12-30　2018 年四川调查地区低收入人群与全人群次均门诊自付直接费用（元）

人群分类	指标	合计	城市	农村
低收入人群	均数	245	251	243
	中位数	50	43	50
全人群	均数	276	278	273
	中位数	50	50	50

二、次均住院医药费用及其变化

（一）次均住院直接医疗费用

2018 年四川调查地区低收入人群次均住院直接医疗费用为 3140 元。城市地区和农村地区分别为 3500 元和 3000 元。院内医疗费用为 3143 元，城市地区和农村地区分别为 3500 元和 3000 元。院外医疗费用为 0 元，城市地区和农村地区均为 0 元（表 1-12-31）。

与 2013 年相比，低收入人群次均住院院内医疗费用下降了 357 元，其中城市地区无变化，农村地区下降了 654 元（表 1-12-32）

2018 年四川调查地区低收入人群次均住院院内医疗费用（3143 元）低于全人群（4000 元）。无论是城市地区还是农村地区，低收入人群都低于全人群（表 1-12-33）。

表 1-12-31　2018 年四川省调查地区低收入群次均住院直接医疗费用（元）

住院直接医疗费用	指标	合计	城市	农村
合计	均数	6553	6423	6615
	中位数	3140	3500	3000
院内医疗费用	均数	6503	6405	6551
	中位数	3143	3500	3000
院外医疗费用	均数	80	39	100
	中位数	0	0	0

表 1-12-32　2018、2013 年四川调查地区低收入人群次均住院院内医疗费用（元）

年份	指标	合计	城市	农村
2018 年	均数	6503	6405	6551
	中位数	3143	3500	3000
2013 年	均数	6074	5677	6434
	中位数	3500	3500	3654

表 1-12-33　2018 年四川调查地区低收入人群与全人群次均住院院内医疗费用（元）

人群分类	指标	合计	城市	农村
低收入人群	均数	6503	6405	6551
	中位数	3143	3500	3000
全人群	均数	7413	8189	6520
	中位数	4000	4800	3400

（二）次均住院院内自付费用

2018 年四川调查地区低收入人群的次均住院院内自付费用为 500 元（城市 500 元，农村 500 元）。

与 2013 年相比，低收入人群次均住院院内自付费用下降了 200 元，其中城市地区下降了 20 元，农村地区下降了 465 元。与全人群相比，低收入人群人均低 700 元，其中城市地区低收入人群比全人群低 800 元，农村地区低收入人群比全人群低 700 元（表 1-12-34）。

表 1-12-34　2018、2013 年四川调查地区低收入人群与全人群住院院内自付费用（元）

人群分类	合计		城市		农村	
	2018 年	2013 年	2018 年	2013 年	2018 年	2013 年
低收入人群	500	700	500	520	500	965
全人群	1200	1200	1300	1200	1200	1160

（三）次均住院院内医疗费用自付比例

2018 年四川调查地区低收入人群次均住院院内医疗费用自付比例为 29.3%（城市 27.3%，农村 30.2%）。与 2013 年相比，低收入人群次均住院院内医疗费用自付比例下降了 11.1 个百分点，其中城市地区下降了 14.1 个百分点，农村地区下降了 9.3 个百分点。与全人群相比，低收入人群低 9.4 个百分点，其中，城市地区低收入人群比全人群低 8.3 个百分点，农村地区低收入人群比全人群低 12.1 个百分点（表 1-12-35）。

表 1-12-35　2018、2013 年四川调查地区低收入人群与全人群次均住院院内医疗费用自付比例（%）

人群分类	合计		城市		农村	
	2018 年	2013 年	2018 年	2013 年	2018 年	2013 年
低收入人群	29.3	40.4	27.3	41.4	30.2	39.5
全人群	38.7	40.5	35.6	39.1	42.3	42.5

分医保看，参加城镇职工基本医保的低收入住院患者次均住院院内医疗费用自付比例为 30.4%，其中城市地区（31.4%）高于农村地区（18.2%）。参加城乡居民基本医保的低收入住院患者次均住院院内医疗费用自付比例为 29.0%，城市地区（27.0%）与农村地区（29.9%）相差不大。总体来看，在城市地区，参加城镇职工基本医保的低收入住院患者院内医疗费用自付比例高于参加城乡居民基本医保的低收入住院患者。在农村地区，参加城乡居民基本医保的低收入住院患者院内医疗费用自付比例高于参加城镇职工基本医保的低收入住院患者。与 2013 年相比，无论城乡，各社会医保参保人群的次均住院院内医疗费用自付比例均有不同程度的下降，其中城镇职工基本医保下降幅度最大（表 1-12-36）。

表 1-12-36　2018、2013 年四川调查地区参加不同社会医保的低收入人群次均住院院内医疗费用自付比例（%）

医疗保险类型	合计		城市		农村	
	2018 年	2013 年	2018 年	2013 年	2018 年	2013 年
城镇职工基本医疗保险	30.4	48.3	31.4	49.0	18.2	46.5
城乡居民基本医疗保险	29.0	40.0	27.0	40.6	29.9	39.5
其他社会医保	25.7	34.5	20.0	29.6	30.8	52.4
无社会医保	88.1	56.7	52.3	59.0	100.0	46.5

本章小结

（1）低收入人群中老年人比例较大，受教育程度偏低。低收入人群中65岁及以上年龄的人口比例为24.4%，15岁以上居民受教育程度在初中及以下的比例达到89.7%。

（2）低收入人群基本参保率较高，收入增幅高于全人群。2018年低收入人群中基本医疗保险覆盖率比2013年有所上升，达到99.0%。5年间，低收入人群人均收入增加46.7%（未经消费价格指数调整），高于全人群的20.0%。

（3）低收入人群处于高卫生服务需要、高卫生服务利用的状态，但城乡差异明显。低收入人群两周患病率、15岁及以上慢性病患病率、两周就诊率、年住院率均高于全人群。从卫生服务需要看，2018年城市低收入人群的两周患病率、15岁及以上人口慢性病患病率均高于农村低收入人群；从卫生服务利用看，城市地区低收入人群两周就诊率、年住院率均高于农村低收入人群。

第十三章　主要发现和政策建议

一、主要发现

（一）医疗卫生服务利用持续优化

居民看病就医更加便捷。2018年四川调查地区78.9%的家庭到最近医疗点所需的时间在15分钟及以内，与2013年相比，升高了9.7个百分点；其中农村地区升幅更大，升高了16.0个百分点。门诊患者认为候诊时间“短”的比例为66.4%，与2013年相比，升高了7.5个百分点，其中农村地区升高更为明显，升高了11.0个百分点。2018年，四川调查地区94.0%的住院患者等候入院时间为1天及以下。

就医机构仍以基层医疗机构为主。2018年四川调查地区居民两周患病首诊在基层医疗机构的比例为70.4%，其中城市地区为65.9%，农村地区为74.6%；与全国及西部相比，四川调查地区居民两周患病首诊在基层医疗机构的比例高于全国（64.9%）和西部地区（65.0%）。2018年四川调查地区住院患者的住院机构以县（市）区级医院为主（46.2%），其次是卫生院/社区卫生服务中心（26.0%）；与全国及西部相比，四川调查地区住院患者在卫生院/社区卫生服务中心住院的比例（26.0%）高于全国（17.8%）和西部地区（18.1%）。

民营医院住院服务利用率显著升高。2018年四川省民营医院数为1652个，居全国第二，西部第一。本次调查结果显示，2018年四川调查地区14.3%的住院患者选择在民营医院住院，明显高于全国（7.1%）和西部地区（8.4%），与2013年相比，升高了7.9个百分点。

医联体建设在双向转诊中发挥作用。2018年四川调查地区转院的住院患者中，53.7%为医联体内转院，其中城市地区为54.4%，农村地区为53.5%。

医疗服务满意度进一步提升。2018年四川调查地区83.6%的门诊患者对本次就诊表示总体满意，高于全国（80.0%）和西部地区（80.9%），与2013年相比，升高了8.8个百分点。2018年四川调查地区78.5%的住院患者对本次住院表示总体满意，高于全国（75.0%）和西部地区（76.5%），与2013年相比，升高了11.0个百分点。

（二）医疗保障体系不断完善，保障能力进一步增强

2018年四川调查地区居民参加基本医疗保险（城镇职工基本医疗保险或城乡居民基本医疗保险）的比例为97.4%，参加大病保险的比例为73.7%，参加商业医疗保险的比例为12.4%，其中城市地区参加商业医疗保险的比例比2013年增加了11.7个百分点。2018年四川省城乡居民基本医保人均财政补助490元，比2013年增加210元。2018年四川调查地区城镇职工基本医保住院实际报销比为76.2%，高于全国水平（67.5%）；城乡居民基本医保住院实际报销比为57.5%，同样高于全国水平（54.6%）。此外，2018年四川调查地区住院患者自己要求出院的比例为21.1%（城市23.0%，农村18.9%）；与2013年相比，住院患者自己要求出院的比例显著下降，城市地区和农村地区分别下降了10.8和25.1个百分点。

（三）卫生服务需要明显增加，慢性病仍然是影响居民健康的主要问题

2018年四川调查地区居民两周患病率为41.7%，城市地区和农村地区分别为43.3%和40.3%。

与全国及西部地区相比，四川地区居民两周患病率高出全国和西部 9.5、9.4 个百分点。与 2013 年相比，2018 年四川调查地区各年龄组居民两周患病率均明显增加。

2018 年四川调查地区 15 岁及以上居民慢性病患病率为 43.3%，城市地区和农村地区分别为 43.7%和 42.8%。与全国及西部地区相比，四川地区 15 岁及以上居民慢性病患病率高出全国和西部 9.0、9.6 个百分点。与 2013 年相比，2018 年四川调查地区各年龄组居民慢性病患病率均明显增加。

2018 年四川调查地区居民两周患病发病时间构成中，慢性病持续到两周内最高（64.4%），其次是两周内新发病（29.4%）。与 2013 年相比，居民两周患病发病时间构成变化不大。

（四）卫生服务利用大幅增加，居民卫生服务需求得到较好满足

2018 年四川调查地区居民两周就诊率为 37.7%，城市地区为 36.2%，农村地区为 39.2%。与全国及西部地区相比，四川地区居民两周就诊率高出全国和西部 13.7、12.5 个百分点。与 2013 年相比，2018 年四川调查地区各年龄组居民两周就诊率均大幅上升。

2018 年四川调查地区居民年住院率为 18.9%，城市地区为 21.0%，农村地区为 17.0%。与全国及西部地区相比，四川地区居民年住院率高出全国和西部 5.2、3.6 个百分点。与 2013 年相比，2018 年四川调查地区 0～4 岁和 55 岁及以上年龄组居民的年住院率上升明显。

（五）孕产期妇幼保健明显改善，住院分娩率大幅上升

2018 年四川调查地区孕产妇接受过 1 次及以上产前检查的比例为 96.2%，比 2013 年升高 12.7 个百分点；接受过 5 次及以上产前检查的比例为 81.0%，比 2013 年升高 27.4 个百分点；住院分娩率为 94.7%，比 2013 年升高 25.0 个百分点。三项指标均是农村升幅更大，城乡差距不断缩小。

（六）生活方式等健康危险因素尚未得到有效控制，有进一步改善空间

不良生活方式是慢性病的主要危险因素，也是影响慢性病患者管理效果的重要因素。例如，长期吸烟与肺癌和慢阻肺发生密切相关，过量饮酒可能导致心脑血管疾病和肝癌，不健康饮食、运动不足导致的超重、肥胖是高血压和糖尿病的主要危险因素。2018 年四川调查地区 15 岁及以上居民吸烟率为 27.2%，与 2013 年相比，农村地区升高了 4.4 个百分点，城市地区变化不大；15 岁及以上居民饮酒率为 33.3%，与 2013 年相比，城市和农村分别上升了 4.7 和 8.2 个百分点；18 岁及以上居民中，超重比例为 26.4%，肥胖比例为 7.0%，与 2013 年相比，超重比例上升 5.2 个百分点，肥胖比例上升 3.0 个百分点，城市地区和农村地区超重、肥胖比例均升高。以上数据表明，我省城乡居民的生活方式需进一步改善。

（七）部分基本公共卫生服务不断加强和规范

2013～2018 年，四川省人均基本公共卫生服务经费财政补助标准从 30 元提高至 55 元，服务项目不断扩大，服务内容不断规范。本次调查显示，2018 年四川调查地区 5 岁以下儿童预防接种建卡率为 98.9%，0～2 岁儿童近 12 个月的健康体检率为 68.8%，3～6 岁儿童近 12 个月的健康体检率为 55.8%，65 岁及以上老年人近 12 个月的健康体检率为 60.1%。

2018 年四川调查地区高血压病患者近 12 个月内获得 4 次及以上随访的患者比例为 58.8%，高于全国（55.3%）和西部地区（53.6%）；糖尿病病患者近 12 个月内获得 4 次及以上随访的患者比例为 53.6%，与全国（51.4%）相差不大，高于西部地区（49.1%）；患者在随访中能够得到血压、血糖测量，用药及病情询问和生活方式指导等服务，高血压和糖尿病患者的管理得到强化和规范。

（八）健康档案和家庭医生签约工作有待进一步推进

2018 年四川调查地区 15 岁及以上居民中，48.4%的居民有健康档案，12.7%的居民没有健康档案；38.9%的居民不知道是否有健康档案。与 2013 年相比，有健康档案的居民比例降低了 28.7 个百分点，不知道是否有健康档案的居民比例升高了 30.9 个百分点。与全国及西部地区相比，四川调查地区有健康档案的居民比例低于全国（53.3%）和西部地区（55.2%）。

2018年四川调查地区15岁及以上居民中，45.2%的居民有签约家庭医生服务，12.4%的居民没有签约家庭医生服务，42.4%的居民不知道是否有签约家庭医生服务。与西部地区相比，四川调查地区有签约家庭医生服务的居民比例低于西部地区（49.8%）。

（九）城乡居民医疗费用过快增长得到有效控制

2018年四川城市和农村调查地区当年价格次均住院直接费用中位数分别为4800元和3400元。经价格调整后，2013～2018年，城市地区居民次均住院直接费用增长了13.7%，农村地区变化不大。此外，2013～2018年，四川省城镇居民人均可支配收入增长37.4%，农村居民人均可支配收入增长48.2%。城乡居民次均住院直接费用的增幅明显低于同期居民可支配收入的增幅，居民医疗费用过快增长得到有效控制。

2018年四川调查地区门诊患者认为门诊费用不贵的比例为41.9%（城市38.0%，农村45.5%），与2013年相比，认为门诊费用不贵的患者比例明显上升，城市和农村分别上升了9.2和16.0个百分点。2018年四川调查地区住院患者认为住院费用不贵的比例为34.2%（城市28.7%，农村40.6%），与2013年相比，认为住院费用不贵的患者比例明显上升，城市和农村分别上升了6.2和13.2个百分点。

（十）低收入人群的卫生服务利用进一步增加，个人疾病经济负担有效减轻

2018年四川调查地区低收入人群的两周就诊率为44.5%，比2013年增加18.4个百分点；年住院率为24.7%，比2013年增加10.3个百分点；无论是利用水平还是增长幅度均高于全人群。此外，低收入人群与全人群在两周患病未治疗比例、应住院未住院比例上的差距也不断缩小。2013年，低收入人群的两周患病未治疗比例比全人群高6.5个百分点，2018年降低为1.1个百分点；2013年，低收入人群的应住院未住院比例比全人群高6.9个百分点，2018年降低为3.9个百分点。2018年四川调查地区低收入人群次均住院费用自付比为29.3%（城市为27.3%，农村为30.2%），明显低于全人群的38.7%。以上数据表明四川省健康扶贫政策效果显著，低收入人群的卫生服务需求得到较好满足，个人疾病经济负担有效减轻。

（十一）居民应住院未住院情况加重，"经济困难"仍是影响住院的主要原因

2018年四川调查地区应住院未住院比例是29.1%，农村（32.4%）高于城市（25.9%）。与2013年相比，应住院未住院比例明显增加，城市和农村分别增加了9.1和4.3个百分点。应住院未住院主要原因是"经济困难"（52.3%），其次是"自己无时间"（18.9%）和"认为不需要"（15.7%）。调查发现，无论城乡，居民应住院未住院首要原因均是"经济困难"。

二、政策建议

（一）加强健康教育和健康促进，积极引导城乡居民践行健康生活方式，从根本上预防慢性病的发生

建立健全以政府为主导，全社会参与，健康教育专业机构为骨干，医疗卫生机构、学校、社区、企事业单位等为依托的健康教育体系。建立健康知识和技能核心信息发布制度，健全覆盖全省的健康素养和生活方式监测体系。充分发挥各级各类媒体作用，强化健康科学知识宣传，积极建设和规范各类广播电视等健康栏目，利用互联网等新媒体拓展健康教育，不断提高全民健康素养。强化个人健康责任，从小抓起，积极引导居民主动学健康知识、树健康理念、习健康行为，从根本上预防慢性病的发生。

（二）加强慢性病早诊早治和规范管理，将慢性阻塞性肺炎患者健康管理纳入国家基本公共卫生服务项目

加强高血压病、糖尿病、COPD、癌症等慢性病的早诊早治和规范管理，延缓病情进展，减少并

发症，从而提高患者生命质量，减轻疾病负担。本次调查发现，无论城乡，年住院率最高的疾病均为COPD。因此建议将慢阻肺患者健康管理纳入国家基本公共卫生服务项目，为慢阻肺高危人群和患者提供筛查干预、诊断、治疗、随访管理、功能康复等全程防治管理服务，提高基层慢阻肺的早诊早治率和规范化管理率，预防病情恶化。

（三）以健康管理为落脚点，促进医疗服务与公共卫生服务的融合发展

卫生服务调查重点关注人群健康和医疗服务利用，以及健康行为、重点人群的卫生服务需要、需求与利用状况等。从促进人群健康角度考虑，还有健康管理、康复等服务，按照《健康中国2030规划纲要》中“立足全人群和全生命周期两个着力点，提供公平可及、系统连续的健康服务，实现更高水平的全民健康。”的要求，着眼于影响居民健康的主要行为、环境等因素，可强化健康管理等新型卫生服务机构建设，从单纯的疾病治疗转向全方位的健康管理，通过连续的健康干预，将健康融入居民生活，促进健康水平提升。

（四）进一步完善医疗保障体系，统筹优化资金使用，提高保障能力

促进基本医疗保险、大病保险、医疗救助、应急救助、商业健康保险及慈善救助等制度间的互补联动和有效衔接，形成保障合力；完善异地就医直接结算政策，减轻流动人口就医资金压力；加大财政投入，提高大病保险的保障力度，增强医疗救助的托底能力；进一步扩大医保药品目录，优化药品结构，提升医保药品保障水平；完善贫困人群的精准识别，我省贫困人口医疗费用按照基本医保、大病保险、县域内住院政策范围内医疗费用全报销救助、民政医疗救助、疾病应急救助的顺序予以保障，统筹使用医药爱心扶贫基金、卫生扶贫救助基金、重大疾病慈善救助基金予以救助。

（五）大力加强全科医生队伍建设，进一步做细做实家庭医生签约服务工作

全科医生作为居民健康的“守门人”，是签约服务队伍的主体，然而目前我省全科医生严重匮乏。为壮大全科医生队伍，大力推进家庭医生签约服务，需要加快完善全科医生培养制度，比如医教协同深化院校全科医学教育改革，鼓励在川高校开展全科医学教育和全科临床见习实习；健全毕业后全科医学教育制度，大力推进以住院医师规范化培训为主的全科人才培养模式；巩固全科继续医学教育，扩大全科医生转岗培训实施范围。此外，还需要建立健全全科医学人才发展的激励机制，大力提升全科医生职业吸引力。

为做好家庭医生签约服务工作，各区县需结合自身服务能力及资源配置情况，实事求是、科学合理确定签约服务的工作目标。在稳定签约数量、巩固覆盖面的基础上，把工作重点向提质增效转变，做到“签约一人、履约一人、做实一人”，不断提高居民对签约服务的获得感和满意度，切忌盲目追求签约率。

（六）积极推进电子健康档案向个人开放，提高群众对电子健康档案的利用

坚持安全、便捷的原则，优化电子健康档案面向个人开放服务的渠道和交互形式，为群众利用电子健康档案创造条件。进一步明确电子健康档案向个人开放的内容，档案中的个人基本信息、健康体检信息、重点人群健康管理记录和其他医疗卫生服务记录应当在本人或者其监护人知情同意的基础上依法依规向个人开放。发挥“互联网＋”的优势，结合本地实际情况整合预约挂号、在线健康状况评估、检验结果在线查询、用药指导等功能，提高群众对电子健康档案的利用。合理量化基层医疗卫生机构和医务人员依托电子健康档案提供线上服务的工作量，发挥绩效评价的激励作用。各地在推进工作中，要贯彻落实《全国基层医疗卫生机构信息化建设标准与规范》（国卫规划函〔2019〕87号）和国家网络安全法律法规和等级保护制度要求，落实安全管理责任，妥善处理电子健康档案向个人开放和保障公民个人信息安全的关系。

第二部分

四川省医疗卫生机构服务提供情况调查

第一章 概述

一、前言

四川省医疗卫生机构承担着全省医疗、预防、保健、康复等服务功能。根据《四川省医疗卫生服务体系规划（2015—2020 年）》的要求，各类各级医疗卫生服务机构有着不同的功能定位。2009 年中共中央、国务院发布《关于深化医药卫生体制改革的意见》以来，四川省不断深化医疗卫生机构改革，持续推进优质高效的医疗卫生服务体系建设。在医疗服务体系改革方面，进行城市公立医院综合改革，取消药品加成；以提高基层医疗卫生服务能力为重点，以常见病、多发病、慢性病分级诊疗为突破口，推行分级诊疗制度；通过临床重点专科建设、对口支援、医联体、远程医疗等多种方式提高各级医疗机构的服务能力；通过健全省市县三级医疗质量控制体系提升医疗服务质量。基层综合改革持续深化，全面落实基层医疗卫生机构实施基药补助、公共卫生经费等补偿政策，强化基本医疗和公共卫生职责。

本次调查旨在了解四川省医疗卫生机构，特别是区县级医院和基层卫生机构人力资源、卫生收支、资源配置、医疗卫生改革现况，以及 2012 年以来的变化情况，找出存在的问题并提出合理建议。本次调查采用统一设计的调查表，由各级卫生机构负责组织填写、收集和质量核查。调查表主要由县（市、区）基本情况调查表，县（市、区）级医院调查表，社区卫生服务中心/乡镇卫生院调查表两个部分构成。

二、调查目的

了解四川省县域医疗卫生机构的服务提供能力和服务质量。

三、调查对象和内容

1. 调查对象

本次调查对象为样本县（市、区）卫生与计生局、县（市、区）级医院，样本乡镇（街道）所有乡镇卫生院和社区卫生服务中心。共调查了 14 个县（市、区）卫生局、21 个县级医院、24 个社区卫生服务中心和 51 个乡镇卫生院。

2. 调查内容

本次调查内容包括：

（1）2017 年全县（市、区）基本情况；

（2）2017 年全县（市、区）卫生资源情况；

（3）2017 年医院卫生资源及服务提供情况、医改进展情况；

（4）基层医疗卫生机构卫生资源及服务提供情况。

四、报告结构和主要内容

本报告主要对我省第六次卫生服务机构调查情况进行分析，报告共分为五个章节：第一章为 2017 年样本县（市、区）的基本情况；第二章为 2017 年样本县（市、区）整体卫生资源情况；第三章主要介绍 2017 年县（市、区）级医院卫生资源、服务提供情况以及医改情况；第四章主要介绍 2017 年基层医疗卫生机构（社区卫生服务中心/乡镇卫生院）资源及服务提供情况；第五章为主要发现与政策建议。

注：本报告中描述平均水平的统计指标均为中位数；构成比＝（某一组成部分的观察单位数/同一事物各组成部分的观察单位总数）×100％；数值为绝对数值，如被观察单位的绝对数量；收支结余率＝（总收入－总支出）/总收入×100％

第二章　样本县（市、区）基本情况

一、地理与行政区划

2017 年，样本县（市、区）地貌为山区的有 5 个，丘陵 7 个，平原 2 个，总面积平均为 1377 平方千米（表 2－2－1）；平均每个县（市、区）有街道 4 个，乡镇 22 个，居委会 54 个，行政村 240 个（表 2－2－2）。与 2012 年样本县（市、区）比较，居委会数量增加了 21 个。

表 2－2－1　样本县（市、区）地理地貌

年份	总面积（平方千米）	山区	丘陵	平原
2017	1377.0	5	7	2
2012	1377.5	6	6	2

表 2－2－2　样本县（市、区）行政区划

年份	街道（个）	乡镇（个）	居委会（个）	行政村（个）
2017	4	22	54	240
2012	5	24	33	247

二、人口基本情况

2017 年样本县（市、区）居民户数平均为 246068 户，总人口平均为 629250 人，户均 2.56 人；其中城镇人口占 41.8%，农村人口占 58.2%；城镇人口中，低保人口平均为 10613 人，占城镇人口数的 7.2%；农村人口中，贫困人口、低保人口、在外务工人口平均分别为 27444 人、22201 人、100015 人，分别占农村人口数的 11.9%、17.0%、41.8%。与 2012 年比较，2017 年平均样本县（市、区）居民户数增加了 22.0%、平均总人口数增加了 0.7%，城镇人口比例增加了 11.9 个百分点。城镇低保人口数减少了 17.8%，农村贫困人口数减少了 47.1%，低保人口数减少 46.0%，而在外务工人口数增加了 5.2%（表 2－2－3）。

表 2－2－3　样本县（市、区）人口基本情况

样本情况	2017 年		2012 年	
	中位数	构成（%）	中位数	构成（%）
居民户数（户）	246 068	—	201 753	—
总人口（人）	629 250	—	625 165	—
城镇人口（人）	183 100	41.8	146 764	29.9
其中：低保人口（人）	10 613	7.2	12 912	11.7
农村人口（人）	308 214	58.2	428 620	70.1
其中：贫困人口（人）	27 444	11.9	51 875	14.9
低保人口（人）	22 201	17.0	41 150	10.3
在外务工人口（人）	100 015	41.8	95 027	30.8

三、社会经济状况

2017 年样本县（市、区）国内生产总值平均为 174.21 亿元，财政收入平均为 7.44 亿元，财政支出平均为 33.44 亿元，县级财政平均支出是平均收入的 4.5 倍。农村居民年人均纯收入平均为 13 756 元，城镇居民人均可支配收入平均为 31 064 元。与 2012 比较，2017 年样本县（市、区）平均国内生产总值、财政收入、财政支出分别增加 26.1%、35.3%和 40.5%；农村居民年人均纯收入、城镇居民人均可支配收入分别增加 87.8%和 62.3%（表 2－2－4）。但城乡居民收入差距加大，由 2012 年的 11 815元增加至 2017 年的 17 308 元。

表 2－2－4　样本县（市、区）社会经济情况

年份	国内生产总值（亿元）	县（市、区）级财政收入（亿元）	县（市、区）级财政支出（亿元）	农村居民年人均纯收入（元）	城镇居民人均可支配收入（元）
2017 年	174.21	7.44	33.44	13 756	31 064
2012 年	138.2	5.5	23. 8	7325	19 140

四、社会保障情况

本次调查，14 个样本县（市、区）的新型农村合作医疗保险均与城镇居民基本医疗保险合并。2017 年样本县（市、区）城镇低保标准平均为 5640 元/年，农村低保标准平均为 3300 元/年。与 2012 年，2017 年城镇低保标准增加了 80.8%，农村低保标准增加了 108.9%（表 2－2－5）。

表 2－2－5　样本县（市、区）社会保障情况

新型合作医疗保险与城镇居民基本医疗保险合并情况			低保标准（元/年）			
			2017 年		2012 年	
是	否	只存在一种	农村	城市	农村	城市
14	0	0	3300	5640	1580	3120

第三章　样本县（市、区）整体卫生资源情况

一、医疗卫生机构数量

2017 年，城市地区平均每个样本县（市、区）有 1 个三级医院，3 个二级医院，3 个社区卫生服务中心，4 个中心卫生院，5 个乡卫生院和 152 家村卫生室；农村地区每个样本县（市、区）有 1 家三级医院，2 家二级医院，1 个社区卫生服务中心，9 个中心卫生院，27 个乡卫生院和 550 家村卫生室（表 2-3-1）。

与 2012 年相比，城市地区样本县平均增加了 1 家二级医院和 1 家中心卫生院，减少了 1 家社区卫生服务中心、10 家社区卫生服务站、4 家乡卫生院、2 家村卫生室和 25 家私人诊所。

与 2012 年相比，农村地区样本县平均增加了 1 家三级医院和 2 家门诊部所，减少了 65 家村卫生室和 9 家私人诊所。

表 2-3-1　样本县（市、区）各类型医疗卫生机构数分布

医疗卫生机构类别	2017 年		2012 年	
	城市（个）	农村（个）	城市（个）	农村（个）
三级医院	1	1	1	0
二级医院	3	2	2	2
社区卫生服务中心	3	1	4	1
社区卫生服务站	2	0	12	0
中心卫生院	4	9	3	9
乡卫生院	5	27	9	27
村卫生室	152	550	150	485
门诊部所	3	2	3	0
私人诊所	63	57	88	66
疾病控制中心	1	1	1	1
妇幼保健院	1	1	1	1

二、卫生人员情况

（一）卫生人员数

2017 年，样本县（市、区）的卫生人员总数平均为 3358 人，其中卫生技术人员平均为 2359 人，占 70.3%。执业（助理）医师平均为 852 人，注册护士平均为 865 人，乡镇卫生院卫生技术人员平均为 541 人，乡村医生平均为 376 人。

与 2012 年相比，样本县（市、区）的平均卫生人员总数增加了 89.7%，卫生技术人员数增加了 64.0%，但卫生技术人员占比降低了 13.4 个百分点；执业（助理）医师数增加了 39.2%，执业护士

数增加了 89.3%，全科医生数增加了 75.9%，公共卫生人员数增加了 84.2%，乡镇卫生院卫生技术人员数增加了 17.4%，而乡村医生人数减少了 27.6%（表 2-3-2）。

表 2-3-2　样本县（市、区）各类卫生人员数量

卫生人员类别	2017 年（人）	2012 年（人）
卫生人员总数	3358	1770
其中：卫生技术人员	2359	1438
内：执业医师	669	465
执业助理医师	183	147
注册护士	865	457
中/西药师（士）	117	111
检验、影像技师（士）	114	94
其他卫生技术人员	340	195
其他技术人员	95	58
管理人员	169	78
工勤技能人员	267	180
全科医生	51	29
公共卫生人员	175	95
乡镇卫生院卫生技术人员	541	461
乡村医生	376	519

（二）卫生技术人员配置情况

2017 年，样本县（市、区）每千人口卫生技术人员为 5.3 人，其中每千人口执业医师为 1.6 人，每千人口执业（助理）医师为 2.0 人，每千人口注册护士为 1.9 人，每万人全科医生为 1.2 人，医护比 1∶0.95。各类卫生人力资源的配置比例均高于 2012 年（表 2-3-3）。

表 2-3-3　样本县（市、区）每千人口卫生技术人员数

指标	2017 年（人）	2012 年（人）
每千人口卫生技术人员	5.3	4.2
每千人口执业医师	1.6	1.4
每千人口执业（助理）医师	2.0	1.7
每千人口注册护士	1.9	1.6
每万人全科医生	1.2	—

（三）卫生技术人员性别、学历、职称构成

2017 年，调查地区卫生技术人员性别以女性为主（72.5%）；学历以大专为主（40.7%），其次为大学本科（27.2%）；职称构成中的师级/助理级和士级比例非常接近，分别为 33.2%和 33.3%，第三为中级（17.1%）（表 2-3-4）。

与 2012 年比较，调查地区女性卫生技术人员比例增加了 7.3 个百分点；大学本科及以上学历比例增加了 8.9 个百分点；职称构成方面，高级职称比例增加了 1.1 个百分点，中级职称比例下降了 6.7 个百分点，初级职称比例增加了 7.3 个百分点。

表 2-3-4　样本县（市、区）卫生技术人员性别、学历、职称构成（%）

分类	2017 年	2012 年
性别		
男性	27.5	34.8
女性	72.5	65.2
学历		
研究生	6.7	1.2
大学本科	27.2	23.8
大专	40.7	47.9
中专	22.9	21.9
高中及以下	2.5	5.2
职称		
正高	2.0	1.6
副高	6.7	6.0
中级	17.1	23.8
师级/助理	33.2	34.0
士级	33.3	25.2
不详	7.7	9.4

三、卫生经费投入情况

2017 年，样本县（市、区）各级财政投入的卫生经费总额平均为 13 051.5 万元，占财政支出的 7.1%。其中，基本公共卫生服务的财政补助平均为 2308.7 万元，占各级财政投入的卫生经费总额的 10.2%。与 2012 比较，各级财政投入的卫生经费总额以及基本公共卫生服务的财政补助分别增加了 79.9%和 85.1%，财政卫生支出占财政支出比例增加了 4.1 个百分点，基本公共卫生服务的财政补助占各级财政投入的卫生经费总额的比例变化不大（表 2-3-5）。

表 2-3-5　样本县（市、区）卫生经费投入情况

卫生经费投入	2017 年		2012 年	
	金额（万元）	比例（%）	金额（万元）	比例（%）
各级财政投入的卫生经费总额	13 051.5	—	7253.6	—
基本公共卫生服务的财政补助	2308.7	10.2	1247.6	12.6
财政卫生投入占财政支出比例（%）	—	7.1	—	3.0

注：卫生经费投入不含诊所和村卫生室。

四、医疗设施情况

2017 年，平均每个样本县（市、区）万元以上设备 1590.5 台，总价值 18 230.0 元，其中 100 万元及以上设备有 25 台；医疗机构实有床位数 2880.5 张，每千人口病床数 6.1 张。与 2012 年比较，万元以上设备总价值以及万元以上设备台数分别增加了 118.9%和 71.9%，床位配置每千人口增加了 1.7 张（表 2-3-6）。

表 2-3-6　样本县（市、区）医疗设施情况

医疗设施	2017 年	2012 年
万元以上设备总价值（万元）	18 230.0	8332.5
万元以上设备台数（台）	1590.5	925.0
其中：10—49 万元设备台数（台）	219.5	105.0
50—99 万元设备台数（台）	34.5	14.0
100 万元及以上设备台数（台）	25.0	10.0
医疗机构实有床位数（张）	2880.5	1774.0
每千人口病床数（张）	6.1	4.4

第四章　县（市、区）级医院调查情况

一、调查医院一般情况

本次共调查了 21 个县级医院。其中综合医院 12 个，中医医院 9 个；二级医院 12 个，三级医院 7 个，未定级 2 个。所调查 21 家医院全部为城镇职工基本医疗保险和城镇居民基本医疗保险定点机构，新型农村合作医疗保险和城乡居民基本医疗保险定点机构均有 19 家。经济类型为国有 21 个，集体 1 个；非营利性机构 21 个，营利性机构 0 个（表 2-4-1）。

与 2012 年比较，县级医院增加了 2 个，其中 1 个为综合医院，1 个为中医医院；三级医院增加了 5 个；国有医院增加了 2 个，非营利医院增加了 3 个。

表 2-4-1　调查县（市、区）级医院基本情况

医院分类	2017（个）	2012（个）
机构类型		
中医医院	12	11
综合医院	9	8
医院等级		
二级	12	15
三级	7	2
未定级	2	2
经济类型		
国有	20	18
集体	1	1
医保定点机构		
城镇职工基本医疗保险	21	19
城镇居民基本医疗保险	21	19
营利性质		
营利	0	1
非营利	21	18

二、卫生人员情况

（一）卫生人员数量

2017 年，调查地区县（市、区）级医院在岗工作人员平均为 411 人，其中在编人员和合同聘用人员平均为 199 人和 216 人，分别占在岗工作人员的 44.7%和 48.5%。在岗卫生技术人员平均为 358 人，占在岗工作人员的 74.9%，其中儿科医师平均为 6 人，占在岗卫生技术人员的 1.7%。2017 年当地医院到医联体内下级医疗机构对口支援的医师数量平均为 5 人（表 2-4-2）。

表 2-4-2　调查县（市、区）级医院各类卫生人员情况

卫生人员分类	中位数	构成（%）
在岗工作人员	411	—
其中：在编人员	199	44.7
合同聘用人员	216	48.5
返聘人员	9	2.8
其他临时人员	0	4.0
其中：在岗卫生技术人员	358	74.9
内：儿科医师	6	1.7
对口支援医师	5	—

（二）执业医师结构

2017年，调查地区县（市、区）级医院执业医师中，以男性职业医师居多，平均为72人，占执业医师总数的61.2%；年龄段以35～44岁为主，平均为43人，占比30.2%，其次为25～34岁，平均为32人，占比38.1%；学历以本科为主，平均为62人，占比60.1%，其次为大专，平均为31人，占比为25.5%；职称构成以师级/助理为主，平均为44人，占比38.4%，其次为中级和副高级，分别平均为37人和22人，分别占比35.4%和17.8%（表2-4-3）。

与2012年比较，男性执业医师比例增加了26.4个百分点；研究生比例增加了5.9个百分点，大学本科学历增加了36.3个百分点，学历结构由大专为主转为以本科为主；高级职称比例增加了14个百分点，中级职称比例增加了11.6个百分点。

表 2-4-3　调查县（市、区）级医院执业医师构成情况

分类		2017年		2012年	
		中位数	构成（%）	中位数	构成（%）
性别	男性	72	61.2	—	34.8
	女性	46	38.8	—	65.2
年龄	25岁以下	0	0.7	—	—
	25～34岁	32	38.1	—	—
	35～44岁	43	30.2	—	—
	45～54岁	29	21.6	—	—
	55～59岁	3	3.9	—	—
	60岁及以上	6	5.5	—	—
学历	研究生	2	7.1	—	1.2
	大学本科	62	60.1	—	23.8
	大专	31	25.5	—	47.9
	中专	8	6.7	—	21.9
	高中及以下	1	0.6	—	5.2
职称	正高	3	3.8	—	1.6
	副高	22	17.8	—	6.0
	中级	37	35.3	—	23.8
	师级/助理	44	38.4	—	34.0
	士级	2	2.4	—	25.2
	不详	0	2.3	—	9.4

（三）人员流动情况

2013—2017年5年内，调查地区县（市、区）级医院新进人员数量平均为171人，占所有调查地区县（市、区）级医院在岗工作人员总数的37.4%。新进人员以大专学历为主，占新进人员的40.3%；其次是大学本科，占32.6%。新进人员主要来源为应届毕业生，占新进人员的58.3%，其次为下级医疗卫生机构，占10.5%（表2-4-4）。

调查地区县（市、区）级医院过去5年流失人员数量平均为47人，占所有调查地区县（市、区）级医院在岗工作人员总数的13.0%；主要以大专学历为主，占过去5年流失人员总数的30.9%；72.3%的流失人员去向不清楚。

整体上，2017年调查样本县（市、区）级医院过去5年平均人员流入量远高于流出量，是流出量的3.6倍。

与2012年调查时比较，过去5年新进人员数量平均增加了1.85倍，过去5年流失人员数量平均增加了3.27倍，流出速度大于流入速度。

表2-4-4　2013—2017年调查县（市、区）级医院人员流动情况

分类		2017年		2012年
		中位数	构成（%）	中位数
过去5年新进人员数量		171	—	60
学历	研究生	2	3.3	—
	大学本科	51	32.6	—
	大专	74	40.3	—
	中专	18	17.9	—
	高中及以下	2	5.9	—
来源	应届毕业生	62	58.3	—
	上级医疗卫生机构	0	1.7	—
	同级医疗卫生机构	1	4.1	—
	下级医疗卫生机构	11	10.5	—
	其他来源	9	25.4	—
过去5年流失人员数量		47	—	11
学历	研究生	0	4.0	—
	大学本科	12	40.2	—
	大专	19	30.9	—
	中专	8	15.1	—
	高中及以下	1	9.8	—
去向	上级医疗卫生机构	3	12.1	—
	同级医疗卫生机构	0	9.6	—
	下级医疗卫生机构	0	4.1	—
	非医疗卫生机构	0	1.9	—
	不清楚流失去向	24	72.3	—

三、床位情况

2017年，调查地区县（市、区）级医院平均开放床位425张，实有床位425张，急诊床位7张，医院 ICU 床位 6 张。与 2012 年相比，实有床位平均增加了 57.4%（表 2-4-5）。

表 2-4-5 调查县（市、区）级医院床位情况

床位分类	中位数	
	2017 年	2012 年
开放床位	425	—
实有床位	425	270
急诊床位	7	—
医院 ICU 床位	6	—

四、财务收支情况

2017 年，调查地区县（市、区）级医院总收入平均为 12 442.5 万元，其中财政补助收入占总收入的 7.9%，医疗保险收入占总收入的 43.6%。财政补助收入中，基本支出补助平均为 405 万元，占财政补助收入的 42.9%。基本支出补助中，人员补助占基本支出补助的 69.2%。医疗保险收入中，城乡居民医疗保险收入最多，占医疗保险收入的 44.5%；其次为城镇职工医疗保险收入，占比 24.8%。与 2012 年相比，总收入平均增长了 69.6%，财政补助收入增加了 1.50 倍（表 2-4-6）。

调查地区县（市、区）级医院总支出院均为 12 216.025 万元，其中管理费支出平均为 1814.7 万元，占总支出的 11.6%；病人累计欠费占医院总支出的 9.1%。

与 2012 年相比，总支出平均增长了 82.9%。

2017 年，在调查地区县（市、区）21 家医院中有 14 家医院结余率为正，7 家医院结余率为负；总的来说，2017 年县（市、区）级医院平均总收支达到平衡，略有结余（表 2-4-7）。

表 2-4-6 县（市、区）级医院财务收支情况

财务收支	2017 年		2012 年	
	中位数（万元）	构成（%）	中位数（万元）	构成（%）
总收入	12 442.5	—	7336.4	—
其中：财政补助收入	1139.0	7.9	325.8	9.7
基本支出补助	405.0	42.9	—	—
人员补助	251.0	69.2	—	—
其中：离退休人员经费	0.0	6.3	—	—
其中：医疗保险收入	4715.6	43.6	—	—
新农合收入	109.2	22.4	—	—
城镇居民医疗保险收入	0.0	5.4	—	—
城镇职工医疗保险收入	888.3	24.8	—	—
城乡居民医疗保险收入	657.7	44.5	—	—
总支出	12 216.0	—	6678.8	—
其中：管理费用支出	1814.7	11.6	1113.0	13.2
行政管理人员费用	671.2	61.5	—	—
离退休人员费用	4.0	2.3	—	—
病人累计欠费总额	49.3	9.1	—	—
年内病人欠费总额	8.8	7.5	—	—

表 2-4-7　县（市、区）级医院财务收支结余率

财务收支	2017年	2012年
收支结余率（%）	1.8	8.9
收支结余率为正的机构数量（个）	14	—

五、卫生服务提供情况

（一）医疗服务总体情况

2017年，调查地区县（市、区）级医院平均总诊疗人次为250 536人次，其中以门诊为主，占比89.2%；其次为急诊人次数，占比6.9%；平均门急诊CT检查人次占总诊疗人次的3.7%；门急诊MRI检查人次占总诊疗人次的0.5%。平均出院人次为17 494人次。平均院内感染例数为122例。出院人次中，平均住院CT检查人次和住院MRI检查人次分别占出院人次的56.7%和7.4%。与2012年相比，平均总的诊疗人次数和出院人次数分别增长了75.0%和53.2%，而院内感染例数也增长了154.2%（表2-4-8）。

表 2-4-8　县（市、区）级医院医疗服务提供情况

指标	2017年		2012年	
	中位数	构成（%）	中位数	构成（%）
总诊疗人次	250 536	—	143 185	—
门诊人次	192 732	89.2	—	—
急诊人次	7764	6.9	—	—
门急诊CT检查人次	6020	3.7	—	—
门急诊MRI检查人次	0	0.5	—	—
出院人次	17 494	—	11 416	—
住院CT检查人次	5782	56.7	—	—
住院MRI检查人次	59	7.4	—	—
院内感染例数	122	—	48	—

（二）双向转诊情况

2017年，调查地区县（市、区）级医院转往基层医疗卫生机构门诊病人、基层医疗卫生机构向区县级医院转诊的门诊病人、区县级医院转往上级医院的门诊病人和上级医院向该医院转诊的门诊病人分别占2017年门诊人次数的0.02%、0.04%、0.15%和0.00%；而基层医疗卫生机构向区县级医院转诊的住院病人、区县级医院转往上级医院的住院病人和上级医院向区县级医院转诊的住院病人分别占2017年住院人次的3.76%、2.16%和0.06%（表2-4-9）。

表 2-4-9　县（市、区）级医院双向转诊情况

指标	中位数	总数	构成（%）
门诊人次数	192 732	4 872 715	—
本医院转往基层医疗卫生机构门诊病人	0	1076	0.02
基层医疗卫生机构向本医院转诊的门诊病人	0	2157	0.04
本医院转往上级医院的门诊病人	45	7515	0.15
上级医院向本医院转诊的门诊病人	0	202	0.00
出院人次数	17 494	399 982	—
基层医疗卫生机构向本医院转诊的住院病人	102	15 033	3.76
本医院转往上级医院的住院病人	389	8621	2.16
上级医院向本医院转诊的住院病人	2	226	0.06

六、医改进展情况

（一）医联体建设情况

2017 年，在调查地区县（市、区）级的 21 个医院中，有 18 个医院建立了医联体，占调查医院的 85.7%；平均每个医联体覆盖的基层医疗卫生机构数为 5 家（表 2-4-10）。

表 2-4-10　县（市、区）级医院医联体建设情况

指标	数值	构成（%）
建立医联体	18	85.7
医联体覆盖的基层医疗卫生机构数	5	—

（二）服务模式改革情况

2017 年，在调查的 21 家县（市、区）级医院中，与上级医疗机构开展远程医疗服务的县级医院有 16 个，占调查医院 76.1%；同级检查结果互认的医院有 20 个，占调查医院的 95.2%；开展日间手术机构数为 5 个，占调查医院的 23.8%；全区县建立统一的临床检验中心的机构数为 1 个，占所调查的医院机构数的 4.8%，开展预约诊疗的医院数为 16 个，占所调查的医院机构数的 76.2%（表 2-4-11）。

表 2-4-11　县（市、区）级医院服务模式改革情况

指标	数值	构成（%）
与上级医疗机构开展远程医疗服务县级医院数	16	76.1
县级医院开展远程医疗会诊服务人次数	1	—
与本医院建立远程医疗服务关系的基层单位数	0	—
同级检查结果互认医院数	20	95.2
开展日间手术医院数	5	23.8
2017 年开展日间手术（人次）	0	—
全区县建立统一临床检验中心医院数	1	4.8
开展预约诊疗医院数	16	76.2

（三）人事管理制度改革情况

2017 年，在调查的 21 家县（市、区）级医院中，分别有 12 家、11 家、13 家和 1 家实施了总会计师制度、院长聘任制、薪酬制度改革和院长年薪制，分别占所调查医院数量的 57.1%、52.4%、

61.9%和4.7%（表2-4-12）。

表2-4-12　县（市、区）级医院人事管理制度改革情况

指标	数值	构成（%）
实施总会计师制度	12	57.1
实施院长聘任制	11	52.4
开展薪酬制度改革	13	61.9
实行院长年薪制	1	4.7

（四）药品及耗材管理制度改革情况

2017年，在调查的21家县（市、区）级医院中，所有医院均实施了药品零差率制度。但开始实施的年份有所不同，其中以2013年开始实施药品零差率制度的医院为主，占所调查的医院数66.7%，其次为2014年，占比14.3%。实施药品零差率制度的补偿途径具有多样性，其中所调查医院均得到了财政补贴，19家医院通过调整价格得到补偿，15家医院还通过收取一般诊疗费得到补偿。平均每家医院在省级药品集中采购平台采购药品比例为99.9%；在省级药品集中采购平台采购高值医用耗材的医院有18家，占所调查医院的85.7%（表2-4-13）。

表2-4-13　县（市、区）级医院基本药物制度改革情况

指标	医院数	构成（%）
实行药品零差率制度	21	100.0
实施药品零差率年限（年）		
2010年	1	4.8
2012年	2	9.5
2013年	14	66.7
2014年	3	14.3
2015年	1	4.8
实施药品零差率制度补偿途径		
财政补贴	21	100.0
收取一般诊疗费	15	71.4
调整价格	19	90.5
其他方式	0	0.0
在省级药品集中采购平台采购药品金额比例（%）	—	99.9
在省级药品集中采购平台采购高值医用耗材	18	85.7

（五）卫生服务价格改革情况

2017年，在调查21家县（市、区）级医院中，有18家医院于2013—2017年调整医疗服务价格，占所调查医院数的85.7%；平均每个医院在2013—2017年调整医疗价格的医疗服务项目数为15个（表2-4-14）。

表2-4-14　县（市、区）级医院卫生服务价格改革情况

指标	数值	构成（%）
2013—2017年调整医疗服务价格医院数	18	85.7
2013—2017年调整医疗价格的医疗服务项目数（中位数）	15	—

（六）卫生信息化建设情况

2017 年，在调查地区县（市、区）级医院中，分别有 16 家和 18 家医院建立了门诊电子病历和住院电子病历，分别占所调查医院数的 76.2%和 85.7%（表 2-4-15）。

表 2-4-15 县（市、区）级医院卫生信息化改革情况

指标	医院数	构成（%）
建立门诊电子病历	16	76.2
建立住院电子病历	18	85.7

（七）医疗保险支付方式改革情况

2017 年，在调查 21 家县（市、区）级医院中，门诊按病种付费的病种个数平均为 0，按病种付费的患者例数平均为 0。医保开展按人头付费、医保开展按疾病诊断相关组（DRGs）付费和医保开展按床日付费的医院数均只有一家，医保开展按总额预付/包干付费的医院数有 2 家（表 2-4-16）。

住院按病种付费的病种个数平均为 2 个，按病种付费的患者例数平均为 0。尚无医院实行开展按人头付费，1 家医院开展按疾病诊断相关组（DRGs）付费，3 家医院开展按床日付费，8 家医院开展按总额预付/包干付费。

表 2-4-16 医疗保险对医院的支付方式改革情况

指标		数量	构成（%）
门诊	按病种付费的病种个数	0	—
	按病种付费的患者例数	0	—
	医保开展按人头付费的医院	1	4.8
	医保开展按疾病诊断相关组（DRGs）付费的医院	0	—
	医保开展按床日付费的医院	1	4.8
	医保开展按总额预付/包干付费	2	9.5
住院	按病种付费的病种个数	2	—
	按病种付费的患者例数	0	—
	医保开展按人头付费的医院	0	0
	医保开展按疾病诊断相关组（DRGs）付费的医院	1	4.8
	医保开展按床日付费的医院	3	14.3
	医保开展按总额预付/包干付费的医院	8	38.1

第五章　社区卫生服务中心/乡镇卫生院调查情况

一、调查机构基本情况

2017 年，本次共调查社区卫生服务中心 24 个、乡镇卫生院 51 个。

（一）业务用房

2017 年，所调查社区卫生服务中心平均业务用房面积为 1900 平方米，其中自有产权面积平均为 1638 平方米，占比 87.5%；乡镇卫生院平均业务用房面积为 1840 平方米，其中自有产权面积为 1772 平方米，占比 95.5%（表 2-5-1）。

表 2-5-1　社区卫生服务中心/乡镇卫生院业务用房情况（平方米/%）

机构类型	业务用房面积	自有产权面积	构成	非自有产权面积	构成
社区卫生服务中心	1900	1638	87.5	0	14.4
乡镇卫生院	1840	1772	95.5	0	3.7

（二）机构收支管理

2017 年，社区卫生服务中心、乡镇卫生院的收支管理方式均以全额预算拨款为主，分别占 58.3% 和 49.0%；社区卫生服务中心、乡镇卫生院实施会计委派制的比例分别为 50.0%和 39.2%。与 2012 年比较，社区卫生服务中心全额预算拨款的比例增加了 12.8 个百分点，而乡镇卫生院全额预算拨款的比例下降了 9 个百分点；社区卫生服务中心实施会计委派制的比例增加 9.1 个百分点，而乡镇卫生院下降了 6.8 个百分点（表 2-5-2）。

表 2-5-2　社区卫生服务中心/乡镇卫生院收支管理方式及会计委派制实施情况（%）

机构类型	收支管理方式构成					实施会计委派制的比例
	全额预算拨款	差额预算拨款	自收自支	承包经营	其他	
2017 年						
社区卫生服务中心	58.3	25.0	4.2	0.0	12.5	50.0
乡镇卫生院	49.0	39.2	7.8	0.0	3.9	39.2
2012 年						
社区卫生服务中心	45.5	36.4	13.6	0.0	4.5	40.9
乡镇卫生院	58.0	34.0	6.0	0.0	2.0	46.0

（三）医疗保险定点机构情况

2017 年，调查的社区卫生服务中心主要作为城镇职工基本医疗保险和城镇居民基本医疗保险的定点机构，比例均为 95.8%；作为新农合定点保险机构的比例最低，为 62.5%。乡镇卫生院主要作为城乡居民基本医疗保险的定点机构，比例为 92.2%，作为城镇职工基本医疗保险的比例最低，为 76.8%。

与2012年比较，社区卫生服务中心作为城镇职工基本医疗保险、城镇居民基本医疗保险和新农合定点机构的比例均有所上升；乡镇卫生院作为城镇职工基本医疗保险、城镇居民基本医疗保险定点机构的比例上升，而作为新农合的定点机构比例则下降了21.6个百分点（表2-5-3）。

表2-5-3 社区卫生服务中心/乡镇卫生院作为各类医疗保险定点机构的比例（%）

机构类型	城镇职工基本医疗保险	城镇居民基本医疗保险	新农合	城乡居民基本医疗保险
2017年				
社区卫生服务中心	95.8	95.8	62.5	91.7
乡镇卫生院	76.8	82.4	78.4	92.2
2012年				
社区卫生服务中心	90.9	90.9	81.8	—
乡镇卫生院	68.0	72.0	100.0	—

二、服务人口情况

（一）辖区内居委会、行政村情况

2017年，本次调查的社区卫生服务中心服务辖区内居委会平均为6个，100%的行政村通公路，到最远行政村/居委会的平均距离为3千米，所需平均时长为12.5分钟。乡镇卫生院服务辖区内居委会平均为1个，行政村平均为12个，其中99.6%的行政村通公路，到最远行政村/居委会的平均距离为11.0千米，所需平均时长为30分钟。

与2012年比较，社区卫生服务中心辖区居委会数量增加了2个，行政村通公路的比例增加了54.2个百分点，到最远行政村/居委会的距离增加了1千米，但时间减少了2.5分钟（表2-5-4）。乡镇卫生院辖区居委会数量减少了3个，行政村通公路的比例增加了54.2个百分点，到最远行政村/居委会的距离减少了3.5千米。

表2-5-4 社区卫生服务中心/乡镇卫生院服务辖区内居委会、行政村的情况

机构类型	居委会（个）	行政村（个）	通公路的行政村比例（%）	到最远的行政村/居委会的距离（千米）	到最远的行政村/居委会的时间（分钟）
2017年					
社区卫生服务中心	6	0	100.0	3.0	12.5
乡镇卫生院	1	12	99.6	11.0	30
2012年					
社区卫生服务中心	4	0	45.8	2.0	15
乡镇卫生院	4	12	99.3	14.5	30

（二）服务辖区人口情况

2017年，社区卫生服务中心服务辖区内的平均户数为15 103户，平均服务人口为30 400人，其中女性人口占47.9%，7岁以下儿童占5.5%，65岁及以上人口占11.4%。乡镇卫生院服务辖区内的平均户数为5709户，平均服务人口为19 644人，其中农业人口占80.4%，女性人口占46.9%，7岁以下儿童占5.3%，65岁及以上人口占11.4%，外出打工者占25.3%。社区卫生服务中心服务辖区糖尿病病人和高血压病人比例高于乡镇卫生院辖区（表2-5-5）。

表 2－5－5　2017 社区卫生服务中心/乡镇卫生院平均服务人口情况

服务人口	社区卫生服务中心		乡镇卫生院	
	中位数	比例（%）	中位数	比例（%）
2017 年服务辖区内总户数（户）	15 103	—	5709	—
2017 年服务辖区内人口总数（人）	30 400	—	19 644	—
其中：农业人口	0	5.8	15 448	80.4
女性人口	15 312	47.9	8912	46.9
1 岁以下儿童	304	0.9	152	0.9
3 岁以下儿童	927	2.6	379	2.7
7 岁以下儿童	1819	5.5	789	5.3
65 岁及以上人口	4396	11.4	2048	11.4
活产儿	274	0.8	105	0.7
糖尿病病人	757	4.5	287	2.0
高血压病人	1938	11.6	998	5.5
重性精神病人	109	0.4	82	0.4
结核病人	20	0.0	9	0.1
艾滋病毒携带者或艾滋病人	39	0.1	7	0.1
外出打工人数（出本县）	4983	—	4965	—

与 2012 年相比，社区卫生服务中心服务辖区内总户数和辖区内人口总数分别增长了 69.4%和 17.7%。7 岁以下儿童比例增加了 0.7 个百分点，65 岁及以上人口比例增加了 0.9 个百分点。重点慢性疾病患者和传染性疾病患者比例均有不同程度增加。乡镇卫生院服务辖区内总户数和辖区内总人口数分别下降了 16.5%和 8.9%。7 岁以下儿童比例下降了 0.2 个百分点，65 岁及以上人口比例增加了 0.7 个百分点。重点慢性疾病患者和传染性疾病患者比例也均有不同程度增加（表 2－5－6）。

表 2－5－6　2017 年和 2012 年社区卫生服务中心/乡镇卫生院平均服务人口情况（%）

服务人口	2017 年		2012 年	
	社区卫生服务中心	乡镇卫生院	社区卫生服务中心	乡镇卫生院
2017 年服务辖区内总户数（户）	15 103	5709	8918	6838
2017 年服务辖区内人口总数（人）	30 400	19 644	25 839	21 570
其中：农业人口	5.8	80.4	5.7	85.8
女性人口	47.9	46.9	45.8	46.6
1 岁以下儿童	0.9	0.9	1.0	0.9
3 岁以下儿童	2.6	2.7	2.4	2.5
7 岁以下儿童	5.5	5.3	4.8	5.5
65 岁及以上人口	11.4	11.4	10.5	10.7
活产儿	0.8	0.7	0.5	0.8
糖尿病病人	4.5	2.0	3.3	1.4
高血压病人	11.6	5.5	7.8	4.1
重性精神病人	0.4	0.4	0.3	0.3
结核病人	0.0	0.1	0.0	0.1
艾滋病毒携带者或艾滋病人	0.1	0.1	0.0	0.0

三、人力资源情况

（一）卫生人员数量

2017 年，调查社区卫生服务中心在岗工作人员平均为 39 人。其中，合同聘用制人员为主要构成，占在岗工作人员的 59.8%；其次为在编人员，占在岗工作人员的 35.4%。在岗卫生技术人员平均为 33 人，占在岗工作人员的 82.1%。从事基本公共卫生服务人员平均为 20 人，占在岗工作人员的 39.6%，其中专职人员占从事基本公共卫生服务人员的 27.4%。2017 年上级医院到本机构对口支援的医师人次平均为 1 人次。

调查乡镇卫生院在岗工作人员平均为 27 人。其中，在编人员为主要构成，占在岗工作人员的 62.4%；其次为合同聘用制人员，占在岗工作人员的 28.7%。在岗卫生技术人员平均为 22 人，占在岗工作人员的 82.0%；从事基本公共卫生服务人员平均为 7 人，占在岗工作人员的 26.5%，其中专职人员占从事基本公共卫生服务人员的 15.6%。2017 年上级医院到本机构对口支援的医师平均人次为 0（表 2－5－7）。

表 2－5－7　社区卫生服务中心/乡镇卫生院各类卫生人员情况（n/%）

卫生人员分类	社区卫生服务中心		乡镇卫生院	
	中位数	构成（%）	中位数	构成（%）
在岗工作人员	39	—	27	—
其中：在编人员	15	35.4	14	62.4
合同聘用制人员	18	59.8	9	28.7
返聘人员	0	4.1	0	1.7
其他临时人员	0	0.8	0	7.7
在岗卫生技术人员	33	82.1	22	82.0
从事基本公共卫生服务人员	20	39.6	7	26.5
其中：专职人员	14	27.4	4	15.6
2017 年上级医院到本机构对口支援的医师人次	1	—	0	—

（二）卫生技术人员结构

2017 年，社区卫生服务中心卫生技术人员性别构成以女性为主，占 78.7%；学历以大专为主，占 50.0%；职称以师级/助理为主，占 41.1%。2017 年乡镇卫生院卫生技术人员性别构成以女性为主，占 64.5%；学历以大专为主，占 49.2%；职称以师级/助理为主，占 41.7%（表 2－5－8）。

与 2012 年比较，2017 年社区卫生服务中心卫生技术人员女性比例增加了 3.1 个百分点，大学本科及以上学历提高了 7.3 个百分点，中级及以上职称比例提高了 4.5 个百分点。2017 年乡镇卫生院卫生技术人员女性比例增加了 9.9 个百分点，大学本科及以上学历提高了 7.8 个百分点，中级及以上职称比例变化不大（表 2－5－9）。

表 2－5－8　社区卫生服务中心/乡镇卫生院卫生技术人员情况（n/%）

分类		社区卫生服务中心		乡镇卫生院	
		中位数	构成	中位数	构成
性别	男性	6	21.3	6	35.5
	女性	25	78.7	13	64.5
学历	研究生	0	2.6	0	0.0
	大学本科	4	23.7	3	12.6
	大专	17	50.0	11	49.2
	中专	6	18.9	6	35.6
	高中及以下	0	4.8	0	2.6
职称	高级	2	8.3	0	3.2
	中级	6	22.5	2	14.5
	师级/助理	11	41.1	6	41.7
	士级	9	28.1	7	40.6

表 2－5－9　2017 年和 2012 年社区卫生服务中心/乡镇卫生院卫生技术人员构成（%）

分类		2017 年		2012 年	
		社区卫生服务中心	乡镇卫生院	社区卫生服务中心	乡镇卫生院
性别	男性	21.3	35.5	24.4	45.4
	女性	78.7	64.5	75.6	54.6
学历	研究生	2.6	0.0	2.5	0.0
	大学本科	23.7	12.6	16.5	4.8
	大专	50.0	49.2	43.2	37.6
	中专	18.9	35.6	29.3	45.8
	高中及以下	4.8	2.6	8.5	11.8
职称	高级	8.3	3.24	7.2	1.0
	中级	22.5	14.5	19.1	14.8
	师级/助理	41.1	41.7	38.1	45.4
	士级	28.1	40.6	35.6	38.8

（三）人员流动情况

2013—2017 年 5 年内，调查社区卫生服务中心新进人员数量平均为 15 人，占在岗工作人员的 47.6%。新进人员中，以大专学历为主（48.6%），其次是大学本科（27.0%）；主要来源为同级医疗卫生机构（34.1%），其次是应届毕业生（28.5%），还有 24.8%来源不明。过去 5 年调查社区卫生服务中心流失人员数量平均为 4 人，占在岗工作人员总数的 23.8%。流失人员中，以大专学历为主（40.9%），其次是大学本科（32.2%）；53.4%去向不明，23.5%到同级医疗卫生机构（表 2－5－10）。

与 2012 年相比（2012 年过去 5 年新进人员数平均为 7 人，过去 5 年流失人员数平均为 5 人），社区卫生服务中心过去 5 年新进人员数在增加，而过去 5 年流失人员数变化不大。

2013—2017 年 5 年内，调查乡镇卫生院新进人员数量平均为 8 人，占在岗工作人员的 37.8%。新进人员中，以大专学历为主（57.3%），其次是中专（24.4%）；46.5%新进人员来源不明，26.4%为同级医疗卫生机构，23.4%是应届毕业生。过去5年调查乡镇卫生院流失人员数量平均为4人，占在岗工作人员总数的19.5%。流失人员中，以大专学历为主（58.0%），其次是中专（30.9%）；33.8%到同级医疗卫生机构，31.8%去向不明，21.0%到上级医疗机构（表2-5-10）。

与2012年相比（2012年过去5年新进人员数平均为5人，过去5年流失人员数平均为2人），乡镇卫生院过去5年新进人员数和过去5年流失人员数都在增加，但新进人员数都高于流失人员数。

表2-5-10　2013—2017年社区卫生服务中心/乡镇卫生院人员流动情况

分类		社区卫生服务中心		乡镇卫生院	
		中位数	构成（%）	中位数	构成（%）
过去5年新进人员数量		15	—	8	—
学历	研究生	0	2.9	0	0
	大学本科	3	27.0	0	14.2
	大专	9	48.6	6	57.3
	中专	4	19.9	1	24.4
	高中及以下	0	1.6	0	4.1
来源	应届毕业生	3	28.5	1	23.4
	上级医疗卫生机构	0	11.9	0	2.5
	同级医疗卫生机构	2	34.1	1	26.4
	下级医疗卫生机构	0	0.7	0	1.2
	其他来源	3	24.8	2	46.5
过去5年流失人员数量		4	—	4	—
学历	研究生	0	3.7	0	0
	大学本科	0	32.2	0	4.8
	大专	3	40.9	2	58.0
	中专	1	18.9	1	30.9
	高中及以下	0	4.3	0	6.3
去向	上级医疗卫生机构	0	13.4	0	21.0
	同级医疗卫生机构	0	23.5	1	33.8
	下级医疗卫生机构	0	1.3	0	1.3
	非医疗卫生机构	0	8.4	0	12.1
	不清楚流失去向	2	53.4	0	31.8

四、设备配置情况

2017年，调查的24个社区卫生服务中心，有10家社区卫生服务中心各配置一台DR机，1家社区卫生服务中心配置一台CT机，硬件设备达到与上级机构共享信息的基本要求的比例为25.0%。调查地区县（市、区）的51个乡镇卫生院，有18家乡镇卫生院各配置了一台DR机，1家乡镇卫生院配置一台CT机，硬件设备达到与上级机构共享信息的基本要求的比例为27.5%（表2-5-11）。

表2-5-11　社区卫生服务中心/乡镇卫生院设备配置情况

机构类型	DR机总数（台）	CT机总数（台）	硬件设备达到与上级机构共享信息的基本要求（%）
社区卫生服务中心	10	1	25.0
乡镇卫生院	18	1	27.5

五、药品配置与使用情况

（一）药品配置情况

2017年，调查社区卫生服务中心平均配置195种药品，其中平均配置179种基药，占比92.3%。在基药中，化学药品占63.4%。乡镇卫生院平均配置248种药品，其中平均配置233种基药，占比92.6%。基药中，化学药品占59.8%。

与2012年比较，社区卫生服务中心和乡镇卫生院的药品配置总数分别减少了85种和18种，基药数分别减少了57种和28种（表2-5-12）。

表2-5-12　社区卫生服务中心/乡镇卫生院药品配置情况

机构类型	配置药品种数				基药比例（%）	化学药品比例（%）
	总数	基药	化学药品	中成药		
2017年						
社区卫生服务中心	195	179	119	65	92.3	63.4
乡镇卫生院	248	233	131	75	92.6	59.8
2012年						
社区卫生服务中心	280	236	187	59	76.2	—
乡镇卫生院	266	261	188	63	98.6	—

（二）药品销售情况

2017年，调查社区卫生服务中心平均药品销售总额为99.5万元，其中基药平均销售额为91.7万元，占比71.3%。乡镇卫生院药品平均销售总额为122.3万元，其中基药平均销售额为110.6万元，占比87.2%。

与2012年比较，社区卫生服务中心平均药品销售总额降低了27.4%，而平均基药销售额增加了14.6%；乡镇卫生院平均药品销售总额和基药销售额均变化不大（表2-5-13）。

表 2－5－13　社区卫生服务中心/乡镇卫生院药品销售情况

机构类型	药品销售额（万元）		基药比例（%）
	总额	基药销售额	
2017 年			
社区卫生服务中心	99.5	91.7	71.3
乡镇卫生院	122.3	110.6	87.2
2012 年			
社区卫生服务中心	137	80	70.2
乡镇卫生院	120	108.5	97.8

（三）基本药物零差率补偿情况

2017 年，调查地区社区卫生服务中心和乡镇卫生院均 100%实行药品零差率制度。补偿方式都以财政专项补助为主，在社区卫生服务中心和乡镇卫生院中分别占比 83.3%和 90.2%（表 2－5－14）。

表 2－5－14　社区卫生服务中心/乡镇卫生院药品零差率补偿情况

药品零差率补偿情况		社区卫生服务中心		乡镇卫生院	
		数量	构成（%）	数量	构成（%）
实行药品零差率制度		24	100.0	51	100.0
补偿方式	财政专项补助	20	83.3	46	90.2
	医保报销	4	16.7	16	31.4
	收支两条线管理	4	16.7	2	3.9
	服务价格调整	0	0.0	3	5.9
	其他	0	0.0	1	2.0

六、财务收支情况

2017 年，调查社区卫生服务中心总收入平均为 753.8 万元，其中财政补助收入占总收入的 34.9%，医疗保险收入占总收入的 22.1%。总支出平均为 686.7 万元。调查社区卫生服务中心平均收入大于支出。调查乡镇卫生院总收入平均为 453.3 万元，其中财政补助收入占总收入的 42.8%，医疗保险收入占总收入的 25.6%。总支出平均为 458.1 万元。调查乡镇卫生院平均收入略低于平均支出（表 2－5－15）。

2017 年，所调查 24 家社区卫生服务中心，有 18 家社区卫生服务中心收支结余率为正，占比 75.0%；而所调查的 51 家乡镇卫生院有 36 家结余为正，占比 70.6%。在总的收支结余上，社区卫生服务中心尚有结余，结余率为 8.9%，而乡镇卫生院结余为负，结余率为－1.1%（表 2－5－16）。

调查社区卫生服务中心的财政补助收入中，基本支出补助收入平均为 368.7 万元，占财政补助收入的 82.9%。基本支出补助收入中，主要为基本公共卫生服务补助收入，占基本支出补助的 49.2%；其次为人员经费补助收入，占 41.0%；项目支出补助收入中，主要为设备购置补助收入，占比 6.1%。调查乡镇卫生院的财政补助收入中，基本支出补助收入平均为 178.9 万元，占财政补助收入的 86.4%。基本支出补助收入中，主要为人员经费补助收入，占基本支出补助的 43.5%；其次为基本公共卫生服务补助收入，占 41.6%。项目支出补助收入中，主要为基本建设补助收入，占比 56.6%（表 2-5-17）。

表 2-5-15　社区卫生服务中心/乡镇卫生院财务收支总体情况

财务收支	社区卫生服务中心		乡镇卫生院	
	金额（万元）	构成（%）	金额（万元）	构成（%）
总收入	753.8	—	453.3	—
财政补助收入	415.6	34.9	179.7	42.8
来自医疗保险的收入	98.3	22.1	53.0	25.6
总支出	686.7	—	458.1	—

表 2-5-16　社区卫生服务中心/乡镇卫生院财务收支结余情况

财务收支	社区卫生服务中心	乡镇卫生院
收支结余率（%）	8.9	−1.1
收支结余率为正的机构数量（个）	18	36

表 2-5-17　社区卫生服务中心/乡镇卫生院财政补助情况

财政补助	社区卫生服务中心		乡镇卫生院	
	金额（万元）	构成（%）	金额（万元）	构成（%）
财政补助收入	415.6	—	179.7	—
基本支出补助收入	368.7	82.9	178.9	86.4
人员经费补助收入	145.9	41.0	71.5	43.5
公用经费补助收入	24.0	11.7	0.0	15.9
基本公共卫生服务补助收入	148.1	49.2	85.2	41.6
项目支出补助收入	2.1	15.7	0.0	8.8
基本建设补助收入	0.0	5.8	0.0	56.6
设备购置补助收入	0.0	6.1	0.0	4.3
重大公共卫生服务补助收入	0.0	5.6	0.0	6.3

七、卫生服务提供情况

（一）医疗服务提供情况

2017 年，调查社区卫生服务中心平均出院人次为 237 人次，无分娩。2017 年调查乡镇卫生院平均出院人次 1062 人次。与 2012 年比较，社区卫生服务中心平均出院人次降低 57.8%，乡镇卫生院平均出院人次增加 22.9%（表 2-5-18）。

表 2-5-18　社区卫生服务中心/乡镇卫生院医疗服务提供情况

项目	2017 年		2012 年	
	社区卫生服务中心	乡镇卫生院	社区卫生服务中心	乡镇卫生院
出院人次数（人次）	237	1062	561	864
分娩人数（人）	0	0	0	0
手术人次数	0	0	—	—

（二）公共卫生服务提供情况

2017 年，调查地区社区卫生服务中心平均签约服务人数为 14 171 人，签约服务率为 36.6%，有偿签约率分别为 2.2%。调查乡镇卫生院平均签约服务人数 10 807 人，签约服务率为 62.7%，有偿签约率 11.8%（表 2-5-19）。

表 2-5-19　社区卫生服务中心/乡镇卫生院签约服务情况

项目	社区卫生服务中心	乡镇卫生院
签约服务人数	14 171	10 807
签约服务率（%）	36.6	62.7
有偿签约人数	0	0
有偿签约率（%）	2.2	11.8

调查社区卫生服务中心和乡镇卫生院均为儿童、老年人、孕产妇、高血压患者、糖尿病患者、严重精神障碍患者等重点人群提供了相应健康管理服务。其中，调查社区卫生服务中心平均 7 岁以下儿童免疫规划疫苗常规预防接种人次为 8456 人次；平均 65 岁及以上老年人健康体检人次为 2207 人次；血压得到有效控制的患者比例为 76.1%（表 2-5-20）。

调查乡镇卫生院平均 7 岁以下儿童免疫规划疫苗常规预防接种人次数分别为 1947 人次；平均 65 岁及以上老年人健康体检人次为 1376 人；血压得到有效控制的患者比例为 76.2%（表 2-5-20）。

表 2-5-20　社区卫生服务中心/乡镇卫生院重点人群管理情况

公共卫生服务类别	社区卫生服务中心	乡镇卫生院
7 岁以下儿童免疫规划疫苗常规预防接种人次数	8456	1947
7 岁以下儿童二类疫苗接种人次数	3343	780
7 岁以下儿童保健人次数	2126	934
3 岁以下儿童保健人次数	1075	407
产前检查人次数	195	136
产后访视人次数	295	101
65 岁及以上老年人健康体检人次数	2207	1376
高血压患者规范管理人数（人）	1665	783
血压得到有效控制的患者比例（%）	76.1	76.2
2 型糖尿病患者规范管理人数（人）	647	244
血糖得到有效控制的患者比例（%）	70.4	68.0
严重精神障碍患者规范管理人数（人）	110	82
病情得到有效控制的患者比例（%）	96.1	92.0

2017 年，调查地区社区卫生服务中心和乡镇卫生院平均发放健康教育印刷材料的数量分别为 19 270 和 8210；平均健康教育宣传栏更新次数分别为 8 次和 12 次（表 2-5-21）。

表 2-5-21　社区卫生服务中心/乡镇卫生院健康教育情况

项目	社区卫生服务中心	乡镇卫生院
发放健康教育印刷材料的数量	19 270	8210
播放健康教育音像资料的次数	263	130
健康教育宣传栏更新次数	8	12
举办健康教育讲座和健康教育咨询活动次数	27	23

2017年，调查地区社区卫生服务中心和乡镇卫生院平均传染病报告例数分别为18例和4例；年内平均卫生监督协管信息报告例数分别为14例和2例；平均为育龄人群免费提供避孕药具分别为443次和645次（表2-5-22）。

表2-5-22　社区卫生服务中心/乡镇卫生院公共卫生事件报告及卫生监督协管情况

项目	社区卫生服务中心	乡镇卫生院
传染病报告例数（例）	18	4
年内卫生监督协管信息报告例数	14	2
为育龄人群免费提供避孕药具人次数	443	645

2017年，调查地区社区卫生服务中心/乡镇卫生院平均结核病病人全程督导化疗人数分别为15人和8人；平均艾滋病病人管理人数分别为39人和5人；平均叶酸服用人数分别为143人和82人。乳腺癌筛查平均人数均为0。社区卫生服务中心宫颈癌筛查平均人数为0，而乡镇卫生院为100人（表2-5-23）。

表2-5-23　社区卫生服务中心/乡镇卫生院重大公共卫生服务情况

项目	社区卫生服务中心	乡镇卫生院
结核病病人全程督导化疗人数（人）	15	8
艾滋病病人管理人数（人）	39	5
艾滋病快速检测人次（人次）	0	56
叶酸服用人数（人）	143	82
乳腺癌筛查人数（人）	0	0
宫颈癌筛查人数（人）	0	100

第六章　主要发现和政策建议

一、主要发现

（一）样本区县财政卫生投入增加，但医疗卫生机构补偿结构需进一步调整

2017 年，样本县（市、区）各级财政投入的卫生经费总额平均为 13 051.5 万元，占财政支出的 7.1%。财政卫生投入较 2012 年增加了 79.9%，占财政支出的比例增加了 4.1 个百分点。但从医疗卫生服务机构收入结构看，增加的财政卫生投入可能并未降低个人医疗经济负担比例。2017 年，样本区县级医院总收入中，财政补助占 7.9%，医疗保险收入占 43.6%，剩余 51.5%很大程度上应来自个人现金支付；样本区县社区卫生服务中心财政补助收入 34.9%，医疗保险收入 22.1%，剩余 43.0%很大程度上应来自个人现金支付；样本区县乡镇卫生院财政补助收入 42.8%，医疗保险收入 25.6%，剩余 31.6%也很大程度上应来自个人现金支付。

（二）样本县（市、区）卫生人力资源数量增加，人员素质大幅提高，但结构尚待优化

2017 年，样本县（市、区）每千人口卫生技术人员为 5.3 人，其中每千人口执业（助理）医师为 2.0 人，每千人口注册护士为 1.9 人，配置比例较 2012 年均增加（4.2 人/千人，1.7 人/千人，1.6 人/千人），县区级医院平均有 6 名儿科医生。但医护比仅为 1∶0.95，每万人全科医生仅为 1.2 人。人员流动性也同时显示卫生人力资源的增加，2013—2017 年，调查样本县（市、区）级医院 5 年间平均人员流入量是流出量的 3.6 倍，社区卫生服务中心和乡镇卫生院的平均流入量也高于流出量。

2017 年，样本县（市、区）卫生技术人员中，大学本科及以上学历达到 33.9%，较 2012 年增加了 8.9 个百分点；高级职称比例达到 8.7%。其中，区县级医院执业医师大学本科及以上学历达到 67.2%，较 2012 年增加了 42.2 个百分点；高级职称比例达到 21.6%，较 2012 年增加了 14.0 个百分点。社区卫生服务中心大学本科及以上学历达到 26.3%，较 2012 年增加了 7.3 个百分点。乡镇卫生院大学本科及以上学历达到 12.6%，较 2012 年增加了 7.8 个百分点。

（三）样本县（市、区）卫生资源配置呈现医院化和城市化发展趋势

与 2012 年相比，样本区县高级别医院数量增加，而基层医疗卫生服务机构数量减少。城市地区样本区县平均增加了 1 家二级医院和 1 家中心卫生院，减少了 1 家社区卫生服务中心、10 家社区卫生服务站、4 家乡卫生院、2 家村卫生室和 25 家私人诊所。农村地区样本区县平均增加了 1 家三级医院和 2 家门诊部所，减少了 65 家村卫生室和 9 家私人诊所。医院数量和规模增加，导致床位配置数量增加，2017 年调查样本区县级医院平均开放床位 425 张，较 2012 年增加 57.4%，高于住院人次增加幅度（53.2%）。整个样本县（市、区）床位配置达到 6.1 张，已超过《四川省医疗卫生服务体系规划（2015—2020 年）》中 2020 年配置目标（6.0 张/千人）。

同为基层卫生机构，社区卫生服务中心人员规模较乡镇卫生院，且有扩大的趋势。2017 年调查社区卫生服务中心在岗工作人员平均为 39 人，而乡镇卫生院在岗工作人员仅为 27 人。2013—2017 年，社区卫生服务中心平均净增加 11 人，而乡镇卫生院平均净增加 4 人。

样本区县卫生资源配置的医院化和城市化趋势，与当地人口城镇化增加、社会经济发展、交通便利性增加有关。如城镇化率由2012年的29.9%增加到2017年的41.8%，2017年样本县（市、区）平均国内生产总值、财政收入、财政支出分别增加26.1%、35.3%和40.5%；农村居民年人均纯收入、城镇居民人均可支配收入分别增加87.8%和62.3%。但卫生资源过度向医院和城市集中，一方面可能造成卫生费用的过快增长及卫生资源利用效率下降，另一方面农村剩余人口的卫生服务可及性可能下降。

（四）区县级医院单向转诊特征仍显著

无论是县域内还是县域外，双向转诊并未实现。从调查样本县（市、区）级医院的转诊角度看，2017年，调查样本县（市、区）级医院的转诊主要发生在住院病人的向上转诊。基层医疗卫生机构向区县级医院转诊的住院病人平均为102例，区县级医院转往上级医院的住院病人平均为389例，分别占2017年住院人次的3.76%和2.16%；而上级医院向区县级医院转诊的住院病人平均仅为2例，仅占2017年住院人次的0.06%。区县级医院转往上级医院的门诊病人平均为45例，占2017年门诊人次的0.15%。没有上级医院向区县级医院转诊的门诊病人。大多数区县级医院均没有本级医院转往基层医疗卫生机构、基层医疗卫生机构转往本级医院、上级医院转往本级医院的门诊或住院病人。

（五）破除以药补医，新的补偿机制基本形成

2017年调查样本区县级医院实施了药品零差率制度，也全部获得补偿。补偿途径呈现多样化，全部医院得到了财政补贴，71.4%的医院还通过收取一般诊疗费进行补偿，90.5%的也采用调整卫生服务价格进行补偿。平均每家医院在省级药品集中采购平台采购药品金额比例为99.9%；85.7%的医院在省级药品集中采购平台采购高值医用耗材。

2017年调查样本区社区卫生服务中心和乡镇卫生院全部实行了药品零差率制度，补偿方式均以财政专项补助为主，分别占83.3%和90.2%；其余补偿方式为医保报销、收支两条线管理和服务价格调整等，所占比例较低。

（六）区县级医院医联体基本建立，服务模式改革推进差异较大

2017年，调查样本县（市、区）级医院中85.7%建立了医联体，平均覆盖5家基本医疗卫生机构。但从区县级医院与基层医疗卫生机构的双向转诊看，医联体建设对于分级诊疗的推动作用并未显现。同时，区县级医院与基层医疗卫生机构之间的信息共享也不足，社区卫生服务中心和乡镇卫生院硬件设备达到与上级机构共享信息的基本要求的比例分别为25.0%和27.5%。

在服务模式上，同级医院检查结果互认的开展比例高，达到95.2%。与上级医疗机构开展远程医疗服务的县级医院为76.1%，开展预约诊疗的医院有76.2%而开展日间手术机构的医院为23.8%，全区县建立统一的临床检验中心的医院仅为4.8%。

（七）区县级医院人事制度改革逐步推进

2017年，57.1%的调查样本县（市、区）级医院实行了总会计制度，52.4%的医院实行了院长聘任制，61.9%的医院开展薪酬制度改革。院长年薪制推进缓慢，只有1家医院实施。

（八）区县级医院卫生信息化建设需进一步加强

2017年，在调查样本县（市、区）级医院中，分别有76.2%和85.7%的医院建立了门诊电子病历和住院电子病历。电子病历不能完全建立，将阻碍区域内的信息共享。

（九）区县级医院医疗保险支付制度改革推进缓慢

2017年调查的21家样本县（市、区）级医院中，最多只有8家医院在住院患者中实行了按总额预付/包干付费的支付方式。按人头付费、按床日付费和疾病诊断相关组（DRGs）付费方式仅有1～3家。按病种付费的病种及按病种付费的患者数也较少。以住院为例，平均仅有2种按病种付费的病种，有8家医院有按病种付费的患者。

（十）基本公共卫生服务呈常态化提供，家庭医生签约具有差异性

重点人群健康管理、重点疾病管理、健康教育、传染病报告、卫生监督和计划生育服务等基本公共卫生服务社区卫生服务中心和乡镇卫生院均能有效提供。结核病病人管理、艾滋病病人管理、叶酸服用开展较为普遍。家庭医生签约具有差异性，2017 年社区卫生服务中心家庭医生签约率为 36.6%，远低于乡镇卫生院达到 62.7%；有偿签约率均很低，社区卫生服务中心为 2.2%，乡镇卫生院为 11.8%。

（十一）社区卫生服务中心基本医疗服务功能弱化，乡镇卫生院相对稳定

尽管社区卫生服务中心的人员规模大于乡镇卫生院，平均服务人口是乡镇卫生院的 1.5 倍。但其基本医疗功能呈现下降趋势。2017 年，调查社区卫生服务中心平均配置 195 种药品，较 2012 年减少了 85 种，而乡镇卫生院为 248 种药品，较 2012 年较少了 18 种；调查社区卫生服务中心平均药品销售总额为 99.5 万元，且较 2012 年降低了 27.4%，乡镇卫生院为 122.3 万元，较 2012 年增加了 1.9%；调查社区卫生服务中心来自医疗保险的收入为 22.1%，乡镇卫生院为 25.6%；调查社区卫生服务中心平均出院人次为 237 人次，较 2012 年降低 57.8%，而调查乡镇卫生院平均出院人次 1062 人次，较 2012 年增加 22.9%。

尽管如此，社区卫生服务中心的运营状况好于乡镇卫生院，可以达到略有盈余。究其原因，有以下几方面：（1）社区卫生服务中心服务人口数量多；（2）所处地区社会经济相对发达，无论是财政补助，还是个人支付能力都强于乡村；（3）社区卫生服务中心所在地通常医院集中，居民有医疗需求时选择性强。

二、政策建议

（一）加大卫生投入，逐步建立以财政投入和医疗保险报销为主的医疗机构补偿机制

对于区县级公立医院及基层医疗卫生机构，要落实政府投入责任，重点是基层医疗卫生服务机构、公立医院的基本建设、设备购置、重点学科发展、人才培养、符合国家规定的离退休人员费用、政策性亏损、承担公共卫生任务和紧急救治、支边、支农公共服务等给予及时补助。同时，根据社会经济发展水平，不断提高基本医疗保险的筹资水平和补偿标准，充分发挥医疗保险补偿作用，医保基金通过购买服务对医院提供的基本医疗服务予以及时补偿，缩小医保基金政策内报销比例与实际报销比例的差距。

为提高卫生资源的利用效率，控制医疗费用的过快增长，应严格控制医院建设规模和标准，特别是控制床位资源的发展速度。此外，需大力推进医疗保险支付制度改革，通过按人头付费、按病种付费、按总额预付费等支付方式，对医疗费用进行控制。在加强政府指导，合理确定医疗服务指导价格，合理控制医院医药总费用、次均费用的前提下，探索由医院（医院代表）和医疗保险经办机构谈判确定服务范围、支付方式、支付标准和服务质量要求。医疗卫生机构也需加强核算、推进临床路径管理、节约运行成本，通过提供优质服务和推进服务模式改革，获得合理收入。

（二）加快注册护士和全科医生发展速度

随着人口老龄化与慢病患病率增加，卫生服务提供的多样化，养老模式转变，居民对于护理需求将不断增加。县域内分级诊疗制度的落实离不开合格的全科医生。完善以规范化培训、岗位培训和学历教育为重点的基层卫生人员培训格局；加大全科住院医师规范化培训、助理全科医生培训和全科转岗培训；持续实施全科医生特设岗位计划，启动专业医生特岗计划。探索提高基层卫生人员队伍工作积极性的人事管理制度，如全面实施县域卫生人员一体化管理模式；实行倾斜性绩效工资分配制度，向远郊区基层卫生机构和经规范化培训的全科医生倾斜，使其总体收入不低于所在区/县级医院执业医师平均收入水平；建立随工作量增加而相应增长的绩效工资总量动态调整机制；重视护理人才的学历

教育和毕业后教育，建立多层次护理人才的培养体系；完善护理人才分层使用机制，强化自我提升意识，促进护理人才的发展和合理使用。

（三）强化县域医联体协作机制，加快区域医疗服务一体化建设

为使医联体真正达到提高居民对基层卫生服务机构利用、促进卫生资源合理利用、为居民提供一体化服务目的，还需进一步加强机制建设，明确各级机构的角色和责任，并鼓励各级医疗机构履行各自的职责。为此，需要严格控制医院的规模，重点发挥医院在医学科学、技术创新和人才培养等方面的引领作用，逐步将常见病、多发病复诊和诊断明确、病情稳定的慢性病等普通门诊分流到基层医疗卫生机构。可通过医保支付方式转变，推动分级诊疗。如在医联体内实行按人头总额预算，即医保预算资金在医联体内包干使用，超支不补，结余留用，构建风险共担、利益共享机制，倒逼牵头医院不断提升自身诊疗水平，主动帮扶乡村医疗机构提高能力，减少县外就诊的人次，将常见病和慢性病流向基层。加强县域一体的信息化平台建设，实现信息的互联互通，为医联体建设提供支撑。

（四）重视乡镇卫生院的生存与发展

城镇化和交通便利对乡镇卫生院的生存和发展带来极大挑战。乡镇卫生院作为留守农村居民健康守护者的作用愈显重要。坚持实行向基层，特别是乡镇卫生院倾斜的财政补助政策。除了常规的对基本医疗服务和基本公共卫生服务的财政补助外，在基础设施建设、人员培养和信息化建设等方面应实行向基层倾斜的财政补助政策。在各级财政补助中，本级财政要承担主要责任。进一步探索财政经费管理方式，对于财政资金投入需加强监督及考核工作，提高资金使用的效率。将所有乡镇卫生院纳入社会医疗保险定点机构，加强医疗保险的支持作用。拓宽社区卫生服务中心及乡镇卫生院药品零差率补偿渠道，适度调高基层医疗卫生机构技术劳务价格，包括提高医疗技术劳务类服务项目收费、提高中医诊疗服务价格和提高个性化服务的价格。根据国家对社区生服务中心和乡镇卫生院服务能力的要求以及当地的实际需求，加快基层卫生机构服务能力提升工作。

（五）完善家庭医生签约制度，为居民提供连续性服务

家庭医生签约服务就是以人为本的一体化服务模式最好体现，它使原有的被动服务改为主动服务，以慢性病和重点人群为切入点，建立全科医生与居民的稳定服务关系，引导居民良好就医习惯的形成，提高服务的连续性、协同性，改善服务质量。在城市地区加强居民对家庭签约服务的知晓度。在签约数量增加的同时，更加注重签约的质量，提高续约率，提高患者到签约机构或签约医生就诊的比例。对签约之后的履约行为、履约之后的补偿等都需要制定相应措施，严格考核，严格管理，避免家庭签约服务流于形式。同时，对家庭医生团队的各组成人员明确责任分工，并制定与绩效挂钩的考核措施，增加团队成员的责任感和工作主动性。

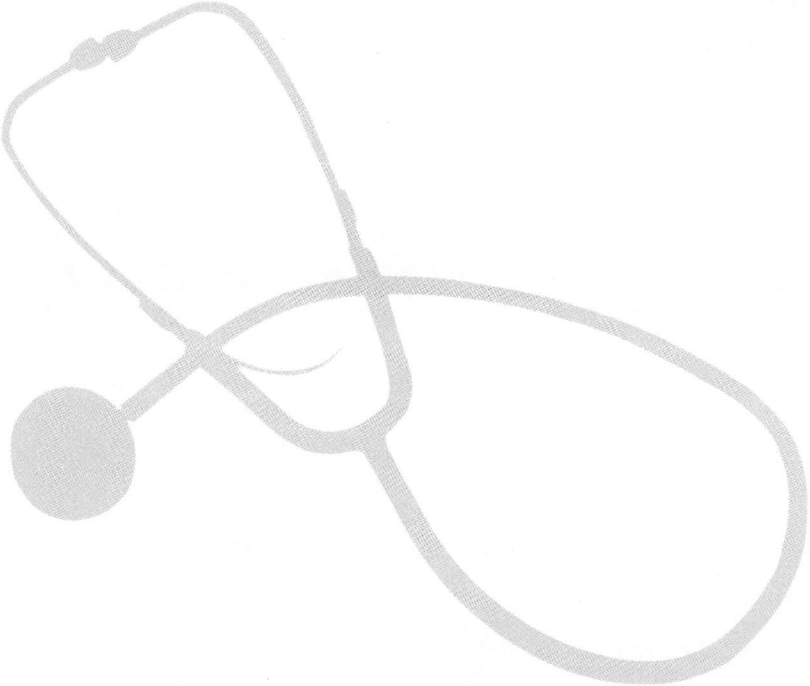

第三部分

四川省医务人员执业状况调查

第一章　概述

一、调查背景和目的

医务人员作为医疗卫生服务行业的一线人员，其执业状况和工作状态等是居民卫生服务利用和健康改善的重要决定因素，医务人员的获得感和满意度也是医改的重要目标。加强医务人员队伍建设，对于医疗卫生服务业的健康持续发展和良好医患关系的建立等至关重要。

自 2009 年 4 月中共中央、国务院颁布《中共中央国务院关于深化医药卫生体制改革的意见》，对公立医院改革以及基层医疗卫生服务体系的健全等提出要求，也强调要加强医务人员队伍建设。2012 年 3 月，国务院印发了《“十二五”期间深化医药卫生体制改革规划暨实施方案》，提出积极推进公立医院改革，统筹推进相关领域改革，建立强有力的保障机制，其中包括健全和完善医务人才的培养和使用。

本次调查旨在对四川省医务人员的执业状况和工作状态等进行深入的调研和分析，并与 2013 年第五次卫生服务调查的结果进行对比，以发现尚存在的问题和不足，从而为卫生行政管理部门推动健康中国战略、深化医药卫生体制改革和完善相关卫生政策提供参考依据，以促进四川省医务人员队伍建设与和谐医患关系的建立，提高医疗卫生服务质量水平。

二、调查对象与抽样方法

调查对象为四川省国家第六次卫生服务调查样本县（市、区）中的所有三级综合医院、部分二级医院及样本乡镇（街道）中的所有社区卫生服务中心和乡镇卫生院等机构中被抽中的临床医生、护理人员和防保（公共卫生）人员。

调查对象的样本数量：(1) 医院：每所医院抽取临床医生 20 名、护理人员 10 名。(2) 社区卫生服务中心和乡镇卫生院：每所社区卫生服务中心和乡镇卫生院抽取临床医生 5 名、护理人员 3 名和防保人员 2 名。如机构内人员数量不满足样本需求时，按实际人数进行调查。本次共有效调查医务人员 1552 人。

样本个体选取原则：(1) 全院所有临床科室均要抽到；(2) 职称分布均匀，兼顾高、中和初级职称。

三、调查方法和调查内容

调查采用被抽中医务人员自填问卷的方法。

调查内容主要包括：医务人员的个人基本情况，工作特征和工作相关个性、工作付出和回报情况、工作环境支持、工作感受、工作投入和激励水平、对执业环境的体会及感知变化、工作满意度、离职倾向和身心健康等情况。

第二章　医务人员的基本情况

一、医务人员的社会人口学特征

（一）所在机构类型

本次共调查医务人员1552人，其中医院医务人员952人，占61.3%，社区卫生服务中心/乡镇卫生院医务人员600人，占38.7%。

（二）性别

男性医务人员549人，占35.4%；女性医务人员1003人，占64.6%。

（三）年龄

平均年龄37岁，最小19岁，最大72岁；其中，30岁以下、30～39岁、40～49岁和50岁及以上医务人员分别为414人（26.7%）、542人（34.9%）、393人（25.3%）和203人（13.1%）。

（四）婚姻状况

在婚、非在婚医务人员分别为1227人（占79.1%）、325人（占20.9%）。

（五）学历

大专以下医务人员196人，占12.6%；大专696人，占38.4%；大学本科663人，占42.7%，硕博研究生97人，占6.3%。其中，医院医务人员大学本科及以上的比例（63.2%）远高于社区卫生服务中心/乡镇卫生院医务人员（26.5%）；后者大专及以下的比例较大，占到73.6%。

（六）职称

高级职称医务人员234人，占15.1%；中级432人，占27.8%；初级799人，占51.5%；无职称87人，占5.6%。其中，医院高级职称医务人员的比例（21.2%）远高于社区卫生服务中心/乡镇卫生院医务人员的比例（5.3%）。

（七）执业资格

执业医师（包括执业助理医师）和中医执业医师（包括中医执业助理医师）904人，占35.6%；其他89人，占5.7%。

（八）主要从事专业类别

从事临床医疗专业、护理专业和公共卫生专业的医务人员分别为881人（56.8%）、489人（31.5%）和182人（11.7%）。

（九）工作年数

工作年数最短不满1年、最长54年，均数为14.7年。其中，医院、社区卫生服务中心/乡镇卫生院医务人员工作年数的均数分别为14.7年、14.8年。工作5年以下、5～9年、10～19年、20～29年与30年及以上医务人员分别为273人（17.6%）、355人（22.9%）、410人（26.4%）、352人（22.7%）和162人（10.4%）。

（十）行政业务管理职务

无行政业务管理职务医务人员1183人，占76.2%；有行政业务管理职务医务人员369人，占23.8%。

被调查医务人员的社会人口学特征情况详见表 3-2-1。

表 3-2-1　医务人员的社会人口学特征情况

社会人口学特征	合计		医院		社区卫生服务中心/乡镇卫生院	
	人数	比例（%）	人数	比例（%）	人数	比例（%）
性别						
男	549	35.4	363	38.1	186	31.0
女	1003	64.6	589	61.9	414	69.0
年龄						
<30 岁	414	26.7	237	24.9	177	29.5
30～39 岁	542	34.9	359	37.7	183	30.5
40～49 岁	393	25.3	218	22.9	175	29.2
50 岁及以上	203	13.1	138	14.5	65	10.8
婚姻状况						
非在婚	325	20.9	189	19.9	136	22.7
在婚	1227	79.1	763	80.1	464	77.3
学历						
大专以下	196	12.6	57	6.0	139	23.3
大专	696	38.4	294	30.9	302	50.3
大学本科	663	42.7	507	53.3	156	26.0
硕博研究生	97	6.3	94	9.9	3	0.5
职称						
无职称	87	5.6	26	2.7	61	10.2
初级	799	51.5	416	43.7	383	63.8
中级	432	27.8	308	32.4	124	20.7
高级	234	15.1	202	21.2	32	5.3
执业资格						
（中医）执业（助理）医师	904	58.2	603	63.3	301	50.2
注册护士	553	35.6	325	34.1	228	38.0
其他	89	5.7	23	2.4	66	11.0
专业类别						
临床医疗	881	56.8	608	63.9	273	45.5
护理	489	31.5	333	35.0	156	26.0
公共卫生	182	11.7	11	1.2	171	28.5
工作年数						
<5 年	273	17.6	162	17.0	111	18.5
5～9 年	355	22.9	235	24.7	120	20.0
10～19 年	410	26.4	249	26.2	161	26.8
20～29 年	352	22.7	200	21.0	152	25.3
30 年及以上	162	10.4	106	11.1	56	9.3
行政业务管理职务						
无	1183	76.2	763	80.1	420	70.0
有	369	23.8	189	19.9	180	30.0

二、医务人员的培训与晋升情况

（一）培训情况

1. 在上级医院接受阶段性进修培训情况

调查显示，在上级医院接受过阶段性进修培训的医务人员共 753 人（占 48.7%），其中医院医务人员的阶段性进修培训率（55.4%）高于社区卫生服务中心/乡镇卫生院医务人员（37.7%），差异具有统计学意义（$P<0.05$）。最近一次进修培训时间最短 1 个月，最长 36 个月，均数为 6.7 个月。其中，医院医务人员与社区卫生服务中心/乡镇卫生院医务人员的培训时间差异不具有统计学意义（$P>0.05$）。上述结果详见表 3-2-2、表 3-2-3。

表 3-2-2　医务人员在上级医院接受阶段性进修培训情况

进修培训	合计		医院		社区卫生服务中心/乡镇卫生院		χ^2值	P值
	人数	比例（%）	人数	比例（%）	人数	比例（%）		
是否参加								
是	753	48.7	527	55.4	226	37.7	20.321	<0.001
否	794	51.3	423	44.4	371	61.8		

注：采用两个独立样本构成比比较的 χ^2检验。

表 3-2-3　医务人员在上级医院接受阶段性进修培训月数（均数±标准差）

进修培训	医院	社区卫生服务中心/乡镇卫生院	合计	t值	P值
培训月数	7.0±6.9	5.9±4.3	6.7±6.2	−1.257	0.209

注：采用两样本均数的 t 检验。

2. 专业相关课程培训情况

在过去一年参加过专业相关课程培训的医务人员共 973 人（63.4%），其中医院 642 人（67.4%），社区卫生服务中心/乡镇卫生院人员 331 人（55.2%）；医院医务人员参加专业相关课程培训率高于社区卫生服务中心/乡镇卫生院的医务人员，差异具有统计学意义（$P<0.05$）。专业相关课程培训天数最短 1 天，最长 152 天，均数为 3.3 天。其中，医院医务人员培训天数的均数为 3.7 天，社区卫生服务中心/乡镇卫生院医务人员培训天数的均数为 2.4 天，医院医务人员的培训天数长于社区卫生服务中心/乡镇卫生院的医务人员，差异具有统计学意义（$P<0.05$）。上述结果详见表 3-2-4、表 3-2-5。

表 3-2-4　医务人员参加专业相关课程培训情况

课程培训	合计		医院		社区卫生服务中心/乡镇卫生院		χ^2值	P值
	人数	比例（%）	人数	比例（%）	人数	比例（%）		
是否参加								
是	973	63.4	642	67.4	331	55.2	10.330	0.001
否	562	36.6	300	31.5	262	43.7		

注：采用两个独立样本构成比比较的 χ^2检验。

表 3-2-5　医务人员参加专业相关课程培训天数（均数±标准差）

课程培训	医院	社区卫生服务中心/乡镇卫生院	合计	t值	P值
培训天数	3.7±8.9	2.4±2.5	3.3±7.4	−4.067	<0.001

注：采用两样本均数的 t 检验。

（二）晋升情况

职务晋升：在过去5年，286名（18.5%）医务人员的职务得到了晋升。其中，医院医务人员、社区卫生服务中心/乡镇卫生院医务人员的职务晋升率分别为19.1%、17.3%。

职称晋升：在过去5年，696名（45.1%）医务人员的职称得到了晋升。其中，医院医务人员的职称晋升率（49.5%）高于社区卫生服务中心/乡镇卫生院医务人员（37.5%），差异具有统计学意义（$P<0.05$）。上述结果详见表3-2-6。

表3-2-6　医务人员职务与职称晋升情况

	合计		医院		社区卫生服务中心/乡镇卫生院		χ^2值	P值
	人数	比例（%）	人数	比例（%）	人数	比例（%）		
职务晋升							0.751	0.386
是	286	18.5	182	19.1	104	17.3		
否	1260	81.5	767	80.6	493	82.2		
职称晋升							20.379	<0.001
是	696	45.1	471	49.5	225	37.5		
否	847	54.9	478	50.2	369	61.5		

注：采用两个独立样本构成比比较的χ^2检验。

三、医务人员的多点执业情况

被调查医务人员的多点执业情况详见表2-5。多点执业的医务人员共45人，占2.9%。其中，社区卫生服务中心/乡镇卫生院医务人员的多点执业率（3.0%）高于医院医务人员的多点执业率（2.8%），差异具有统计学意义（$P<0.05$）。

在多点执业的医务人员中，本单位为第一执业机构的医务人员比例为63.4%；其中医院、社区卫生服务中心/乡镇卫生院比例分别为68.0%、56.2%。另外一个执业机构的产权性质为民营医院的比例最高，占52.8%；其中，医院医务人员、社区卫生服务中心/乡镇卫生院医务人员分别以民营医院（66.7%）、公立医院（40.0%）的比例最高。另外一个执业机构的专科类型为综合医院的比例最高，占45.5%；其中，医院医务人员、社区卫生服务中心/乡镇卫生院医务人员分别以综合医院（45.0%）、专科医院（53.8%）的比例最高。上述结果详见表3-2-7。

表 3-2-7 医务人员的多点执业情况

	合计		医院		社区卫生服务中心/乡镇卫生院		χ^2值	P 值
	人数	比例（%）	人数	比例（%）	人数	比例（%）		
多点执业							0.848	0.037
是	45	2.9	27	2.8	18	3.0		
否	1490	97.1	915	96.1	575	95.8		
本单位为第一执业机构[a]							0.581	0.446
是	26	63.4	17	68.0	9	56.2		
否	15	36.6	8	32.0	7	43.8		
另外一个执业机构的产权性质[b]							—	0.065[d]
公立	12	33.3	6	28.6	6	40.0		
民营	19	52.8	14	66.7	5	33.3		
其他	5	13.9	1	4.8	4	26.7		
另外一个执业机构的专科类型[c]							—	0.262[d]
综合	15	45.5	9	45.0	6	46.2		
专科	14	42.4	7	35.0	7	53.8		
中医医院	4	12.1	4	20.0	—	—		

注：a. 4 名医务人员未填答；b. 9 名医务人员未填答；c. 12 名医务人员未填答；d. 确切概率法。

四、医务人员的工作量和工作内容

（一）工作量情况

周均工作时间：医务人员每周工作时间的均数为 51.7 小时，其中医院、社区卫生服务中心/乡镇卫生院医务人员的均数分别为 52.0 小时和 51.6 小时，差异无统计学意义（$P>0.05$）。

月均值夜班次数：医务人员每月在单位值夜班次数的均数为 5.0 次，其中医院、社区卫生服务中心/乡镇卫生院医务人员分别为 5.2 次、5.0 次，差异有统计学意义（$P<0.05$）。

医生门诊接诊时间和接诊人数：在最近一次的门诊工作日，医生接诊工作时间的均数为 6.7 小时，其中医院、社区卫生服务中心/乡镇卫生院医生分别为 7.5 小时、6.3 小时，差异具有统计学意义（$P<0.05$）。在最近一次的门诊工作日，医生接诊病人数的均数为 21.1 人，其中医院、社区卫生服务中心/乡镇卫生院医生分别为 17.1 人、23.3 人，差异具有统计学意义（$P<0.05$）。

护士护理床位数和护理时间：在最近一个白班工作日，护士护理的床位数均数为 10.5，其中医院、社区卫生服务中心/乡镇卫生院护士分别为 10.1 张、10.7 张，差异无统计学意义（$P>0.05$）。在最近一个白班工作日，每个病人的护理时间的均数为 2.7 小时，其中医院、社区卫生服务中心/乡镇卫生院护士分别为 2.6 小时、2.7 小时，差异无统计学意义（$P>0.05$）。上述结果详见表 3-2-8。

表 3-2-8　医务人员的工作量情况

	合计		医院		社区卫生服务中心/乡镇卫生院		Z 值	P 值
	均数±标准差	中位数	均数±标准差	中位数	均数±标准差	中位数		
周均工作时间（小时）	51.7±19.5	48.0	52.0±21.4	48.0	51.6±18.2	48.0	0.143	0.886
月均值夜班次数	5.0±5.0	5.0	5.2±6.0	4.0	5.0±4.2	5.0	−2.115	0.034
医生								
接诊工作时间（小时）	6.7±4.4	8.0	7.5±3.8	8.0	6.3±4.7	7.0	5.190	<0.001
接诊病人数	21.1±19.1	18.0	17.1±13.1	15.0	23.3±21.4	20.0	−3.121	0.002
护士								
护理的床位数	10.5±10.1	8.0	10.1±9.2	7.0	10.7±10.6	8.0	−0.518	0.605
护理时间	2.7±2.5	2.0	2.6±2.1	2.0	2.7±2.7	1.5	0.799	0.424

注：两个独立样本比较的秩和检验（Mann—Whitney U test）。

（二）基层医生护士的相关工作情况

对于基层医生护士而言，在日常接诊//护理的患者中，固定看病（护理）患者比例的均数为34.2%，最低为0，最高100%；在日常接诊//护理患者时，预防服务或行为建议内容（如饮食和锻炼指导等）占全部与患者交流时间的比例的均数为42.9%，最低为0，最高100%；公共卫生服务工作占全部工作时间的比例的均数为35.3%，最低为0，最高100%。上述结果详见表3-2-9。

表 3-2-9　基层医生护士的相关工作情况（%）

	均数±标准差	中位数	最小值	最大值
固定看病（护理）的患者比例	34.2±28.0	30.0	0	100
预防服务或行为建议内容占全部与患者交流时间的比例	42.9±27.7	40.0	0	100
公共卫生服务的工作占全部工作时间的比例	35.3±31.9	20.0	0	100

参与公共卫生工作情况：调查的基层医生护士中，80.0%（339/424）参与公共卫生工作。参与最多的公共卫生工作内容为健康体检，占57.8%（196/339），其次为慢性病和老年人随访（43.4%，147/339）、第三位是健康教育（41.9%，142/339）。上述结果详见表3-2-10。

表 3-2-10　基层医生护士参与的公共卫生工作内容

工作内容	参与人数	比例（%）	顺位
健康体检	196	57.8	1
慢性病和老年人随访	147	43.4	2
健康教育	142	41.9	3
健康档案更新管理	97	28.6	4
孕产妇或儿童管理	78	23.0	5
预防接种	74	21.8	6
传染病报告和管理	60	17.7	7
精神病人管理	40	11.8	8
卫生计生监督协办	39	11.5	9
其他	66	19.5	—

第三章　医务人员的工作及执业环境状况

一、医务人员的工作特征

本次调查的医务人员工作特征包括工作意义和工作心理要求两个方面，共 7 个条目，所有条目均设置 4 个答案，“完全不同意”、“不同意”、“同意” 和 “完全同意”，分别计 1 分、2 分、3 分和 4 分。工作意义和工作心理要求的评分分别用相关条目的得分合计表示，评分越高，表明认为工作意义和工作心理要求越高。工作意义涉及 4 个条目，评分范围 4～16 分，评分 4～8 分为工作意义小，9～12 分为工作意义一般，13～16 分为工作意义大。工作心理要求涉及 3 个条目，评分范围 3～12 分，评分 3～6 分为工作心理要求低，7～9 分为工作心理要求一般，10～12 分为工作心理要求高。为便于分析比较，将评分转化为 0～100 分的尺度，计算公式为：

$$转化分=\frac{实际原始得分-最低可能得分}{可能得分的极差}\times 100$$

（一）医务人员工作特征的基本情况

调查显示，医务人员认为自己工作意义重大的比例为 61.5%，低于 2013 年（87.3%），认为工作意义一般和小的医务人员分别占 36.7%、1.8%，高于 2013 年（12.1%、0.6%）。对于工作心理要求，78.3%的医务人员认为工作心理要求高，认为工作心理要求一般和低的比例分别为 21.2%、0.5%。

从评分看，工作意义的平均评分为 76.2 分，低于 2013 年的调查结果（81.4 分）；工作心理要求的平均评分 86.6 分。详见表 3-3-1。

表 3-3-1　医务人员工作特征的基本情况

年份	工作特征	均数±标准差	小/低（%）	一般（%）	大/高（%）
2018 年	工作意义	76.2±15.7	1.8	36.7	61.5
2013 年	工作意义	81.4±17.0	0.6	12.1	87.3
2018 年	工作心理要求	86.6±15.1	0.5	21.2	78.3

（二）不同特征医务人员工作特征的差异

1. 不同机构医务人员的工作特征差异

工作意义：医院医务人员认为工作意义大的比例（66.1%）高于社区卫生服务中心/乡镇卫生院的比例（54.2%）；两类医疗机构医务人员的构成比差异具有统计学意义（$P<0.05$）。从评分看，医院、社区卫生服务中心/乡镇卫生院医务人员分别为 73.3 分、78.0 分，差异具有统计学意义（$P<0.05$）。

工作心理要求：社区卫生服务中心/乡镇卫生院医务人员认为工作心理要求高的比例（88.6%）高于医院医务人员（72.3%）。两类医疗机构医务人员的构成比差异具有统计学意义（$P<0.05$）。从评

分看，医院、社区卫生服务中心/乡镇卫生院医务人员分别为 84.0 分、88.3 分，差异具有统计学意义（$P<0.05$）。上述结果详见表 3-3-2、表 3-3-3。

表 3-3-2 不同医疗机构医务人员的工作特征评价构成情况（%）

工作特征	程度	医院	社区卫生服务中心/乡镇卫生院	χ^2值	P值
工作意义	小	1.1	3.0	26.393	<0.001
	一般	32.8	42.8		
	大	66.1	54.2		
工作心理要求	低	0.5	0.8	20.666	<0.001
	一般	27.2	10.6		
	高	72.3	88.6		

注：采用两个独立样本构成比比较的 χ^2 检验。

表 3-3-3　不同医疗机构医务人员的工作特征评分情况（均数±标准差）

工作特征	医院	社区卫生服务中心/乡镇卫生院	t值	P值
工作意义	73.3±16.2	78.0±15.1	33.401	<0.001
工作心理要求	84.0±15.5	88.3±14.5	30.259	<0.001

注：采用两样本均数的 t 检验。

2. 不同性别医务人员的工作特征差异

工作意义：男性、女性医务人员认为工作意义大的比例分别为 63.1%，60.6%；不同性别医务人员的构成比差异无统计学意义（$P>0.05$）。从评分看，男性、女性医务人员分别为 77.6 分、75.4 分，差异具有统计学意义（$P<0.05$）。

工作心理要求：男性、女性医务人员认为工作对心理要求高的比例分别为 76.6%、79.2%；不同性别医务人员的构成比差异无统计学意义（$P>0.05$）。从评分看，男性、女性医务人员分别为 86.1 分、86.9 分，差异无统计学意义（$P>0.05$）。上述结果详见表 3-3-4、表 3-3-5。

表 3-3-4 不同性别医务人员的工作特征评价构成情况（%）

工作特征	程度	男性	女性	χ^2值	P值
工作意义	小	2.6	1.4	4.178	0.124
	一般	34.4	38.0		
	大	63.1	60.6		
工作心理要求	低	0.9	0.3	3.436	0.179
	一般	22.4	20.5		
	高	76.6	79.2		

注：采用两个独立样本构成比比较的 χ^2 检验。

表 3-3-5　不同性别医务人员的工作特征评分情况（均数±标准差）

工作特征	男性	女性	t 值	P 值
工作意义	77.6±17.0	75.4±15.0	6.562	0.011
工作心理要求	86.1±16.7	86.9±14.1	0.889	0.346

注：采用两样本均数的 t 检验。

3. 不同年龄段医务人员的工作特征差异

工作意义：30 岁以下、30～39 岁、40～49 岁和 50 岁及以上医务人员认为工作意义大的比例分别为 58.6%、59.9%、63.2%和 68.3%；不同年龄段医务人员的构成比差异无统计学意义（$P>0.05$）。从评分看，4 个年龄段医务人员分别为 74.5 分、75.6 分、77.3 分和 79.3 分，差异具有统计学意义（$P<0.05$）。

工作心理要求：30 岁以下、30～39 岁、40～49 岁和 50 岁及以上医务人员认为工作心理要求高的比例分别为 76.5%、80.8%、77.5%和 76.7%；不同年龄段医务人员的构成比差异无统计学意义（$P>0.05$）。从评分看，4 个年龄段医务人员分别为 85.8 分、87.6 分、86.5 分和 85.9 分，差异无统计学意义（$P>0.05$）。上述结果详见表 3-3-6、表 3-3-7。

表 3-3-6　不同年龄段医务人员的工作特征评价构成情况（%）

工作特征	程度	<30 岁	30～39 岁	40～49 岁	50 岁及以上	χ^2 值	P 值
工作意义	小	1.7	2.0	2.0	1.0	7.304	0.294
	一般	39.7	38.1	34.8	30.7		
	大	58.6	59.9	63.2	68.3		
工作心理要求	低	0.5	0.6	0.8	0.0	5.064	0.536
	一般	23.1	18.6	21.7	23.3		
	高	76.5	80.8	77.5	76.7		

注：采用多个独立样本构成比比较的 χ^2 检验。

表 3-3-7　不同年龄段医务人员的工作特征评分情况（均数±标准差）

年龄段（岁）	工作意义	工作心理要求
<30 岁	74.5±14.8	85.8±15.0
30～39 岁	75.6±16.1	87.6±14.8
40～49 岁	77.3±16.1	86.5±15.5
50 岁及以上	79.3±15.6	85.9±15.0
F 值	5.141	1.238
P 值	0.002	0.294

注：采用多个样本均数比较的 F 检验。

4. 不同婚姻状况医务人员的工作特征差异

工作意义：非在婚医务人员认为工作意义大的比例为 64.5%，在婚医务人员为 60.7%；不同婚姻状况医务人员的构成比差异无统计学意义（$P>0.05$）。从评分看，非在婚、在婚医务人员分别为 76.3

分、76.2 分；差异无统计学意义（$P>0.05$）。

工作心理要求：非在婚和在婚的医务人员认为工作对心理要求高的比例接近（分别为 78.7%、78.2%）；不同婚姻状况医务人员的构成比差异无统计学意义（$P>0.05$）。从评分看，非在婚、在婚医务人员分别为 86.4 分、86.7 分；差异无统计学意义（$P>0.05$）。上述结果详见表 3－3－8、表 3－3－9。

表 3－3－8 不同婚姻状况医务人员的工作特征评价构成情况（%）

工作特征	程度	非在婚	在婚	χ^2值	P 值
工作意义	小	0.9	2.1	3.178	0.204
	一般	34.6	37.3		
	大	64.5	60.7		
工作心理要求	低	0.6	0.5	0.141	0.932
	一般	20.7	21.3		
	高	78.7	78.2		

注：采用两个独立样本构成比比较的 χ^2 检验。

表 3－3－9 不同婚姻状况医务人员的工作特征评分情况（均数±标准差）

工作特征	非在婚	在婚	t 值	P 值
工作意义	76.3±14.0	76.2±16.2	0.011	0.916
工作心理要求	86.4±14.6	86.7±15.2	0.072	0.789

注：采用两样本均数的 t 检验。

5. 不同学历医务人员的工作特征差异

工作意义：随着学历的提高，医务人员认为工作意义大的比例增大，大专以下大专、大学本科和硕博研究生学历医务人员认为工作意义大的比例分别为 56.7%、58.0%、64.4%和 72.2%；不同学历医务人员的构成比差异具有统计学意义（$P<0.05$）。从评分看，大专以下、大专、大学本科和硕博研究生学历医务人员分别为 75.4 分、74.5 分、77.0 分和 81.1 分，差异具有统计学意义（$P<0.05$）。

工作心理要求：大学本科、硕博研究生学历的医务人员认为工作对心理要求高的比例较高，分别占 82.0%、86.6%，大专以下学历医务人员的比例最低（66.8%）；不同学历医务人员的构成比差异具有统计学意义（$P<0.05$）。从评分看，大专以下、大专、大学本科和硕博研究生学历医务人员分别为 82.2 分、86.0 分、87.9 分和 90.3 分，差异具有统计学意义（$P<0.05$）。上述结果详见表 3－3－10、表 3－3－11。

表 3-3-10 不同学历医务人员的工作特征评价构成情况（%）

工作特征	程度	大专以下	大专	大学本科	硕博研究生	χ^2值	P值
工作意义	小	1.0	1.7	2.4	0.0	16.896	0.010
	一般	42.3	40.3	33.2	27.8		
	大	56.7	58.0	64.4	72.2		
工作心理要求	低	0.5	0.2	0.9	0.0	31.804	<0.001
	一般	32.7	23.3	17.1	13.4		
	高	66.8	76.5	82.0	86.6		

注：采用多个独立样本构成比比较的 χ^2检验。

表 3-3-11 不同学历医务人员的工作特征评分情况（均数±标准差）

学历	工作意义	工作心理要求
大专以下	75.4±15.5	82.2±15.6
大专	74.5±15.3	86.0±14.5
大学本科	77.0±16.3	87.9±15.5
硕博研究生	81.1±13.7	90.3±12.4
F值	5.794	9.654
P值	0.001	<0.001

注：采用多个样本均数比较的 F 检验。

6. 不同职称医务人员的工作特征差异

工作意义：职称越高的医务人员认为工作意义大的比例越高；不同职称医务人员的构成比差异具有统计学意义（$P<0.05$）。从评分看，无职称、初级、中级和高级职称医务人员分别为 73.4 分、74.7 分、77.0 分和 80.7 分；差异具有统计学意义（$P<0.05$）。

工作心理要求：高级职称医务人员认为工作对心理要求高的比例最高（87.6%），无职称医务人员的比例最低（67.4%）；不同职称医务人员的构成比差异具有统计学意义（$P<0.05$）。从评分看，无职称、初级、中级和高级职称医务人员分别为 82.6 分、85.8 分、87.2 分和 89.7 分；差异具有统计学意义（$P<0.05$）。上述结果详见表 3-3-12、表 3-3-13。

表 3-3-12 不同职称医务人员的工作特征评价构成情况（%）

工作特征	程度	无职称	初级	中级	高级	χ^2值	P值
工作意义	小	2.3	2.1	1.2	1.7	17.789	0.007
	一般	42.5	39.5	36.0	26.0		
	大	55.2	58.3	62.8	72.3		
工作心理要求	低	1.2	0.5	0.5	0.4	18.687	0.005
	一般	31.4	22.2	22.3	12.0		
	高	67.4	77.3	77.2	87.6		

注：采用多个独立样本构成比比较的 χ^2检验。

表 3-3-13 不同职称医务人员的工作特征评分情况（均数±标准差）

职称	工作意义	工作心理要求
无职称	73.4±15.6	82.6±16.1
初级	74.7±15.6	85.8±15.0
中级	77.0±15.9	87.2±15.5
高级	80.7±15.0	89.7±13.7
F 值	10.157	6.320
P 值	<0.001	<0.001

注：采用多个样本均数比较的 *F* 检验。

7. 不同专业类别医务人员的工作特征差异

工作意义：从事临床医疗专业的医务人员认为工作意义大的比例最高（64.7%），从事公共卫生专业的医务人员的比例最低（48.9%）；不同专业类别医务人员的构成比例差异具有统计学意义（$P<0.05$）。从评分看，从事临床医疗、护理和公共卫生专业的医务人员分别为 77.7 分、75.2 分和 71.2 分，差异具有统计学意义（$P<0.05$）。

工作心理要求：从事护理专业的医务人员认为工作对心理要求高的比例最高（80.7%），从事公共卫生专业的医务人员的比例最低（64.1%）；不同专业类别医务人员的构成比差异具有统计学意义（$P<0.05$）。从评分看，从事临床医疗、护理和公共卫生专业的医务人员分别为 87.6 分、87.2 分和 80.2 分，差异具有统计学意义（$P<0.05$）。上述结果详见表 3-3-14、表 3-3-15。

表 3-3-14 不同专业类别医务人员的工作特征评价构成情况（%）

工作特征	程度	临床医疗	护理	公共卫生	χ^2值	*P* 值
工作意义	小	1.7	1.0	4.4	22.530	<0.001
	一般	33.6	38.6	46.7		
	大	64.7	60.4	48.9		
工作心理要求	低	0.3	0.4	1.7	26.793	<0.001
	一般	19.8	18.9	34.3		
	高	79.8	80.7	64.1		

注：采用多个独立样本构成比比较的 χ^2 检验。

表 3-3-15 不同专业类别医务人员的工作特征评分情况（均数±标准差）

工作特征	临床医疗	护理	公共卫生	*t* 值	*P* 值
工作意义	77.7±16.0	75.2±14.1	71.2±17.3	13.858	<0.001
工作心理要求	87.6±14.9	87.2±13.9	80.2±17.6	18.900	<0.001

注：采用多个样本均数比较的 *F* 检验。

8. 不同工作年数医务人员的工作特征差异

工作意义：工作 5 年以下、5～9 年、10～19 年、20～29 年和 30 年及以上的医务人员认为工作意义大的比例分别为 58.6%、58.5%、64.3%、66.2%和 69.4%；不同工作年数医务人员的构成比差异无统计学意义（$P>0.05$）。从评分看，5 个工作年数段医务人员分别为 74.8 分、75.3 分、77.0 分、78.6 分和 79.9 分；差异具有统计学意义（$P<0.05$）。

工作心理要求：工作5年以下、5～9年、10～19年、20～29年和30年及以上的医务人员认为工作对心理要求高的比例分别为74.1%、80.1%、81.1%、81.1%和77.0%；不同工作年数医务人员的构成比差异无统计学意义（$P>0.05$）。从评分看，5个工作年数段医务人员分别为85.6分、86.5分、87.9分、87.9分和86.3分；差异无统计学意义（$P>0.05$）。上述结果详见表3－3－16、表3－3－17。

表3－3－16　不同工作年数医务人员的工作特征评价构成情况（%）

工作特征	程度	＜5年	5～9年	10～19年	20～29年	30年及以上	χ^2值	P值
工作意义	小	1.4	2.9	1.7	1.5	0.0	13.993	0.082
	一般	40.0	38.6	34.0	32.3	30.6		
	大	58.6	58.5	64.3	66.2	69.4		
工作心理要求	低	0.6	0.4	0.7	0.5	0.0	8.614	0.376
	一般	25.3	19.4	18.2	18.4	23.0		
	高	74.1	80.1	81.1	81.1	77.0		

注：采用多个独立样本构成比比较的χ^2检验。

表3－3－17　不同工作年数医务人员的工作特征评分情况（均数±标准差）

工作年数	工作意义	工作心理要求
＜5年	74.8±14.9	85.6±15.3
5～9年	75.3±16.6	86.5±14.7
10～19年	77.0±15.8	87.9±15.3
20～29年	78.6±15.5	87.9±15.0
30年及以上	79.9±15.8	86.3±15.2
F值	3.995	1.528
P值	0.003	0.192

注：采用多个样本均数比较的F检验。

9. 有无行政业务管理职务医务人员的工作特征差异

工作意义：无行政业务管理职务的医务人员认为工作意义大的比例为62.2%，有行政业务管理职务的医务人员为59.2%；两类人员的构成比差异无统计学意义（$P>0.05$）。从评分看，有、无行政业务管理职务的医务人员分别为76.8分、76.0分，差异无统计学意义（$P>0.05$）。

工作心理要求：有行政业务管理职务的医务人员认为工作对心理要求高的比例为80.1%，无行政业务管理职务的医务人员为77.7%；两类人员的构成比差异无统计学意义（$P>0.05$）。从评分看，有、无行政业务管理职务的医务人员分别为87.4分、86.4分，差异无统计学意义（$P>0.05$）。上述结果详见表3－3－18、表3－3－19。

表 3-3-18 有和无行政业务管理职务医务人员的工作特征评价构成情况（%）

工作特征	程度	有行政业务管理职务	无行政业务管理职务	χ^2值	P值
工作意义	小	2.2	1.7	1.242	0.537
	一般	38.6	36.1		
	大	59.2	62.2		
工作心理要求	低	0.5	0.5	1.112	0.574
	一般	19.3	21.8		
	高	80.1	77.7		

注：采用两个独立样本构成比比较的χ^2检验。

表 3-3-19 有和无行政业务管理职务医务人员的工作特征评分情况（均数±标准差）

工作特征	有行政业务管理职务	无行政业务管理职务	t值	P值
工作意义	76.8±16.9	76.0±15.4	0.650	0.420
工作心理要求	87.4±14.9	86.4±15.1	1.518	0.218

注：采用两样本均数的t检验。

（三）医务人员工作特征的影响因素分析

采用多重线性逐步回归分析方法，分别以工作意义评分、工作心理要求评分为应变量。各自变量分组及赋值方法见表 3-3-20。

表 3-3-20 工作特征评价的可能影响因素及赋值

变 量	赋 值
医疗机构类型	社区卫生服务中心/乡镇卫生院=1，医院=2
性别	女=0，男=1
年龄	<30 岁= 1，30～39 岁= 2，40～49 岁 = 3，50 岁及以上 = 4
婚姻状况	非在婚=0，在婚=1
学历	大专以下=1，大专=2，大学本科=3，硕博研究生=4
职称	无职称=1，初级=2，中级=3，高级=4
从事专业类别	临床医疗=1，护理=2，公共卫生=3
工作年数	< 5 年=1，5～9 年=2，10～19 年=3，20～29 年=4，30 年及以上=5
行政业务管理职务	无=0，有=1

注：多分类变量均以哑变量形式纳入。

工作意义、工作心理要求影响因素的多重线性逐步回归分析结果分别列于表 3-3-21、表 3-3-22。结果显示：（1）医疗机构类型和所从事专业类别影响医务人员对工作意义的评价。医院医务人员的工作意义评分较社区卫生服务中心/乡镇卫生院的医务人员高；从事公共卫生专业的医务人员的工作意义评分较从事临床医疗专业的医务人员低。（2）医务人员所从事专业类别影响其对工作心理要求的评价。从事公共卫生专业的医务人员的工作心理要求评分较从事临床医疗专业的医务人员低。

表 3-3-21 “工作意义”影响因素的多重线性回归分析结果

变量	偏回归系数	偏回归系数标准误	标准偏回归系数	t 值	P 值
常数	71.089	2.582		27.528	<0.001
医疗机构类型（社区卫生服务中心/乡镇卫生院）					
医院	2.974	0.990	0.092	3.004	0.003
从事专业类别（临床医疗）					
护理	−0.565	1.184	−0.017	−0.447	0.633
公共卫生	−2.945	1.471	−0.060	−2.003	0.046

表 3-3-22 “工作心理要求”影响因素的多重线性回归分析结果

变量	偏回归系数	偏回归系数标准误	标准偏回归系数	t 值	P 值
常数	80.726	2.432		33.198	<0.001
从事专业类别（临床医疗）					
护理	0.321	1.025	0.010	0.313	0.754
公共卫生	−4.982	1.371	−0.106	−3.635	<0.001

二、医务人员的工作相关个性

本次调查医务人员的工作相关个性共 6 个条目，条目设置 4 个答案，“完全不同意”、“不同意”、“同意”和“完全同意”，分别计 1 分、2 分、3 分和 4 分。工作相关个性评分为 6 条目的得分合计，评分越高，表明工作相关个性越高。评分范围 6～24 分，评分 6～12 分为工作相关个性低，13～18 分为工作相关个性中等，19～24 分为工作相关个性高。为便于分析比较，将评分转化为 0～100 分的尺度，计算公式同工作特征转化分的计算公式。

（一）医务人员工作相关个性的基本情况

调查显示，22.9%的医务人员的工作相关个性高，工作相关个性中等、低的医务人员比例分别为 74.3%、2.8%；从评分看，平均得分 55.7 分；详见表 3-3-23。

表 3-3-23 医务人员工作相关个性的基本情况

	均数±标准差	低（%）	中（%）	高（%）
工作相关个性	55.7±14.8	2.8	74.3	22.9

（二）不同特征医务人员工作相关个性的差异

1. 不同机构医务人员的工作相关个性差异

医院医务人员工作相关个性高的比例（25.6%）大于社区卫生服务中心/乡镇卫生院医务人员的比例（18.7%）；两类医疗机构医务人员的构成比差异具有统计学意义（$P<0.05$）。从评分看，医院医务人员为 56.2 分，社区卫生服务中心/乡镇卫生院医务人员为 54.9 分；差异无统计学意义（$P>0.05$）。

2. 不同性别医务人员的工作相关个性差异

男性医务人员工作相关个性高的比例（27.2%）大于女性医务人员（20.6%）；不同性别医务人员的构成比差异具有统计学意义（$P<0.05$）。从评分看，男性、女性医务人员分别为 57.5 分、54.7 分，

差异具有统计学意义（$P<0.05$）。

3. 不同年龄段医务人员的工作相关个性差异

50岁及以上医务人员工作相关个性高的比例最大（30.7%），其次是40～49岁医务人员（25.3%），30岁以下医务人员的比例最低（17.3%）；不同年龄段医务人员的构成比差异具有统计学意义（$P<0.05$）。从评分看，30岁以下、30～39岁、40～49岁和50岁及以上医务人员分别为53.2分、54.9分、57.9分和58.9分，差异具有统计学意义（$P<0.05$）。

4. 不同婚姻状况医务人员的工作相关个性差异

在婚医务人员工作相关个性高的比例（24.6%）大于非在婚医务人员（16.6%）；不同婚姻状况医务人员的构成比差异具有统计学意义（$P<0.05$）。从评分看，在婚、非在婚的医务人员分别为56.5分、52.5分，差异具有统计学意义（$P<0.05$）。

5. 不同学历医务人员的工作相关个性差异

大专以下、大专、大学本科和硕博研究生学历医务人员工作相关个性高的比例分别为23.5%、20.4%、24.2%和28.9%；不同学历医务人员的构成比差异无统计学意义（$P>0.05$）。从评分看，大专以下、大专、大学本科和硕博研究生学历医务人员分别为57.3分、55.0分、55.9分和55.6分；差异无统计学意义（$P>0.05$）。

6. 不同职称医务人员的工作相关个性差异

高级职称医务人员工作相关个性高的比例最大（33.2%），其次是中级职称医务人员（26.1%），无职称医务人员的比例最低（12.8%）；不同职称医务人员的构成比差异具有统计学意义（$P<0.05$）。从评分看，无职称、初级、中级和高级职称医务人员分别为52.9分、54.2分、57.6分和58.5分；差异具有统计学意义（$P<0.05$）。

7. 不同专业类别医务人员的工作相关个性差异

从事临床医疗、护理和公共卫生专业的医务人员工作相关个性高的比例分别为25.2%、20.4%和18.8%；三类人员的构成比差异无统计学意义（$P>0.05$）。从评分看，从事临床医疗、护理和公共卫生专业的医务人员分别为56.4分、54.9分和54.1分；差异无统计学意义（$P>0.05$）。

8. 不同工作年数医务人员的工作相关个性差异

工作30年及以上的医务人员工作相关个性高的比例最大（36.8%），工作5年以下的医务人员的比例最低（17.5%）；不同工作年数医务人员的构成比差异具有统计学意义（$P<0.05$）。从评分看，工作5年以下、5～9年、10～19年、20～29年和30年及以上的医务人员分别为53.4分、55.6分、56.5分、57.8分和60.8分；差异具有统计学意义（$P<0.05$）。

9. 有无行政业务管理职务医务人员的工作相关个性差异

有行政业务管理职务医务人员的工作相关个性高的比例（26.9%）大于无行政业务管理职务医务人员的比例（21.7%）；两类人员的构成比差异具有统计学意义（$P<0.05$）。从评分看，有、无行政业务管理职务的医务人员分别为58.2分、54.9分；差异具有统计学意义（$P<0.05$）。

不同特征医务人员的工作相关个性构成情况详见表3-3-24，不同特征医务人员的工作相关个性评分情况详表3-3-25。

表 3-3-24　不同特征医务人员的工作相关个性构成情况（%）

特征	分组	低	中	高	χ^2值	P值
医疗机构类型	医院	3.2	71.2	25.6	12.198	0.002
	社区卫生服务中心/乡镇卫生院	2.2	79.1	18.7		
性别	男	2.8	70.0	27.2	8.645	0.013
	女	2.8	76.6	20.6		
年龄	30岁以下	3.7	79.0	17.3	19.140	0.004
	30～39岁	1.9	75.5	22.6		
	40～49岁	2.6	72.1	25.3		
	50岁及以上	4.0	65.3	30.7		
婚姻状况	非在婚	5.3	78.1	16.6	16.970	<0.001
	在婚	2.1	73.3	24.6		
学历	大专以下	3.6	73.0	23.5	9.982	0.125
	大专	2.0	77.6	20.4		
	大学本科	2.9	72.9	24.2		
	硕博研究生	5.2	66.0	28.9		
职称	无职称	4.7	82.6	12.8	29.602	<0.001
	初级	2.6	78.0	19.4		
	中级	2.3	71.6	26.1		
	高级	3.5	63.3	33.2		
专业类别	临床医疗	3.0	71.8	25.2	6.674	0.154
	护理	2.5	77.1	20.4		
	公共卫生	2.8	78.5	18.8		
工作年数	＜5年	2.6	79.9	17.5	25.133	0.001
	5～9年	2.9	74.7	22.4		
	10～19年	2.7	68.9	28.3		
	20～29年	3.6	72.4	24.0		
	30年及以上	2.3	60.9	36.8		
行政业务管理职务	无	3.2	75.1	21.7	7.096	0.029
	有	1.4	71.7	26.9		

注：采用独立样本构成比比较的χ^2检验。

表 3-3-25　医务人员工作相关个性影响因素的多重线性回归分析结果

变量	偏回归系数	偏回归系数标准误	标准偏回归系数	t值	P值
常数	51.641	2.163	—	23.873	<0.001
婚姻状况（非在婚）					
在婚	2.403	1.069	0.066	2.247	0.025

注：采用两样本均数的t检验；采用多个样本均数比较的F检验。

（三）医务人员工作相关个性的影响因素分析

采用多重线性逐步回归分析方法，以工作相关个性评分为应变量，各自变量分组及赋值方法见表3-3-20。分析结果列于表3-3-26。可见，医务人员的婚姻状况影响其工作相关个性。在婚医务人员的工作相关个性评分较非在婚医务人员高。

表3-3-26　不同特征医务人员的工作相关个性评分情况

特征	分组	均数±标准差	F (t) 值	P 值
医疗机构类型	医院	56.2±15.0	2.997	0.084
	社区卫生服务中心/乡镇卫生院	54.9±14.5		
性别	男	57.5±15.3	12.605	<0.001
	女	54.7±14.4		
年龄	30岁以下	53.2±14.1	10.728	<0.001
	30～39岁	54.9±14.5		
	40～49岁	57.9±14.1		
	50岁及以上	58.9±16.9		
婚姻状况	非在婚	52.5±15.3	18.424	<0.001
	在婚	56.5±14.6		
学历	大专以下	57.3±15.5	1.252	0.289
	大专	55.0±14.1		
	大学本科	55.9±15.0		
	硕博研究生	55.6±15.6		
职称	无职称	52.9±14.2	8.945	<0.001
	初级	54.2±12.3		
	中级	57.6±15.0		
	高级	58.5±15.4		
专业类别	临床医疗	56.4±15.1	2.755	0.064
	护理	54.9±14.4		
	公共卫生	54.1±14.4		
工作年数	＜5年	53.4±13.9	6.843	<0.001
	5～9年	55.6±14.4		
	10～19年	56.5±15.1		
	20～29年	57.8±15.7		
	30年及以上	60.8±16.4		
行政业务管理职务	无	54.9±15.0	13.383	<0.001
	有	58.2±14.0		

三、医务人员的工作付出与工作回报

医务人员的工作付出涉及3个条目，工作回报涉及7个条目。所有条目均设置4个答案，“完全不同意”、“不同意”、“同意”和“完全同意”，分别计1分、2分、3分和4分。工作付出和工作回报的评分分别用相关条目的得分合计表示，工作付出评分范围3～12分，工作回报评分范围7～28分，评分越高，分别表明工作付出和工作回报越高。工作付出3～6分为付出低，7～9分为付出中等，10～12分为付出高。工作回报7～14分为回报低，15～21分为回报中等，22～28分为回报高。为便于分析比较，将评分转化为0～100分的尺度，计算公式同工作特征转化分的计算公式。

为了评估工作中付出和回报之间的失衡程度，计算付出-回报失衡率（Effort - reward ratio，ERR）：$E/(R\times C)$，E为付出维度总分，R为回报维度总分，C为基于分子和分母数量差异的修正系数。这里$C=3/7=0.4286$。如果ERR>1.0，则说明付出没有得到足够的回报。

（一）医务人员工作付出与工作回报的基本情况

调查显示，42.7%的医务人员认为工作付出高，工作付出中等和低的医务人员分别占47.5%、9.8%。16.6%的医务人员认为工作回报高，认为工作回报中等和低的医务人员比例分别为77.1%、6.3%。工作付出与回报失衡的医务人员所占比例为64.7%。从评分看，工作付出的平均评分为69.0分；工作回报的平均评分为57.3分；ERR平均评分为1.2分；详见表3-3-27。

表3-3-27 医务人员工作付出与工作回报的基本情况

	均数±标准差	低/ERR>1（%）	中（%）	高/ERR≤1（%）
工作付出	69.0±21.0	9.8	47.5	42.7
工作回报	57.3±14.0	6.3	77.1	16.6
ERR	1.2±0.4	64.7	—	35.3

（二）不同特征医务人员工作付出-工作回报的差异

1. 不同机构医务人员的工作付出-回报差异

工作付出：医院、社区卫生服务中心/乡镇卫生院医务人员工作付出高的比例分别为43.5%、41.5%；两类医疗机构医务人员的构成比差异无统计学意义（$P>0.05$）。从评分看，医院、社区卫生服务中心/乡镇卫生院医务人员分别为69.0分、69.1分；差异无统计学意义（$P>0.05$）。

工作回报：医院医务人员工作回报高的比例（17.9%）大于社区卫生服务中心/乡镇卫生院医务人员的比例（14.5%）；两类医疗机构医务人员的构成比差异具有统计学意义（$P<0.05$）。从评分看，医院、社区卫生服务中心/乡镇卫生院医务人员分别为57.2分、57.4分；差异无统计学意义（$P>0.05$）。

ERR：医院、社区卫生服务中心/乡镇卫生院医务人员付出与回报失衡的比例分别为64.1%、65.7%；两类医疗机构医务人员的工作付出与回报失衡比差异无统计学意义（$P>0.05$）。从平均水平看，医院、社区卫生服务中心/乡镇卫生院医务人员平均为1.2分、1.2分；差异无统计学意义（$P>0.05$）。上述结果详见表3-3-28、表3-3-29。

表 3-3-28　不同医疗机构医务人员的工作付出与回报的构成情况（%）

	程度	医院	社区卫生服务中心/乡镇卫生院	χ^2值	P值
工作付出	低	10.5	8.7	2.743	0.254
	中	46.0	49.8		
	高	43.5	41.5		
工作回报	低	7.4	4.7	8.514	0.014
	中	74.7	80.8		
	高	17.9	14.5		
ERR	≤1	35.9	34.3	0.430	0.512
	>1	64.1	65.7		

注：采用两个独立样本构成比比较的 χ^2检验。

表 3-3-29　不同医疗机构医务人员的工作付出与回报的评分情况（均数±标准差）

	医院	社区卫生服务中心/乡镇卫生院	t值	P值
工作付出	69.0±20.4	69.1±21.4	0.022	0.083
工作回报	57.2±12.6	57.4±14.8	0.099	0.753
ERR	1.2±0.3	1.2±0.4	1.137	0.286

注：采用两样本均数的 t 检验。

2. 不同性别医务人员的工作付出-回报差异

工作付出：男性医务人员工作付出高的比例（51.1%）大于女性（38.1%）；不同性别医务人员的构成比差异具有统计学意义（$P<0.05$）。从评分看，男性、女性医务人员分别为 73.0 分、66.9 分，差异具有统计学意义（$P<0.05$）。

工作回报：女性医务人员工作回报高的比例（21.1%）大于男性（17.6%）；不同性别医务人员的构成比差异具有统计学意义（$P<0.05$）。从评分看，男性、女性医务人员分别为 56.3 分、57.9 分，差异具有统计学意义（$P<0.05$）。

ERR：男性医务人员工作付出与回报失衡的比例（72.4%）高于女性（60.4%）；不同性别医务人员的工作付出与回报失衡比差异具有统计学意义（$P<0.05$）。从平均水平看，男性、女性医务人员分别为 1.2 分、1.1 分，差异具有统计学意义（$P<0.05$）。上述结果详见表 3-3-30、表 3-3-31。

表 3-3-30　不同性别医务人员的工作付出与回报的构成情况（%）

	程度	男性	女性	χ^2值	P值
工作付出	低	7.3	11.1	25.939	<0.001
	中	41.6	50.8		
	高	51.1	38.1		
工作回报	低	8.3	1.4	46.125	<0.001
	中	77.1	77.4		
	高	17.6	21.1		

续表

	程度	男性	女性	χ^2值	P值
ERR	≤1	27.6	39.6	22.078	<0.001
	>1	72.4	60.4		

注：采用两个独立样本构成比比较的 χ^2 检验。

表 3-3-31 不同性别医务人员的工作付出与回报的评分情况（均数±标准差）

	男性	女性	t值	P值
工作付出	73.0±21.0	66.9±20.7	30.175	<0.001
工作回报	56.3±14.8	57.9±13.5	4.840	0.028
ERR	1.2±0.4	1.1±0.4	27.464	<0.001

注：采用两样本均数的 t 检验。

3. 不同年龄段医务人员的工作付出-回报差异

工作付出：40～49 岁医务人员工作付出高的比例最大（49.9%），30 岁以下医务人员的比例最低（28.3%）；不同年龄段医务人员的构成比差异具有统计学意义（$P<0.05$）。从评分看，30 岁以下、30～39 岁、40～49 岁和 50 岁及以上医务人员分别为 62.7 分、71.3 分、72.4 分和 69.4 分；差异具有统计学意义（$P<0.05$）。

工作回报：30 岁以下医务人员工作回报高的比例最大（21.6%），30～39 岁医务人员的比例最低（12.8%）；不同年龄段医务人员的构成比差异具有统计学意义（$P<0.05$）。从评分看，30 岁以下、30～39 岁、40～49 岁和 50 岁及以上医务人员的分别为 59.0 分、55.4 分、57.6 分和 58.8 分；差异具有统计学意义（$P<0.05$）。

ERR：40～49 岁医务人员的工作付出与回报失衡的比例最大（72.4%），其次是 30～39 岁医务人员（68.5%），30 岁以下医务人员的比例最低（51.0%）；不同年龄段医务人员的工作付出与回报失衡比差异具有统计学意义（$P<0.05$）。从平均水平看，30 岁以下、30～39 岁、40～49 岁和 50 岁及以上医务人员分别为 1.1 分、1.2 分、1.2 分和 1.1 分，差异具有统计学意义（$P<0.05$）。上述结果详见表 3-3-32、表 3-3-33。

表 3-3-32 不同年龄段医务人员的工作付出与回报的构成情况（%）

	程度	<30 岁	30～39 岁	40～49 岁	50 岁及以上	χ^2值	P值
工作付出	低	12.7	10.0	6.6	9.4	51.772	<0.001
	中	59.0	42.6	43.5	45.0		
	高	28.3	47.4	49.9	45.5		
工作回报	低	4.7	8.8	6.5	3.0	22.947	0.001
	中	73.8	78.4	77.1	80.1		
	高	21.6	12.8	16.4	16.9		
ERR	≤1	49.0	31.5	27.6	32.5	47.529	<0.001
	>1	51.0	68.5	72.4	67.5		

注：采用多个独立样本构成比比较的 χ^2检验。

表 3-3-33　不同年龄段医务人员的工作付出与回报的评分情况（均数±标准差）

年龄段（岁）	工作付出	工作回报	ERR
<30 岁	62.7±20.0	59.0±13.7	1.1±0.4
30～39 岁	71.3±21.1	55.4±14.6	1.2±0.4
40～49 岁	72.4±20.4	57.6±13.7	1.2±0.3
50 岁～	69.4±21.0	58.8±12.6	1.1±0.3
F 值	18.404	6.413	14.267
P 值	<0.001	<0.001	<0.001

注：采用多个样本均数比较的 *F* 检验。

4. 不同婚姻状况医务人员的工作付出—回报差异

工作付出：在婚医务人员工作付出高的比例（45.7%）大于非在婚医务人员的比例（31.6%）；不同婚姻状况医务人员的构成比差异具有统计学意义（$P<0.05$）。从评分看，在婚、非在婚的医务人员分别为 70.5 分、63.6 分；差异具有统计学意义（$P<0.05$）。

工作回报：非在婚医务人员工作回报高的比例（22.4%）大于在婚医务人员的比例（15.0%）；不同婚姻状况医务人员的构成比差异具有统计学意义（$P<0.05$）。从评分看，在婚、非在婚的医务人员分别为 56.7 分、59.7 分；差异具有统计学意义（$P<0.05$）。

ERR：在婚医务人员的工作付出与回报失衡比例（67.9%）高于非在婚医务人员（52.7%）；不同婚姻状况医务人员的工作付出与回报失衡比差异具有统计学意义（$P<0.05$）。从平均水平看，在婚、非在婚的医务人员分别为 1.2 分、1.1 分；差异具有统计学意义（$P<0.05$）。上述结果详见表 3-3-34、表 3-3-35。

表 3-3-34　不同婚姻状况医务人员的工作付出与回报的构成情况（%）

	程度	非在婚	在婚	χ^2 值	*P* 值
工作付出	低	15.5	8.3	27.459	<0.001
	中	52.9	46.1		
	高	31.6	45.7		
工作回报	低	5.3	6.6	10.613	0.005
	中	72.3	78.3		
	高	22.4	15.0		
ERR	≤1	47.3	32.1	25.584	<0.001
	>1	52.7	67.9		

注：采用两个独立样本构成比比较的 χ^2 检验。

表 3-3-35　不同婚姻状况医务人员的工作付出与回报的评分情况（均数±标准差）

	非在婚	在婚	*t* 值	*P* 值
工作付出	63.6±21.3	70.5±20.7	27.428	<0.001
工作回报	59.7±14.4	56.7±13.8	11.553	0.001
ERR	1.1±0.4	1.2±0.4	20.244	<0.001

注：采用两样本均数的 *t* 检验。

5. 不同学历医务人员的工作付出一回报差异

工作付出：硕博研究生学历医务人员工作付出高的比例最大（49.5%），其次是大学本科学历医务人员（48.5%），大专及大专以下学历医务人员的比例相对较低，分别为36.4%、38.8%；不同学历医务人员的构成比差异具有统计学意义（$P<0.05$）。从评分看，大专以下、大专、大学本科和硕博研究生学历医务人员分别为67.4分、65.7分、72.0分和72.9分；差异具有统计学意义（$P<0.05$）。

工作回报：大专以下、大专、大学本科和硕博研究生学历医务人员工作回报高的比例分别为14.5%、17.3%、16.3%和18.8%；不同学历医务人员的构成比差异无统计学意义（$P>0.05$）。从评分看，大专以下、大专、大学本科和硕博研究生学历医务人员分别为58.5分、58.0分、56.3分和57.9分；差异无统计学意义（$P>0.05$）。

ERR：硕博研究生学历医务人员的工作付出与回报失衡比例最大（69.8%），大专学历医务人员的比例最低（59.1%）；不同学历医务人员的工作付出与回报失衡比差异具有统计学意义（$P<0.05$）。从平均水平看，大专以下、大专、大学本科和硕博研究生学历医务人员分别为1.1分、1.1分、1.2分和1.2分；差异具有统计学意义（$P<0.05$）。上述结果详见表3-3-36、表3-3-37。

表3-3-36　不同学历医务人员的工作付出与回报的构成情况（%）

	程度	大专以下	大专	大学本科	硕博研究生	χ^2值	P值
工作付出	低	11.2	12.7	6.8	9.3	29.688	<0.001
	中	50.0	50.8	44.7	41.2		
	高	38.8	36.4	48.5	49.5		
工作回报	低	3.6	4.8	8.1	9.4	12.272	0.056
	中	81.9	77.9	75.7	71.9		
	高	14.5	17.3	16.3	18.8		
ERR	≤1	36.3	40.9	30.9	30.2	14.728	0.002
	>1	63.7	59.1	69.1	69.8		

注：采用多个独立样本构成比比较的χ^2检验。

表3-3-37　不同学历医务人员的工作付出与回报的评分情况（均数±标准差）

学历	工作付出	工作回报	ERR
大专以下	67.4±20.8	58.5±12.0	1.1±0.3
大专	65.7±21.1	58.0±13.5	1.1±0.3
大学本科	72.0±20.4	56.3±14.5	1.2±0.4
硕博研究生	72.9±21.3	57.9±15.9	1.2±0.4
F值	11.001	2.142	10.203
P值	<0.001	0.093	<0.001

注：采用多个样本均数比较的F检验。

6. 不同职称医务人员的工作付出一回报差异

工作付出：高级职称医务人员工作付出高的比例最大（55.4%），无职称医务人员的比例最低（31.0%）；不同职称医务人员的构成比差异具有统计学意义（$P<0.05$）。从评分看，无职称、初级、

中级和高级职称医务人员分别为 62.8 分、66.4 分、72.4 分和 74.1 分，差异具有统计学意义（$P<0.05$）。

工作回报：无职称、初级、中级和高级职称医务人员工作回报高的比例分别为 17.4%、18.4%、12.4%和 17.9%；不同职称医务人员的构成比差异无统计学意义（$P>0.05$）。从评分看，无职称、初级、中级和高级职称医务人员分别为 58.3 分、58.2 分、55.3 分和 57.9 分，差异具有统计学意义（$P<0.05$）。

ERR：高级职称医务人员的工作付出与回报失衡比例最高（74.6%），无职称医务人员的比例最低（54.7%）；不同职称医务人员的工作付出与回报失衡比差异具有统计学意义（$P<0.05$）。从平均水平看，无职称、初级、中级和高级职称医务人员分别为 1.1 分、1.1 分、1.2 分和 1.2 分，差异具有统计学意义（$P<0.05$）。上述结果详见表 3-3-38、表 3-3-39。

表 3-3-38　不同职称医务人员的工作付出与回报的构成情况（%）

	程度	无职称	初级	中级	高级	χ^2值	P值
工作付出	低	17.2	11.3	7.7	5.6	47.173	<0.001
	中	51.7	52.2	42.6	39.1		
	高	31.0	36.5	49.8	55.4		
工作回报	低	5.8	5.1	7.5	8.7	11.740	0.068
	中	76.7	76.6	80.1	73.4		
	高	17.4	18.4	12.4	17.9		
ERR	≤1	45.3	41.2	27.7	25.4	36.155	<0.001
	>1	54.7	58.8	72.3	74.6		

注：采用多个独立样本构成比比较的 χ^2检验。

表 3-3-39　不同职称医务人员的工作付出与回报的评分情况（均数±标准差）

职称	工作付出	工作回报	ERR
无职称	62.8±20.3	58.3±14.1	1.1±0.4
初级	66.4±20.9	58.2±13.8	1.1±0.4
中级	72.4±20.6	55.3±13.8	1.2±0.4
高级	74.1±20.2	57.9±14.4	1.2±0.4
F值	15.209	4.372	10.466
P值	<0.001	0.005	<0.001

注：采用多个样本均数比较的 F 检验。

7. 不同专业类别医务人员的工作付出－回报差异

工作付出：从事临床医疗专业的医务人员工作付出高比例（48.3%）较从事护理专业（33.4%）和公共卫生专业（40.7%）的医务人员高；不同专业类别医务人员的构成比差异具有统计学意义（$P<0.05$）。从评分看，从事临床医疗、护理和公共卫生专业医务人员分别为 71.5 分、65.0 分和 67.9 分；差异具有统计学意义（$P<0.05$）。

工作回报：从事护理专业的医务人员工作回报高的比例最大（18.8%），公共卫生专业医务人员的比例最低（15.0%）；不同专业类别医务人员的构成比差异具有统计学意义（$P<0.05$）。从评分看，

从事临床医疗、护理和公共卫生专业医务人员分别为56.4分、58.9分和57.8分；差异具有统计学意义（$P<0.05$）。

ERR：从事临床医疗专业的医务人员工作付出与回报失衡的比例最高（70.2%），从事护理的医务人员比例最低（54.3%）；不同专业类别医务人员的工作付出与回报失衡比差异具有统计学意义（$P<0.05$）。从平均水平来看，从事临床医疗、护理和公共卫生医务人员分别为1.2分、1.1分和1.1分；差异具有统计学意义（$P<0.05$）。上述结果详见表3-3-40、表3-3-41。

表3-3-40　不同专业类别医务人员的工作付出与回报的构成情况（%）

	程度	临床医疗	护理	公共卫生	χ^2值	P值
工作付出	低	7.9	13.2	9.9	32.159	<0.001
	中	43.8	53.4	49.5		
	高	48.3	33.4	40.7		
工作回报	低	7.9	4.0	5.0	10.531	0.032
	中	76.4	77.2	80.0		
	高	15.7	18.8	15.0		
ERR	≤1	29.8	45.7	34.4	34.307	<0.001
	>1	70.2	54.3	65.6		

注：采用多个独立样本构成比比较的χ^2检验。

表3-3-41　不同专业类别医务人员的工作付出与回报的评分情况（均数±标准差）

	临床医疗	护理	公共卫生	t值	P值
工作付出	71.5±20.6	65.0±21.2	67.9±20.7	15.517	<0.001
工作回报	56.4±14.6	58.9±12.9	57.8±13.3	5.025	0.007
ERR	1.2±0.4	1.1±0.3	1.1±0.3	17.256	<0.001

注：采用多个样本均数比较的F检验。

8. 不同工作年数医务人员的工作付出-回报差异

工作付出：工作20～29年的医务人员工作付出高的比例最大（53.2%），工作5年以下的医务人员比例最低（34.3%）；不同工作年数医务人员的构成比差异具有统计学意义（$P<0.05$）。从评分看，工作5年以下、5～9年、10～19年、20～29年与30年及以上的医务人员分别为65.4分、69.4分、71.8分、72.1分和71.6分；差异具有统计学意义（$P<0.05$）。

工作回报：工作30年及以上的医务人员工作回报高的比例最大（22.1%），工作10～19年的医务人员的比例最低（12.0%）；不同工作年数医务人员的构成比差异具有统计学意义（$P<0.05$）。从评分看，工作5年以下、5～9年、10～19年和20～29年与30年及以上的医务人员分别为58.6分、55.9分、55.5分、58.7分和60.5分；差异具有统计学意义（$P<0.05$）。

ERR：工作10～19年的医务人员工作付出与回报失衡的比例最大（72.2%），工作5年以下的医务人员的比例最低（55.6%）；不同工作年数医务人员的工作付出与回报失衡比差异具有统计学意义（$P<0.05$）。从平均水平来看，工作5年以下、5～9年、10～19年、20～29年与30年及以上的医务人员分别为1.1分、1.2分、1.2分、1.2分和1.2分；差异具有统计学意义（$P<0.05$）。上述结果详见表3-3-42、表3-3-43。

表 3-3-42　不同工作年数医务人员的工作付出与回报的构成情况（%）

	程度	＜5年	5～9年	10～19年	20～29年	30年及以上	χ^2值	P值
工作付出	低	11.6	10.6	8.1	6.5	8.0	24.953	0.002
	中	54.0	45.4	44.9	40.3	46.0		
	高	34.3	44.0	47.0	53.2	46.0		
工作回报	低	4.2	9.1	8.6	3.5	2.3	29.754	＜0.001
	中	78.6	74.4	79.4	76.9	75.6		
	高	17.2	16.5	12.0	19.6	22.1		
ERR	≤1	44.4	33.0	27.8	31.0	31.4	28.309	＜0.001
	＞1	55.6	67.0	72.2	69.0	68.6		

注：采用多个独立样本构成比比较的 χ^2 检验。

表 3-3-43　不同工作年数医务人员的工作付出与回报的评分情况（均数±标准差）

工作年数	工作付出	工作回报	ERR
＜5年	65.4±20.6	58.6±13.5	1.1±0.4
5～9年	69.4±21.0	55.9±14.9	1.2±0.4
10～19年	71.8±20.9	55.5±13.3	1.2±0.4
20～29年	72.1±20.9	58.7±13.6	1.2±0.3
30年及以上	71.6±21.2	60.5±13.3	1.2±0.3
F值	6.638	5.000	5.269
P值	＜0.001	0.001	＜0.001

注：采用多个样本均数比较的 F 检验。

9. 有无行政业务管理职务医务人员的工作付出—回报差异

工作付出：有行政业务管理职务的医务人员工作付出高的比例（52.0%）较无行政业务管理职务的医务人员高（39.8%）；两类人员的构成比差异具有统计学意义（$P<0.05$）。从评分看，有、无行政业务管理职务的医务人员分别为 73.9 分、67.5 分；差异具有统计学意义（$P<0.05$）。

工作回报：有行政业务管理职务的医务人员工作回报高的比例（19.9%）高于无行政业务管理职务的医务人员（15.6%）；两类人员的构成比差异具有统计学意义（$P<0.05$）。从评分看，有、无行政业务管理职务的医务人员分别为 59.0 分、56.8 分；差异具有统计学意义（$P<0.05$）。

ERR：有行政业务管理职务的医务人员工作付出与回报失衡的比例（71.4%）高于无行政业务管理职务的医务人员（62.6%）；两类人员的工作付出与回报失衡比差异具有统计学意义（$P<0.05$）。从平均水平看，有、无行政业务管理职务的医务人员分别为 1.2 分、1.2 分；差异无统计学意义（$P>0.05$）。上述结果详见表 3-3-44、表 3-3-45。

表 3-3-44 有和无行政业务管理职务医务人员的工作付出与回报的构成情况（%）

	程度	有行政业务管理职务	无行政业务管理职务	χ^2值	P值
工作付出	低	4.9	11.3	23.745	<0.001
	中	43.1	48.9		
	高	52.0	39.8		
工作回报	低	3.9	7.1	7.849	0.020
	中	76.2	77.4		
	高	19.9	15.6		
ERR	≤1	28.6	37.4	9.222	0.002
	>1	71.4	62.6		

注：采用两个独立样本构成比比较的 χ^2 检验。

表 3-3-45 有和无行政业务管理职务医务人员的工作付出与回报的评分情况（均数±标准差）

	有行政业务管理职务	无行政业务管理职务	t值	P值
工作付出	73.9±19.4	67.5±21.2	26.339	<0.001
工作回报	59.0±13.1	56.8±14.2	7.000	0.008
ERR	1.2±0.3	1.2±0.4	1.366	0.243

注：采用两样本均数的 t 检验。

（三）医务人员工作付出-工作回报的影响因素分析

1. 工作付出与工作回报的多因素分析

采用多重线性逐步回归分析方法，分别以工作付出评分、工作回报评分为应变量，各自变量分组及赋值方法见表 3-3-20。分析结果分别列于表 3-3-46、表 3-3-47。结果显示：(1) 性别、年龄和有无行政业务管理职务影响医务人员的工作付出。男性医务人员的工作付出较女性医务人员高；与 30 岁以下医务人员相比，30～39 岁医务人员的工作付出评分较高；有行政业务管理职务的医务人员的工作付出评分较无行政业务管理职务的医务人员高。(2) 婚姻状况、有无行政业务管理职务影响医务人员关于工作回报的评价。在婚医务人员的工作回报评分较非在婚医务人员低；有行政业务管理职务的医务人员的工作回报评分较无行政业务管理职务的医务人员高。

表 3-3-46 医务人员工作付出影响因素的多重线性回归分析结果

变 量	偏回归系数	偏回归系数标准误	标准偏回归系数	t值	P值
常数	60.201	3.007		20.020	<0.001
性别（女性）					
男性	3.327	1.297	0.076	2.565	0.010
年龄（<30 岁）					
30～39 岁	3.404	1.712	0.077	1.988	0.047
40～49 岁	3.020	2.158	0.063	1.400	0.162
50 岁及以上	−2.105	2.873	−0.034	−0.733	0.464
行政业务管理职务（无）					
有	3.432	1.340	0.070	2.561	0.011

表 3-3-47 医务人员工作回报影响因素的多重线性回归分析结果

变 量	偏回归系数	偏回归系数标准误	标准偏回归系数	t 值	P 值
常数	58.514	2.048		28.572	<0.001
婚姻状况（非在婚）					
在婚	−1.978	1.004	−0.058	−1.969	0.049
行政业务管理职务（无）					
有	3.120	0.911	0.095	3.426	0.001

2. 付出-回报失衡的 logistic 回归分析

采用二元 logistic 回归分析方法，以付出-回报失衡为因变量（ERR>1 赋值为 1，ERR≤1 赋值为 0）。各自变量分组及赋值方法见表 3-3-48。

表 3-3-48 付出-回报失衡的可能影响因素及赋值

变 量	赋 值
医疗机构类型	社区卫生服务中心/乡镇卫生院=1，医院=2
性别	女=0，男=1
年龄	<30=1，30～39 岁=2，40～49 岁=3，50 岁及以上= 4
婚姻状况	非在婚=1，在婚=2
最高学历	大专及以下=1，大专=2，大学本科=3，硕博研究生=4
职称	无职称=0，初级=1，中级=2，高级=3
专业类别	临床医疗=1，护理=2，公共卫生=3
工作年限	< 5 年=1，5～9 年=2，10～19 年=3，20～29 年=4，30 年及以上=5
行政业务管理职务	无=0，有=1

结果详见表 3-3-49。可见，医疗机构类型、性别、年龄和职称影响医务人员的付出-回报失衡。医院医务人员的付出-回报失衡风险是社区卫生服务中心/乡镇卫生院医务人员的 0.77 倍；男性医务人员的付出-回报失衡风险是女性的 1.47 倍；与 30 岁以下医务人员比较，30～39 岁、40～49 岁医务人员的付出-回报失衡风险分别是其 1.17 倍、1.61 倍；与无职称医务人员比较，高级职称医务人员的付出-回报失衡风险是其 2.07 倍。

表 3-3-49 付出-回报失衡影响因素的 logistic 回归分析结果

变量	偏回归系数	偏回归系数标准误.	P 值	OR（95% CI）
常量	0.33	0.28	0.235	
医疗机构（社区卫生服务中心/乡镇卫生院）				
医院	−0.26	0.12	0.030	0.77（0.61，0.98）
性别（女性）				
男性	0.39	0.13	0.002	1.47（1.15，1.88）
年龄（<30 岁）				
30～39 岁	0.51	0.15	0.001	1.17（1.24，2.24）
40～49 岁	0.48	0.19	0.010	1.61（1.12，2.32）
50 岁及以上	0.11	0.22	0.630	1.11（0.72，1.72）
职称（无职称）				
初级	0.08	0.24	0.742	1.08（0.68，1.72）
中级	0.47	0.28	0.087	1.60（0.93，2.75）
高级	0.73	0.32	0.021	2.07（1.12，3.84）

四、医务人员的工作环境支持

本次调查的医务人员工作环境支持包括资源支持、管理支持两个方面。资源支持涉及 2 个条目，管理支持涉及 4 个条目。所有条目均设置 4 个答案，“完全不同意”、“不同意”、“同意”和“完全同意”，分别计 1 分、2 分、3 分和 4 分。资源支持和管理支持评分分别用相关条目的得分合计表示。资源支持评分范围 2～8 分，管理支持评分范围 4～16 分，评分越高，分别表明资源支持和管理支持越高。资源支持评分 2～4 分为支持低，5～6 分为支持中等，7～8 分为支持高。管理支持评分 4～8 分为支持低，9～12 分为支持中等，13～16 分为支持高。为便于分析比较，将评分转化为 0～100 分的尺度，计算公式同工作特征转化分的计算公式。

（一）医务人员工作环境支持的基本情况

调查显示，12.9%的医务人员认为自己的工作环境资源支持高，认为工作环境资源支持中等和低的医务人员分别占 63.3%、23.7%；有 22.5%的医务人员认为工作环境管理支持高，认为管理支持中等和低的比例分别为 76.0%、1.5%。从评分看，工作环境资源支持的平均评分为 58.4 分；工作环境管理支持的平均评分为 55.8 分。上述结果详见表 3-3-50。

表 3-3-50　医务人员工作环境支持的基本情况

工作环境支持	均数±标准差	低（%）	中等（%）	高（%）
资源支持	58.4±21.0	23.7	63.3	12.9
管理支持	55.8±15.6	1.5	76.0	22.5

（二）不同特征医务人员工作环境支持的差异

1. 不同机构医务人员的工作环境支持差异

资源支持：医院医务人员认为工作环境资源支持高的比例（14.0%）大于社区卫生服务中心/乡镇卫生院医务人员的比例（11.2%）；两类医疗机构医务人员的构成比差异具有统计学意义（$P<0.05$）。从评分看，医院、社区卫生服务中心/乡镇卫生院医务人员分别为 56.8 分、59.3 分；差异具有统计学意义（$P<0.05$）。

管理支持：医院、社区卫生服务中心/乡镇卫生院医务人员认为工作环境管理支持高的比例分别为 23.5%、21.0%；两类医疗机构医务人员的构成比差异无统计学意义（$P>0.05$）。从评分看，医院、社区卫生服务中心/乡镇卫生院医务人员分别为 54.6 分、56.6 分；差异具有统计学意义（$P<0.05$）。上述结果详见表 3-3-51、表 3-3-52。

表 3-3-51　不同医疗机构医务人员工作环境支持的构成情况（%）

工作环境支持	程度	医院	社区卫生服务中心/乡镇卫生院	χ^2值	P值
资源支持	低	21.8	26.8	6.368	0.041
	中	64.2	62.0		
	高	14.0	11.2		
管理支持	低	1.7	1.2	2.149	0.341
	中	74.8	77.8		
	高	23.5	21.0		

注：采用两个独立样本构成比比较的 χ^2检验。

表 3-3-52　不同医疗机构医务人员工作环境支持的评分情况（均数±标准差）

工作环境支持	医院	社区卫生服务中心/乡镇卫生院	t 值	P 值
资源支持	56.8±20.9	59.3±21.0	5.468	0.019
管理支持	54.6±15.8	56.6±15.4	6.327	0.012

注：采用两样本均数的 t 检验。

2. 不同性别医务人员的工作环境支持差异

资源支持：男性、女性医务人员认为工作环境资源支持高的比例分别为 14.8%、11.9%；不同性别医务人员的构成比差异无统计学意义（$P>0.05$）。从评分看，男性、女性医务人员分别为 58.6 分、58.2 分；差异无统计学意义（$P>0.05$）。

管理支持：男性、女性医务人员认为工作环境管理支持高的比例分别为 25.1%、21.1%；不同性别医务人员的构成比差异无统计学意义（$P>0.05$）。从评分看，男性、女性医务人员分别为 57.5 分、54.9 分；差异具有统计学意义（$P<0.05$）。上述结果详见表 3-3-53、表 3-3-54。

表 3-3-53　不同性别医务人员工作环境支持的构成情况（%）

工作环境支持	程度	男性	女性	χ^2 值	P 值
资源支持	低	24.6	23.2	3.539	0.170
	中	60.6	64.8		
	高	14.8	11.9		
管理支持	低	1.7	1.4	3.461	0.177
	中	73.2	77.4		
	高	25.1	21.1		

注：采用两个独立样本构成比比较的 χ^2 检验。

表 3-3-54　不同性别医务人员工作环境支持的评分情况（均数±标准差）

工作环境支持	男性	女性	t 值	P 值
资源支持	58.6±22.0	58.2±20.4	0.154	0.695
管理支持	57.5±15.8	54.9±15.4	10.210	0.001

注：采用两样本均数的 t 检验。

3. 不同年龄段医务人员的工作环境支持差异

资源支持：50 岁及以上医务人员认为工作环境资源支持高的比例最大（19.8%），30～39 岁医务人员的比例最低（9.4%）；不同年龄段医务人员的构成比差异具有统计学意义（$P<0.05$）。从评分看，30 岁以下、30～39 岁、40～49 岁和 50 岁及以上医务人员分别为 59.0 分、55.8 分、58.4 分和 61.7 分；差异具有统计学意义（$P<0.05$）。

管理支持：50 岁及以上医务人员认为工作环境管理支持高的比例最大（29.1%），30 岁以下医务人员的比例最低（16.5%）；不同年龄段医务人员的构成比差异具有统计学意义（$P<0.05$）。从评分看，30 岁以下、30～39 岁、40～49 岁和 50 岁及以上医务人员分别为 53.7 分、56.1 分、56.7 分和 57.6 分；差异具有统计学意义（$P<0.05$）。上述结果详见表 3-3-55、表 3-3-56。

表 3-3-55　不同年龄段医务人员工作环境支持的构成情况（%）

工作环境支持	程度	<30岁	30～39岁	40～49岁	50岁及以上	χ^2值	*P*值
资源支持	低	21.4	27.0	23.3	20.8	17.398	0.008
	中	64.6	63.6	63.7	59.4		
	高	14.1	9.4	13.0	19.8		
管理支持	低	1.7	1.5	1.5	1.0	17.231	0.008
	中	81.8	76.5	72.2	69.8		
	高	16.5	22.0	26.3	29.1		

注：采用多个独立样本构成比比较的χ^2检验。

表 3-3-56　不同年龄段医务人员工作环境支持的评分情况（均数±标准差）

年龄段（岁）	资源支持	管理支持
<30岁	59.0±20.4	53.7±14.9
30～39岁	55.8±20.8	56.1±15.9
40～49岁	58.4±21.5	56.7±15.2
50岁～	61.7±21.0	57.6±16.5
*F*值	5.194	3.808
*P*值	0.001	0.010

注：采用多个样本均数比较的*F*检验。

4. 不同婚姻状况医务人员的工作环境支持差异

资源支持：非在婚医务人员认为工作环境资源支持高的比例（17.3%）大于在婚的医务人员（11.8%）；不同婚姻状况医务人员的构成比差异具有统计学意义（$P<0.05$）。从评分看，在婚、非在婚的医务人员分别为57.4±21.0分、61.9±20.6分；差异具有统计学意义（$P<0.05$）。

管理支持：在婚、非在婚的医务人员认为工作环境管理支持高的比例分别为22.6%、22.2%；不同婚姻状况医务人员的构成比差异无统计学意义（$P>0.05$）。从评分看，在婚、非在婚的医务人员分别为56.1±15.6分、54.9±15.6分；差异无统计学意义（$P>0.05$）。上述结果详见表3-3-57、表3-3-58。

表 3-3-57　不同婚姻状况医务人员工作环境支持的构成情况（%）

工作环境支持	程度	非在婚	在婚	χ^2值	*P*值
资源支持	低	18.9	25.0	10.075	0.006
	中	63.8	63.2		
	高	17.3	11.8		
管理支持	低	0.9	1.7	1.103	0.576
	中	76.9	75.7		
	高	22.2	22.6		

注：采用两个独立样本构成比比较的χ^2检验。

表 3-3-58 不同婚姻状况医务人员工作环境支持的评分情况（均数±标准差）

工作环境支持	非在婚	在婚	t 值	P 值
资源支持	61.9±20.6	57.4±21.0	11.868	0.001
管理支持	54.9±15.6	56.1±15.6	1.529	0.217

注：采用两样本均数的 t 检验。

5. 不同学历医务人员的工作环境支持差异

资源支持：大专以下、大专、大学本科和硕博研究生学历医务人员认为工作环境资源支持高的比例分别为 14.4%、13.1%、12.4%和 12.4%；不同学历医务人员的构成比差异无统计学意义（$P>0.05$）。从评分看，大专以下、大专、大学本科和硕博研究生学历医务人员分别为 61.0 分、58.8 分、57.0 分和 59.6 分；差异无统计学意义（$P>0.05$）。

管理支持：硕博研究生学历的医务人员认为工作环境管理支持高的比例最大（27.1%），大专学历医务人员的比例最低（20.0%）；不同学历医务人员的构成比差异具有统计学意义（$P<0.05$）。从评分看，大专以下、大专、大学本科和硕博研究生学历医务人员分别为 56.0 分、53.9 分、57.1 分和 58.3 分；差异具有统计学意义（$P<0.05$）。上述结果详见表 3-3-59、表 3-3-60。

表 3-3-59 不同学历医务人员工作环境支持的构成情况（%）

工作环境支持	程度	大专以下	大专	大学本科	硕博研究生	χ^2 值	P 值
资源支持	低	19.6	22.7	26.3	20.6	5.437	0.489
	中	66.0	64.1	61.3	67.0		
	高	14.4	13.1	12.4	12.4		
管理支持	低	0.5	2.7	0.9	0.0	14.416	0.025
	中	75.8	77.3	75.3	72.9		
	高	23.7	20.0	23.8	27.1		

注：采用多个独立样本构成比比较的 χ^2 检验。

表 3-3-60 不同学历医务人员工作环境支持的评分情况（均数±标准差）

学历	资源支持	管理支持
大专以下	61.0±19.4	56.0±16.0
大专	58.8±20.7	53.9±15.9
大学本科	57.0±21.7	57.1±15.2
硕博研究生	59.6±20.2	58.3±14.6
F 值	2.181	5.253
P 值	0.088	0.001

注：采用多个样本均数比较的 F 检验。

（三）医务人员工作环境支持的影响因素分析

采用多重线性逐步回归分析方法，分别以工作环境资源支持评分、工作环境管理支持评分为应变量，各自变量分组及赋值方法见表 3－3－20。

结果显示，医务人员的社会人口学特征不影响其对工作环境管理支持的评分。工作环境资源支持影响因素的分析结果列于表 3－3－61。可见，医疗机构类型、年龄和婚姻状况影响医务人员关于工作环境资源支持的评分。医院医务人员的评分较社区卫生服务中心/乡镇卫生院医务人员高；50 岁及以上医务人员的评分较 30 岁以下的医务人员高；在婚医务人员的评分较非在婚医务人员低。

表 3－3－61　医务人员工作环境资源支持影响因素的多重线性回归分析结果

变量	偏回归系数	偏回归系数标准误	标准偏回归系数	t 值	P 值
常数	54.243	3.448		15.732	<0.001
医疗机构（社区卫生服务中心/乡镇卫生院）					
医院	4.809	1.327	0.112	3.623	<0.001
年龄（<30 岁）					
30～39 岁	－0.257	1.746	－0.006	－0.147	0.883
40～49 岁	4.117	2.189	0.085	1.881	0.060
50 岁及以上	6.396	2.923	0.103	2.188	0.029
婚姻状况（非在婚）					
在婚	－4.243	1.504	－0.082	－2.821	0.005

五、医务人员的工作感受

本次调查的医务人员工作感受包括工作对个人能力的提升程度和工作压力两方面，分别涉及 4 个条目，共 8 个条目。所有条目均设置 6 个答案，“非常不符合”、“比较不符合”、“有点不符合”、“有点符合”、“比较符合”和“非常符合”，分别计 1 分、2 分、3 分、4 分、5 分和 6 分。工作对个人能力提升程度和工作压力评分分别用相关条目的得分合计表示，评分越高，表明认为工作对个人能力提升程度越高或工作压力越大。将评分平均分为三段，依次划为低、中和高三个等级。为便于分析比较，将评分转化为 0～100 分的尺度，计算公式同工作特征转化分的计算公式。

（一）医务人员工作感受的基本情况

调查显示，78.2％的医务人员认为工作对个人能力的提升程度高，认为对个人能力提升程度中等和低的分别占 21.2％、0.5％。认为工作压力大的医务人员比例占 39.8％，认为工作压力中等和低的比例分别为 44.8％、15.4％。与 2013 年相比，医务人员认为工作对个人能力提高程度升高的比例和工作压力大的比例都有所降低。从评分看，工作对个人能力的提升程度平均得分 76.4 分，工作压力平均得分 59.0 分。与 2013 年调查结果比较，工作对个人能力的提升评分和工作压力评分都有所下降。详见表 3－3－62。

表 3－3－62　医务人员工作感受的基本情况

工作感受	均数±标准差	低（%）	中（%）	高（%）
工作对个人能力提升程度				
2013	83.0±15.9	1.2	13.7	85.1
2018	76.4±18.1	0.5	21.2	78.2
工作压力				
2013	62.7±24.3	12.5	41.6	45.8
2018	59.0±24.5	15.4	44.8	39.8

（二）不同特征医务人员工作感受的差异

1. 不同机构医务人员的工作感受差异

工作对个人能力提升程度：医院、社区卫生服务中心/乡镇卫生院医务人员认为工作对个人能力提升程度高的比例分别为79.7%、76.0%；两类医疗机构医务人员的构成比差异无统计学意义（$P>0.05$）。从评分看，医院、社区卫生服务中心/乡镇卫生院医务人员分别为73.8分、76.4分；差异具有统计学意义（$P<0.05$）。

工作压力：医院、社区卫生服务中心/乡镇卫生院医务人员认为工作压力高的比例分别为41.9%、36.5%；不同类型医疗机构医务人员的构成比差异无统计学意义（$P>0.05$）。从评分看，医院、社区卫生服务中心/乡镇卫生院医务人员分别为57.7分、59.8分；差异无统计学意义（$P>0.05$）。上述结果详见表3－3－63、表3－3－64。

表 3－3－63　不同医疗机构医务人员工作感受的构成情况（%）

工作感受	程度	医院	社区卫生服务中心/乡镇卫生院	χ^2值	P值
工作对个人能力提升	低	0.6	0.3	3.941	0.139
	中	19.7	23.7		
	高	79.7	76.0		
工作压力	低	15.2	15.7	4.787	0.091
	中	42.9	47.8		
	高	41.9	36.5		

注：采用两个独立样本构成比比较的χ^2检验。

表 3－3－64　不同医疗机构医务人员工作感受的评分情况（均数±标准差）

工作感受	医院	社区卫生服务中心/乡镇卫生院	t值	P值
工作对个人能力提升	73.8±18.2	76.4±17.9	7.724	0.006
工作压力	57.7±24.3	59.8±24.7	2.504	0.114

注：采用两样本均数的t检验。

2. 不同性别医务人员的工作感受差异

工作对个人能力提升程度：男性、女性医务人员认为工作对个人能力提升程度高的比例分别为78.7%、78.0%；不同性别医务人员的构成比差异无统计学意义（$P>0.05$）。从评分看，男性、女性医务人员分别为 75.3 分、75.4 分；差异无统计学意义（$P>0.05$）。

工作压力：男性医务人员认为工作压力大的比例（49.1%）高于女性医务人员（34.7%）；不同性别医务人员的构成比差异具有统计学意义（$P<0.05$）。从评分看，男性医务人员为 63.7 分，女性医务人员为 56.4 分；差异具有统计学意义（$P<0.05$）。上述结果详见表 3-3-65、表 3-3-66。

表 3-3-65　不同性别医务人员工作感受的构成情况（%）

工作感受	程度	男性	女性	χ^2值	P值
工作对个人能力提升	低	0.9	0.3	2.896	0.235
	中	20.4	21.7		
	高	78.7	78.0		
工作压力	低	9.7	18.5	38.383	<0.001
	中	41.2	46.8		
	高	49.1	34.7		

注：采用两个独立样本构成比比较的 χ^2检验。

表 3-3-66　不同性别医务人员工作感受的评分情况（均数±标准差）

工作感受	男性	女性	t值	P值
工作对个人能力提升	75.3±18.5	75.4±17.8	0.004	0.950
工作压力	63.7±23.9	56.4±24.5	31.875	<0.001

3. 不同年龄段医务人员的工作感受差异

工作对个人能力提升程度：30 岁以下、30～39 岁、40～49 岁和 50 岁及以上医务人员认为工作对个人能力提升程度高的比例分别为 79.4%、75.6%、79.8%和 79.8%；不同年龄段医务人员的构成比差异无统计学意义（$P>0.05$）。从评分看，4 个年龄段医务人员分别为 76.4 分、74.0 分、76.3 分和 75.3 分；差异无统计学意义（$P>0.05$）。

工作压力：40～49 岁医务人员认为工作压力高的比例最大（44.9%），30 岁以下医务人员的比例最低（26.6%）。；不同年龄段医务人员的构成比差异具有统计学意义（$P<0.05$）。从评分看，30 岁以下、30～39 岁、40～49 岁和 50 岁及以上医务人员分别为 52.0 分、61.9 分、61.9 分和 59.8 分，差异具有统计学意义（$P<0.05$）。上述结果详见表 3-3-67、表 3-3-68。

表 3-3-67　不同年龄段医务人员工作感受的构成情况（%）

工作感受	程度	<30 岁	30～39 岁	40～49 岁	50 岁及以上	χ^2值	P值
工作对个人能力提升	低	0.2	0.9	0.5	0.0	5.132	0.506
	中	20.4	23.4	19.6	20.2		
	高	79.4	75.6	79.8	79.8		
工作压力	低	22.0	12.9	11.15	15.8	49.341	<0.001
	中	51.4	42.4	43.6	40.1		
	高	26.6	44.6	44.9	44.1		

注：采用多个独立样本构成比比较的 χ^2检验。

表 3-3-68 不同年龄段医务人员工作感受的评分情况（均数±标准差）

年龄段（岁）	工作对个人能力提升	工作压力
<30 岁	76.4±17.1	52.0±23.8
30～39 岁	74.0±19.1	61.9±23.8
40～49 岁	76.3±17.7	61.9±23.6
50 岁及以上	75.3±17.6	59.8±26.0
F 值	1.751	16.142
P 值	0.155	<0.001

注：采用多个样本均数比较的 *F* 检验。

4. 不同婚姻状况医务人员的工作感受差异

工作对个人能力提升程度：在婚、非在婚医务人员认为工作对个人能力提升程度高的比例分别为 77.1%、82.4%；不同婚姻状况医务人员的构成比差异无统计学意义（*P*>0.05）。从评分看，在婚、非在婚的医务人员关于工作对个人能力提升程度评分分别为 75.0 分、76.8 分；差异无统计学意义（*P*>0.05）。

工作压力：在婚医务人员认为工作压力大的比例（43.1%）高于非在婚的医务人员（27.4%）；不同婚姻状况医务人员的构成比差异具有统计学意义（*P*<0.05）。从评分看，在婚、非在婚的医务人员分别为 60.8 分、52.5 分；差异具有统计学意义（*P*<0.05）。上述结果详见表 3-3-69、表 3-3-70。

表 3-3-69 不同婚姻状况医务人员工作感受的构成情况（%）

工作感受	程度	非在婚	在婚	χ^2值	*P* 值
工作对个人能力提升	低	0.0	0.7	5.926	0.052
	中	17.6	22.2		
	高	82.4	77.1		
工作压力	低	20.6	14.0	28.010	<0.001
	中	52.0	42.9		
	高	27.4	43.1		

注：采用两个独立样本构成比比较的 χ^2 检验。

表 3-3-70 不同婚姻状况医务人员工作感受的评分情况（均数±标准差）

工作感受	非在婚	在婚	*t* 值	*P* 值
工作对个人能力提升	76.8±16.1	75.0±18.5	2.511	0.113
工作压力	52.5±23.6	60.8±24.5	32.543	<0.001

5. 不同学历医务人员的工作感受差异

工作对个人能力提升程度：大专以下、大专、大学本科和硕博研究生学历医务人员认为工作对个人能力提升程度高的比例分别为 74.0%、78.1%、78.1%和 88.7%；不同学历医务人员的构成比差异无统计学意义（*P*>0.05）。从评分看，大专以下、大专、大学本科和硕博研究生学历医务人员分别为

74.4 分、75.4 分、74.8 分和 80.8 分；差异具有统计学意义（$P<0.05$）。

工作压力：大学本科学历的医务人员认为工作压力高的比例最大（44.3%），大专学历医务人员的比例最低（35.4%）；不同学历医务人员的构成比差异具有统计学意义（$P<0.05$）。从评分看，大专以下、大专、大学本科和硕博研究生学历医务人员分别为 58.3 分、56.6 分、61.5 分和 57.9 分；差异具有统计学意义（$P<0.05$）。上述结果详见表 3-3-71、表 3-3-72。

表 3-3-71　不同学历医务人员工作感受的构成情况（%）

工作感受	程度	大专以下	大专	大学本科	硕博研究生	χ^2值	P值
工作对个人能力提升	低	0.0	0.3	0.8	1.0	12.503	0.052
	中	26.0	21.5	21.1	10.3		
	高	74.0	78.1	78.1	88.7		
工作压力	低	13.3	16.5	14.8	16.5	24.059	0.001
	中	48.0	48.1	40.8	45.4		
	高	38.8	35.4	44.3	38.1		

注：采用多个独立样本构成比比较的 χ^2 检验。

表 3-3-72　不同学历医务人员工作感受的评分情况（均数±标准差）

学历	工作对个人能力提升	工作压力
大专以下	74.4±17.1	58.3±23.9
大专	75.4±17.7	56.6±24.3
大学本科	74.8±18.6	61.5±25.0
硕博研究生	80.8±17.1	57.9±23.0
F值	3.278	4.282
P值	0.020	0.005

注：采用多个样本均数比较的 F 检验。

6. 不同职称医务人员的工作感受差异

工作对个人能力提升程度：无职称、初级、中级和高级职称医务人员认为工作对个人能力提升程度高的比例分别为 74.4%、76.4%、78.4%和 85.5%；不同职称医务人员的构成比差异无统计学意义（$P>0.05$）。从评分看，无职称、初级、中级和高级职称医务人员分别为 74.5 分、74.6 分、75.6 分和 78.1 分；差异无统计学意义（$P>0.05$）。

工作压力：中级职称医务人员认为工作压力高的比例最大（49.1%），无职称医务人员的比例最低（26.4%）；不同职称医务人员的构成比差异具有统计学意义（$P<0.05$）。从评分看，无职称、初级、中级和高级职称医务人员分别为 52.2 分、56.7 分、63.4 分和 61.2 分；差异具有统计学意义（$P<0.05$）。上述结果详见表 3-3-73、表 3-3-74。

表 3-3-73 不同职称医务人员工作感受的构成情况（%）

工作感受	程度	无职称	初级	中级	高级	χ^2值	P值
工作对个人能力提升	低	1.2	0.5	0.5	0.4	9.986	0.125
	中	24.4	23.1	21.1	14.1		
	高	74.4	76.4	78.4	85.5		
工作压力	低	20.7	17.2	12.3	12.9	37.146	<0.001
	中	52.9	48.5	38.6	40.8		
	高	26.4	34.3	49.1	46.4		

注：采用多个独立样本构成比比较的 χ^2检验。

表 3-3-74 不同职称医务人员工作感受的评分情况（均数±标准差）

职称	工作对个人能力提升	工作压力
无职称	74.5±19.0	52.2±23.8
初级	74.6±17.8	56.7±27.3
中级	75.6±18.3	63.4±24.5
高级	78.1±17.8	61.2±24.3
F值	2.343	9.987
P值	0.071	<0.001

注：采用多个样本均数比较的 F 检验。

7. 不同专业类别医务人员的工作感受差异

工作对个人能力提升程度：从事临床医疗、护理和公共卫生专业的医务人员认为工作对个人能力提升程度高的比例分别为 79.0%、79.1%和 72.5%；不同专业类别医务人员的构成比差异无统计学意义（$P>0.05$）。从评分看，三类人员分别为 75.3 分、76.6 分和 72.4 分；差异具有统计学意义（$P<0.05$）。

工作压力：从事临床医疗专业的医务人员认为工作压力高的比例最大（46.0%），从事公共卫生专业医务人员的比例最低（31.1%）；不同专业类别医务人员的构成比差异具有统计学意义（$P<0.05$）。从评分看，从事临床医疗、护理和公共卫生专业医务人员分别为 62.2 分、54.5 分和 55.8 分；差异具有统计学意义（$P<0.05$）。上述结果详见表 3-3-75、表 3-3-76。

表 3-3-75 不同专业类别医务人员工作感受的构成情况（%）

工作感受	程度	临床医疗	护理	公共卫生	χ^2值	P值
工作对个人能力提升	低	0.8	0.2	0.0	6.711	0.127
	中	20.2	20.7	27.5		
	高	79.0	79.1	72.5		
工作压力	低	13.0	19.6	15.6	35.315	<0.001
	中	41.1	48.5	53.3		
	高	46.0	31.9	31.1		

注：采用多个独立样本构成比比较的 χ^2检验。

表 3-3-76　不同专业类别医务人员工作感受的评分情况（均数±标准差）

工作感受	临床医疗	护理	公共卫生	t 值	P 值
工作对个人能力提升	75.3±18.4	76.6±16.8	72.4±19.2	3.686	0.025
工作压力	62.2±24.4	54.5±24.2	55.8±23.7	17.541	<0.001

注：采用多个样本均数比较的 F 检验。

8. 不同工作年数医务人员的工作感受差异

工作对个人能力提升程度：工作 5 年以下、5～9 年、10～19 年、20～29 年和 30 年及以上的医务人员认为工作对个人能力提升程度高的比例分别为 80.0%、75.2%、76.7%、79.8%和 83.9%；不同工作年数医务人员的构成比差异无统计学意义（P>0.05）。从评分看，5 个工作年数段医务人员分别为 76.4 分、73.6 分、75.4 分、76.6 分和 75.7 分；差异无统计学意义（P>0.05）。

工作压力：工作 10～19 年的医务人员认为工作压力高的比例最大（50.0%），工作 5 年以下的医务人员的比例最低（31.4%）；不同工作年数医务人员的构成比差异具有统计学意义（P<0.05）。从评分看，5 个工作年数段的医务人员分别为 53.9 分、59.4 分、65.2 分、61.3 分和 59.0 分；差异具有统计学意义（P<0.05）。上述结果详见表 3-3-77、表 3-3-78。

表 3-3-77　不同工作年数医务人员工作感受的构成情况（%）

工作感受	程度	＜5 年	5～9 年	10～19 年	20～29 年	30 年及以上	χ^2 值	P 值
工作对个人能力提升	低	0.4	0.7	0.3	1.0	0.0	10.608	0.225
	中	19.6	24.1	23.0	19.2	16.1		
	高	80.0	75.2	76.7	79.8	83.9		
工作压力	低	20.4	14.6	11.1	11.3	12.6	31.334	<0.001
	中	48.2	44.8	38.9	45.3	48.3		
	高	31.4	40.6	50.0	43.3	39.1		

注：采用多个独立样本构成比比较的 χ^2 检验。

表 3-3-78　不同工作年数医务人员工作感受的评分情况（均数±标准差）

工作年数	工作对个人能力提升	工作压力
＜5 年	76.4±17.4	53.9±24.6
5～9 年	73.6±19.4	59.4±24.3
10～19 年	75.4±17.3	65.2±23.4
20～29 年	76.6±18.3	61.3±23.4
30 年及以上	75.7±16.6	59.0±26.0
F 值	1.720	10.765
P 值	0.143	<0.001

注：采用多个样本均数比较的 F 检验。

9. 有无行政业务管理职务医务人员的工作感受差异

工作对个人能力提升程度：有和无行政业务管理职务的医务人员认为工作对个人能力提升程度高的比例分别为 80.1%、77.7%；两类人员的构成比差异无统计学意义（P>0.05）。从评分看，有和无行政业务管理职务的医务人员分别为 77.0 分、74.9 分；差异具有统计学意义（P<0.05）。

工作压力：有行政业务管理职务的医务人员认为工作压力高的比例（47.4%）大于无行政业务管理职务的医务人员比例（37.4%）；两类人员的构成比差异具有统计学意义（P<0.05）。从评分看，有和无行政业务管理职务的医务人员分别为 63.2 分、57.7 分；差异具有统计学意义（P<0.05）。上

述结果详见表 3-3-79、表 3-3-80。

表 3-3-79　有无行政业务管理职务医务人员工作感受的构成情况（%）

工作感受	程度	有行政业务管理职务	无行政业务管理职务	χ^2值	P值
工作对个人能力提升	低	0.8	0.4	2.196	0.334
	中	19.1	21.9		
	高	80.1	77.7		
工作压力	低	12.0	16.4	12.669	0.002
	中	40.6	46.1		
	高	47.4	37.4		

注：采用两个独立样本构成比比较的 χ^2检验。

表 3-3-80　有无行政业务管理职务医务人员工作感受的评分情况（均数±标准差）

工作感受	有行政业务管理职务	无行政业务管理职务	t值	P值
工作对个人能力提升	77.0±18.4	74.9±17.9	4.009	0.045
工作压力	63.2±23.9	57.7±24.6	14.045	<0.001

（三）医务人员工作感受的影响因素分析

采用多重线性逐步回归分析方法，分别以工作对个人能力提升程度评分、工作压力评分为应变量，各自变量分组及赋值方法见表 3-3-20。

结果显示，医务人员的社会人口学特征不影响其关于工作对个人能力提升程度的评价。工作压力影响因素的分析结果列于表 3-3-81。可见，性别、婚姻状况、从事专业类别和工作年数影响医务人员对工作压力的评价。男性医务人员的工作压力评分较女性医务人员高；在婚医务人员的工作压力评分较非在婚医务人员高；与从事临床医疗专业的医务人员比较，从事护理专业医务人员的工作压力评分较低；工作 10～19 年医务人员的工作压力评分较工作 5 年以下的医务人员高。

表 3-3-81　工作压力影响因素的多重线性回归分析结果

变 量	偏回归系数	偏回归系数标准误	标准偏回归系数	t值	P值
常数	52.059	3.530		14.746	<0.001
性别（女性）					
男性	3.694	1.519	0.072	2.431	0.015
婚姻状况（非在婚）					
在婚	3.417	1.733	0.057	1.972	0.049
专业类别（临床医疗）					
护理	−4.107	1.809	−0.078	−2.271	0.023
公共卫生	−3.979	2.194	−0.052	−1.814	0.070
工作年数（<5 年）					
5 年～9 年	2.841	1.661	0.053	1.710	0.087
10 年～19 年	6.953	2.043	0.111	3.404	0.001
20 年～29 年	3.842	2.545	0.053	1.509	0.131
30 年及以上	2.873	3.612	0.027	0.796	0.426

六、医务人员的工作投入

本次调查从3个维度（工作活力、工作奉献和工作专注）来评价医务人员的工作投入状况。分别由6个、5个和6个条目来进行测评，各条目的答案选项均为7个：从来没有（完全不赞同）～总是（完全赞同），分别赋分值为0～6分。工作活力的评分范围为0～36分，评分0～12分为工作活力低，13～24分为工作活力中等，25～36分为工作活力高；工作奉献的评分范围为0～30分，评分0～10分为工作奉献低，11～20分为工作奉献中等，21～30分为工作奉献高；工作专注的评分范围为0～36分，评分0～12分为工作专注低，13～24分为工作专注中等，25～36分为工作专注高。工作投入总评分为3个维度正向记分之和，评分范围为0～102分，评分越高，表示工作投入的程度越高。将评分平均分为三段，依次划为低（0～34分）、中（35～68分）和高（69～102分）三个程度。为便于分析比较，将评分转化为0～100分的尺度，计算公式同工作特征转化分的计算公式。

（一）医务人员工作投入的基本情况

被调查医务人员的工作投入评分平均为68.7分。其中，工作活力、工作奉献、工作专注三个维度的平均评分分别为23.6分、22.2分和24.3分。超半数（54.6%）医务人员的工作投入程度高，该比例较2013年提高了15.3个百分点。医务人员工作投入的基本情况详见表3-3-82。

表3-3-82　医务人员工作投入的基本情况

年份	指标	均数±标准差	低（%）	中（%）	高（%）
2013年	总体	61.3±21.1	10.2	50.5	39.3
2018年	总体	68.7±19.5	5.2	40.2	54.6
	工作活力	23.6±7.6	8.5	45.8	45.7
	工作奉献	22.2±6.1	4.1	31.5	64.4
	工作专注	24.3±7.4	7.3	42.7	50.0

（二）不同特征医务人员工作投入的差异

1. 不同机构医务人员的工作投入差异

总体：医院、社区卫生服务中心/乡镇卫生院医务人员工作投入高的比例分别为55.7%、52.9%，构成比差异无统计学意义（$P>0.05$）；医院、社区卫生服务中心/乡镇卫生院医务人员分别为68.9分、68.5分，差异无统计学意义（$P>0.05$）。

工作活力：医院、社区卫生服务中心/乡镇卫生院医务人员工作活力高的比例分别为44.8%、47.1%，构成比差异无统计学意义（$P>0.05$）。从评分看，医院、社区卫生服务中心/乡镇卫生院医务人员分别为65.1分、66.3分，差异无统计学意义（$P>0.05$）。

工作奉献：医院、社区卫生服务中心/乡镇卫生院医务人员工作奉献高的比例分别为65.9%、61.8%，构成比差异无统计学意义（$P>0.05$）。从评分看，医院、社区卫生服务中心/乡镇卫生院医务人员分别为74.8分、73.0分，差异无统计学意义（$P>0.05$）。

工作专注：医院、社区卫生服务中心/乡镇卫生院医务人员工作专注高的比例分别为49.6%、50.6%，两类机构医务人员的构成比差异有统计学意义（$P<0.05$）。从评分看，医院、社区卫生服务中心/乡镇卫生院医务人员分别为67.7分、66.8分，差异无统计学意义（$P>0.05$）。上述结果详见表3-3-83、表3-3-84。

表 3-3-83　不同医疗机构医务人员工作投入的构成情况（%）

工作投入	程度	医院	社区卫生服务中心/乡镇卫生院	χ^2值	P值
总体	低	5.2	5.2	1.204	0.548
	中	39.1	41.9		
	高	55.7	52.9		
工作活力	低	8.6	8.4	0.798	0.671
	中	46.7	44.6		
	高	44.8	47.1		
工作奉献	低	3.8	4.7	2.881	0.237
	中	30.3	33.5		
	高	65.9	61.8		
工作专注	低	5.9	9.5	8.413	0.015
	中	44.4	39.9		
	高	49.6	50.6		

注：采用两个独立样本构成比比较的 χ^2 检验。

表 3-3-84　不同医疗机构医务人员的工作投入评分情况（均数±标准差）

工作投入	医院	社区卫生服务中心/乡镇卫生院	t值	P值
总体	68.9±19.0	68.5±20.1	−0.365	0.715
工作活力	65.1±20.8	66.3±21.4	1.091	0.275
工作奉献	74.8±19.8	73.0±20.8	−1.715	0.087
工作专注	67.7±19.8	66.8±21.6	−0.903	0.367

注：采用两样本均数的 t 检验。

2. 不同性别医务人员的工作投入差异

总体：男性、女性医务人员工作投入高的比例分别为 58.6%、52.3%，构成比差异有统计学意义（$P<0.05$）。从评分看，男性、女性医务人员分别为 67.4 分、71.1 分，差异有统计学意义（$P<0.05$）。

工作活力：男性、女性医务人员工作活力高的比例分别为 51.0%、42.7%，构成比差异有统计学意义（$P<0.05$）。从评分看，男性、女性医务人员分别为 64.3 分、67.9 分，差异有统计学意义（$P<0.05$）。

工作奉献：男性、女性医务人员工作奉献高的比例分别为 67.9%、62.4%，构成比差异有统计学意义（$P<0.05$）。从评分看，男性、女性医务人员分别为 73.0 分、76.0 分，差异有统计学意义（$P<0.05$）。

工作专注：男性、女性医务人员工作专注高的比例分别为 54.6%、47.5%，构成比差异有统计学意义（$P<0.05$）。从评分看，男性、女性医务人员分别为 65.9 分、70.0 分，差异有统计学意义（$P<0.05$）。上述结果详见表 3-3-85、表 3-3-86。

表 3-3-85　不同性别医务人员工作投入的构成情况（%）

工作投入	程度	男性	女性	χ^2值	P值
总体	低	3.9	6.0	7.105	0.029
	中	37.5	41.7		
	高	58.6	52.3		
工作活力	低	7.1	9.2	10.112	0.006
	中	41.9	48.0		
	高	51.0	42.7		
工作奉献	低	2.9	4.8	6.250	0.044
	中	29.1	32.8		
	高	67.9	62.4		
工作专注	低	4.2	9.1	15.319	<0.001
	中	41.2	43.5		
	高	54.6	47.5		

注：采用两个独立样本构成比比较的 χ^2检验。

表 3-3-86　不同性别医务人员工作投入的评分差异比较（均数±标准差）

工作投入	男性	女性	t值	P值
总体	67.4±19.9	71.1±18.4	−3.586	<0.001
工作活力	64.3±21.3	67.9±20.2	−3.231	0.001
工作奉献	73.0±20.7	76.0±19.2	−2.813	0.005
工作专注	65.9±21.0	70.0±19.4	−3.834	<0.001

注：采用两样本均数的 t 检验。

3. 不同年龄段医务人员的工作投入差异

总体：随着年龄的增大，医务人员工作投入高的比例上升。50 岁及以上医务人员的比例最大（70.4%），其次是 40～49 岁医务人员（61.5%），不同年龄段医务人员的构成比差异有统计学意义（$P<0.05$）。从评分看，高年龄段医务人员的总评分较高，不同年龄段医务人员的总评分差异具有统计学意义（$P<0.05$）。

工作活力：随着年龄的增大，医务人员工作活力高的比例上升。50 岁及以上医务人员的比例最大（63.5%），其次是 40～49 岁医务人员（53.6%），不同年龄段医务人员的构成比差异有统计学意义（$P<0.05$）。从评分看，高年龄段医务人员的评分较高，不同年龄段医务人员的评分差异具有统计学意义（$P<0.05$）。

工作奉献：随着年龄的增大，医务人员工作奉献高的比例上升。50 岁及以上医务人员的比例最高（76.2%），其次是 40～49 岁医务人员（68.7%），不同年龄段医务人员的构成比差异有统计学意义（$P<0.05$）。从评分看，高年龄段医务人员的评分较高，不同年龄段医务人员的评分差异具有统计学意义（$P<0.05$）。

工作专注：随着年龄的增大，医务人员工作专注高的比例上升。50 岁及以上医务人员的比例最高（68.3%），其次是 40～49 岁医务人员（58.5%），不同年龄段医务人员的构成比差异有统计学意义（$P<0.05$）。从评分看，高年龄段医务人员的评分较高，不同年龄段医务人员的评分差异具有统计学意义（$P<0.05$）。

上述分析结果详见表 3-3-87、表 3-3-88。

表 3-3-87　不同年龄段医务人员工作投入的构成情况（%）

工作投入	程度	<30 岁	30~39 岁	40~49 岁	50 岁及以上	χ^2值	P 值
总体	低	4.9	7.2	3.9	3.0	47.991	<0.001
	中	49.1	42.4	34.6	26.6		
	高	46.0	50.4	61.5	70.4		
工作活力	低	8.5	11.3	6.4	5.0	60.998	<0.001
	中	55.3	48.1	40.0	31.5		
	高	36.2	40.6	53.6	63.5		
工作奉献	低	4.1	5.9	3.3	1.0	29.494	<0.001
	中	37.4	32.9	27.9	22.8		
	高	58.5	61.2	68.7	76.2		
工作专注	低	9.2	9.2	5.2	2.5	63.318	<0.001
	中	50.1	46.6	36.3	29.2		
	高	40.6	44.2	58.5	68.3		

注：采用多个独立样本构成比比较的 χ^2检验。

表 3-3-88　不同年龄段医务人员工作投入的评分情况（均数±标准差）

工作投入	<30 岁	30~39 岁	40~49 岁	50 岁及以上	F 值	P 值
总体	65.2±18.4	65.9±19.6	72.5±19.3	76.6±18.2	24.922	<0.001
工作活力	62.5±19.8	62.4±21.5	69.7±20.5	72.9±20.0	21.027	<0.001
工作奉献	71.3±19.9	72.1±21.2	76.4±19.1	80.5±18.2	13.170	<0.001
工作专注	62.9±19.4	64.4±20.1	71.7±20.6	76.0±19.4	29.770	<0.001

注：采用多个样本均数比较的 F 检验。

4. 不同婚姻状况医务人员的工作投入差异

总体：在婚、非在婚医务人员工作投入高的比例分别为 55.5%、51.2%，不同婚姻状况医务人员的构成比差异无统计学意义（P>0.05）。从评分看，在婚医务人员总评分高于非在婚医务人员，差异具有统计学意义（P<0.05）。

工作活力：在婚、非在婚医务人员工作活力高的比例分别为 47.0%、40.6%，不同婚姻状况医务人员的构成比差异无统计学意义（P>0.05）。从评分看，在婚医务人员高于非在婚医务人员，差异具有统计学意义（P<0.05）。

工作奉献：在婚、非在婚医务人员工作奉献高的比例分别为 64.4%、64.0%，不同婚姻状况医务人员的构成比差异无统计学意义（P>0.05）。从评分看，在婚、非在婚医务人员分别为 74.5±20.4 分、72.5±19.6 分，差异无统计学意义（P>0.05）。

工作专注：在婚、非在婚医务人员工作专注高的比例分别为 51.9%、42.9%，不同婚姻状况医务人员的构成比差异有统计学意义（P<0.05）。从评分看，在婚医务人员高于非在婚医务人员，差异具有统计学意义（P<0.05）。

上述结果详见表 3-3-89、表 3-3-90。

表 3-3-89　不同婚姻状况医务人员工作投入的构成情况（%）

工作投入	程度	在婚	非在婚	χ^2值	P值
总体	低	5.1	5.6	1.858	0.396
	中	39.4	43.2		
	高	55.5	51.2		
工作活力	低	8.5	8.3	4.762	0.092
	中	44.5	51.1		
	高	47.0	40.6		
工作奉献	低	4.3	3.7	0.289	0.865
	中	31.3	32.3		
	高	64.4	64.0		
工作专注	低	6.7	9.6	9.212	0.010
	中	41.4	47.5		
	高	51.9	42.9		

注：采用两个独立样本构成比比较的 χ^2 检验。

表 3-3-90　不同婚姻状况医务人员工作投入的评分情况（均数±标准差）

工作投入	在婚	非在婚	t值	P值
总体	69.5±19.7	66.0±18.4	−2.992	0.003
工作活力	66.3±21.3	63.0±19.8	−2.610	0.009
工作奉献	74.5±20.4	72.5±19.6	−1.560	0.119
工作专注	68.4±20.7	63.6±19.5	−3.763	<0.001

注：采用两样本均数的 t 检验。

5. 不同学历医务人员的工作投入差异

总体：大专以下、大专、大学本科和硕博研究生学历医务人员工作投入高的比例都在50%以上；其中，大专以下学历医务人员的比例最高（64.1%），不同学历医务人员的构成比差异有统计学意义（$P<0.05$）。从评分看，大专以下学历医务人员的总评分高于其他学历医务人员，不同学历医务人员的总评分差异有统计学意义（$P<0.05$）。

工作活力：大专以下学历医务人员工作活力高的比例最大（59.1%），不同学历医务人员的构成比差异有统计学意义（$P<0.05$）。从评分看，大专以下学历医务人员高于其他学历医务人员，不同学历医务人员的评分差异有统计学意义（$P<0.05$）。

工作奉献：大专以下、大专、大学本科和硕博研究生学历医务人员工作奉献高的比例分别为71.1%、64.4%、62.2%和64.9%，不同学历医务人员的构成比差异无统计学意义（$P>0.05$）。从评分看，大专以下学历医务人员高于其他学历医务人员，不同学历医务人员的评分差异有统计学意义（$P<0.05$）。

工作专注：大专以下学历医务人员工作专注高的比例最大（60.2%），不同学历医务人员的构成比差异有统计学意义（$P<0.05$）。从评分看，大专以下学历医务人员高于其他学历医务人员，不同学历医务人员的评分差异有统计学意义（$P<0.05$）。

上述结果详见表 3-3-91、表 3-3-92。

表 3-3-91　不同学历医务人员工作投入的构成情况（%）

工作投入	程度	大专以下	大专	大学本科	硕博研究生	χ^2值	P值
总体	低	3.1	5.3	6.1	3.1	12.676	0.048
	中	32.8	39.5	43.1	39.2		
	高	64.1	55.2	50.8	57.7		
工作活力	低	5.2	9.1	9.2	6.2	20.159	0.003
	中	35.8	45.0	49.3	47.4		
	高	59.1	45.9	41.5	46.4		
工作奉献	低	1.5	3.9	5.6	1.0	12.168	0.058
	中	27.3	31.7	32.2	34.0		
	高	71.1	64.4	62.2	64.9		
工作专注	低	4.6	8.3	7.4	6.2	12.656	0.049
	中	35.2	41.5	45.7	44.3		
	高	60.2	50.3	46.8	49.5		

注：采用多个独立样本构成比比较的 χ^2检验。

表 3-3-92　不同学历医务人员工作投入的评分情况（均数±标准差）

工作投入	大专以下	大专	大学本科	硕博研究生	F值	P值
总体	74.3±19.5	68.9±19.8	66.8±19.1	69.4±17.8	7.531	<0.001
工作活力	72.4±20.7	65.8±21.4	63.5±20.5	65.6±19.8	9.105	<0.001
工作奉献	78.0±18.8	74.4±20.4	72.4±20.6	76.1±17.5	4.428	0.004
工作专注	72.5±21.5	67.6±20.9	65.6±19.9	67.5±18.5	5.743	0.001

注：采用多个样本均数比较的 F 检验。

6. 不同职称医务人员的工作投入差异

总体：高级职称医务人员工作投入高的比例最大（67.0%），不同职称医务人员的构成比差异有统计学意义（$P<0.05$）。从评分看，无职称、初级、中级和高级职称医务人员分别为 66.0 分、67.5 分、68.8 分和 74.0 分，差异具有统计学意义（$P<0.05$）。

工作活力：高级职称医务人员工作活力高的比例最大（56.7%），不同职称医务人员的构成比差异有统计学意义（$P<0.05$）。从评分看，无职称、初级、中级和高级职称医务人员分别为 65.1 分、64.5 分、65.1 分和 70.6 分，差异具有统计学意义（$P<0.05$）。

工作奉献：高级职称医务人员工作奉献高的比例最大（73.8%），不同职称医务人员的构成比差异有统计学意义（$P<0.05$）。从评分看，无职称、初级、中级和高级职称医务人员分别为 72.1 分、73.1 分、74.1 分和 78.4 分，差异具有统计学意义（$P<0.05$）。

工作专注：高级职称医务人员工作专注高的比例最大（63.8%），不同职称医务人员的构成比差异有统计学意义（$P<0.05$）。从评分看，无职称、初级、中级和高级职称医务人员分别为 61.6 分、66.1 分、67.9 分和 73.0 分，差异具有统计学意义（$P<0.05$）。上述结果详见表 3-3-93、表 3-3-94。

表 3－3－93　不同职称医务人员工作投入的构成情况（%）

工作投入	程度	无	初级	中级	高级	χ^2值	P值
总体	低	9.4	5.7	5.4	1.7	24.027	0.001
	中	32.9	42.9	41.4	31.3		
	高	57.6	51.4	53.2	67.0		
工作活力	低	14.0	8.2	11.0	3.0	29.382	<0.001
	中	36.0	49.6	43.8	40.3		
	高	50.0	42.2	45.2	56.7		
工作奉献	低	7.0	5.0	3.7	.9	18.775	0.005
	中	25.6	32.4	34.5	25.3		
	高	67.4	62.6	61.8	73.8		
工作专注	低	16.3	8.1	6.5	3.0	33.257	<0.001
	中	39.5	44.7	44.7	33.2		
	高	44.2	47.2	48.8	63.8		

注：采用多个独立样本构成比比较的 χ^2 检验。

表 3－3－94　不同职称医务人员工作投入的评分情况（均数±标准差）

工作投入	无	初级	中级	高级	F值	P值
总体	66.0±22.0	67.5±68.6	68.8±20.1	74.0±16.7	7.251	<0.001
工作活力	65.1±22.7	64.5±20.8	65.1±22.0	70.6±18.2	5.276	0.001
工作奉献	72.1±23.1	73.1±20.7	74.1±20.2	78.4±16.8	4.510	0.004
工作专注	61.6±23.8	66.1±20.2	67.9±20.9	73.0±18.6	9.297	<0.001

注：采用多个样本均数比较的 F 检验。

7. 不同专业类别医务人员的工作投入差异

总体：从事临床医疗、护理和公共卫生专业的医务人员工作投入高的比例分别为 56.7%、53.1%和 48.0%，三类人员的构成比差异无统计学意义（$P>0.05$）。从评分看，从事临床医疗专业医务人员的总评分最高，其次为护理专业医务人员，公共卫生专业医务人员最低，三类人员的总评分差异具有统计学意义（$P<0.05$）。

工作活力：从事临床医疗、护理和公共卫生专业的医务人员工作投入高的比例分别为 47.7%、41.7%和 46.4%，三类人员的构成比差异无统计学意义（$P>0.05$）。从评分看，从事临床医疗、护理和公共卫生专业的医务人员分别为 66.3 分、64.7 分和 64.9 分，差异无统计学意义（$P>0.05$）。

工作奉献：从事临床医疗专业的医务人员工作奉献高的比例（67.2%）高于从事护理专业（62.7%）和公共卫生专业（55.0%）的医务人员，三类人员的构成比差异具有统计学意义（$P<0.05$）。从评分看，从事临床医疗专业医务人员最高，其次为护理人员，公共卫生人员最低，三类人员的评分差异具有统计学意义（$P<0.05$）。

工作专注：从事临床医疗、护理和公共卫生专业的医务人员工作专注高的比例分别为 52.8%、47.2%和 43.6%，三类人员的构成比差异无统计学意义（$P>0.05$）。从评分看，从事临床医疗专业医务人员最高，其次为护理人员，公共卫生人员最低，三类人员的评分差异有统计学意义（$P<0.05$）。

上述结果详见表 3－3－95、表 3－3－96。

表 3-3-95　不同专业类别医务人员工作投入的构成情况（%）

工作投入	程度	临床医疗	护理	公共卫生	χ^2值	*P* 值
总体	低	4.7	5.6	6.8	5.518	0.238
	中	38.6	41.3	45.2		
	高	56.7	53.1	48.0		
工作活力	低	7.6	9.7	9.4	5.327	0.255
	中	44.7	48.6	44.2		
	高	47.7	41.7	46.4		
工作奉献	低	3.5	4.5	6.1	11.067	0.026
	中	29.3	32.8	38.9		
	高	67.2	62.7	55.0		
工作专注	低	6.3	8.9	8.4	8.886	0.064
	中	40.9	43.9	48.0		
	高	52.8	47.2	43.6		

注：采用多个独立样本构成比比较的 χ^2 检验。

表 3-3-96　不同专业类别医务人员工作投入的评分情况（均数±标准差）

工作投入	临床医疗	护理	公共卫生	*F* 值	*P* 值
总体	69.8±19.2	67.8±19.5	65.8±20.3	3.983	0.019
工作活力	66.3±20.8	64.7±21.2	64.9±21.5	1.016	0.362
工作奉献	75.4±19.5	73.6±20.6	69.1±21.8	7.623	0.001
工作专注	68.6±20.5	66.3±20.5	64.1±20.5	4.551	0.011

注：采用多个样本均数比较的 *F* 检验。

8. 不同工作年数医务人员的工作投入差异

总体：除工作 5～9 年外，随着工作年数的增长，医务人员工作投入高的比例呈上升趋势。工作 30 年及以上的医务人员工作投入高的比例最大（74.1%），其次是工作 20～29 年的医务人员（61.4%），不同工作年数医务人员的构成比差异有统计学意义（$P<0.05$）。从评分看，除工作 5～9 年外，工作年数长的医务人员的总评分较高，不同工作年数医务人员的总评分差异具有统计学意义（$P<0.05$）。

工作活力：工作 30 年及以上的医务人员工作活力高的比例最大（64.8%），其次是工作 20～29 年的医务人员（55.1%），不同工作年数医务人员的构成比差异有统计学意义（$P<0.05$）。从评分看，工作 30 年及以上医务人员最高，不同工作年数医务人员的评分差异具有统计学意义（$P<0.05$）。

工作奉献：工作 30 年及以上的医务人员工作奉献高的比例最大（77.6%），其次是工作 20～29 年的医务人员（68.9%），不同工作年数医务人员的构成比差异有统计学意义（$P<0.05$）。从评分看，工作 30 年及以上医务人员最高，不同工作年数医务人员的评分差异具有统计学意义（$P<0.05$）。

工作专注：工作 30 年及以上的医务人员工作专注高的比例最大（70.2%），其次是工作 20～29 年的医务人员（60.1%），不同工作年数医务人员的构成比差异有统计学意义（$P<0.05$）。从评分看，工作 30 年及以上医务人员最高，不同工作年数医务人员的评分差异具有统计学意义（$P<0.05$）。上述结果详见表 3-3-97、表 3-3-98。

表 3-3-97　不同工作年数医务人员工作投入的构成情况（%）

工作投入	程度	<5 年	5～9 年	10～19 年	20～29 年	30 年及以上	χ^2值	P 值
总体	低	3.7	7.7	6.4	3.5	3.2	54.983	<0.001
	中	46.1	48.6	40.1	35.2	22.8		
	高	50.2	43.7	53.5	61.4	74.1		
工作活力	低	7.4	10.7	10.0	6.6	5.7	62.579	<0.001
	中	53.9	54.8	45.6	38.3	29.6		
	高	38.7	34.5	44.4	55.1	64.8		
工作奉献	低	2.9	5.7	5.9	2.8	1.2	35.205	<0.001
	中	33.5	39.4	30.4	28.2	21.1		
	高	63.6	55.0	63.7	68.9	77.6		
工作专注	低	8.1	10.8	7.4	5.5	2.5	67.207	<0.001
	中	51.3	48.9	44.6	34.5	27.3		
	高	40.7	40.3	48.0	60.1	70.2		

注：采用多个独立样本构成比比较的 χ^2检验。

表 3-3-98　不同工作年数医务人员工作投入的评分情况（均数±标准差）

工作投入	<5 年	5～9 年	10～19 年	20～29 年	30 年及以上	F 值	P 值
总体	66.5±17.9	63.9±19.6	67.5±19.3	72.7±19.4	77.7±17.7	19.667	<0.001
工作活力	63.9±19.0	60.8±21.1	64.1±21.3	69.7±20.9	74.0±19.7	15.831	<0.001
工作奉献	73.2±19.1	69.8±21.3	73.2±20.5	76.7±19.3	81.6±17.7	11.621	<0.001
工作专注	63.5±19.4	62.3±20.0	66.4±20.5	72.2±20.6	77.0±19.4	23.941	<0.001

注：采用多个样本均数比较的 F 检验。

9. 有和无行政业务管理职务医务人员的工作投入差异

总体：有行政业务管理职务的医务人员工作投入高的比例（61.3%）高于无行政业务管理职务的医务人员（52.5%），两类人员的构成比差异具有统计学意义（$P<0.05$）。从评分看，有行政业务管理职务医务人员高于无行政业务管理职务的医务人员，差异具有统计学意义（$P<0.05$）。

工作活力：有行政业务管理职务的医务人员工作活力高的比例（55.9%）高于无行政业务管理职务的医务人员（42.5%），两类人员的构成比差异有统计学意义（$P<0.05$）。从评分看，有行政业务管理职务医务人员高于无行政业务管理职务的医务人员，差异有统计学意义（$P<0.05$）。

工作奉献：有和无行政业务管理职务医务人员的工作奉献高的比例分别为 67.8%、63.3%，两类人员的构成比差异无统计学意义（$P>0.05$）。从评分看，有行政业务管理职务医务人员高于无行政业务管理职务的医务人员，差异有统计学意义（$P<0.05$）。

工作专注：有行政业务管理职务医务人员的工作专注高的比例（57.1%）高于无行政业务管理职务的医务人员（47.8%），两类人员的构成比差异有统计学意义（$P<0.05$）。从评分看，有行政业务管理职务医务人员高于无行政业务管理职务的医务人员，差异有统计学意义（$P<0.05$）。上述结果详见表 3-3-99、表 3-3-100。

表 3-3-99　有和无行政业务管理职务医务人员工作投入的构成情况（%）

工作投入	程度	有	无	χ^2值	P值
总体	低	3.9	5.7	9.067	0.011
	中	34.8	41.9		
	高	61.3	52.5		
工作活力	低	6.6	9.1	20.260	<0.001
	中	37.5	48.4		
	高	55.9	42.5		
工作奉献	低	3.0	4.5	3.165	0.205
	中	29.2	32.2		
	高	67.8	63.3		
工作专注	低	6.0	7.7	9.746	0.008
	中	36.9	44.5		
	高	57.1	47.8		

注：采用两个独立样本构成比比较的χ^2检验。

表 3-3-100　有和无行政业务管理职务医务人员工作投入的评分情况（均数±标准差）

工作投入	有	无	t值	P值
总体	71.7±18.9	67.8±19.6	−3.282	0.001
工作活力	69.0±20.3	64.6±21.1	−3.529	<0.001
工作奉献	76.1±19.7	73.5±20.3	−2.207	0.027
工作专注	70.4±20.2	66.4±20.5	−3.250	0.001

注：采用两样本均数的t检验。

（三）医务人员工作投入的影响因素分析

采用多重线性逐步回归分析方法，以工作投入的总评分为应变量。各自变量分组及赋值方法见表3-3-20。结果列于表3-3-101。可见，医务人员的工作投入受其学历和年龄的影响。大学本科学历的医务人员工作投入评分较大专以下学历的医务人员低，40～49岁、50岁及以上的医务人员的工作投入评分较30岁以下的医务人员高。

表 3-3-101　医务人员工作投入影响因素的多重线性逐步回归分析结果

变 量	偏回归系数	偏回归系数标准误	标准偏回归系数	t值	P值
常量	67.404	2.831		23.808	<0.001
学历（大专以下）					
大专	−3.159	1.703	−0.079	−1.855	0.064
大学本科	−5.374	1.909	−0.137	−2.815	0.005
硕博研究生	−3.024	2.827	−0.038	−1.070	0.285
年龄（<30岁）					
30～39岁	0.647	1.540	0.016	0.420	0.675
40～49岁	4.867	1.943	0.108	2.505	0.012
50岁及以上	7.589	2.377	0.131	3.193	0.001

七、医务人员的工作激励水平

本次调查从 9 个条目来测评医务人员的工作激励水平，各条目的答案选项均为 7 个：从来没有（完全不赞同）～总是（完全赞同），分别赋分值为 0～6 分。工作激励水平评分为 9 个条目正向记分之和，评分范围为 0～54 分。评分越高，表示工作激励水平越高。将评分平均分为三段，依次划为低、中和高三个等级。为便于分析比较，将评分转化为 0～100 分的尺度，计算公式同工作特征的转化分的计算方式。

（一）医务人员工作激励水平的基本情况

被调查医务人员的工作激励水平评分平均为 71.8 分。其中，工作激励水平低、中和高的比例分别为 2.8%、38.1%和 59.1%，提示 40.9%的医务人员工作激励水平有待提高。上述结果详见表 3-3-102。

表 3-3-102　医务人员工作激励水平的基本情况

	均数±标准差	低（%）	中（%）	高（%）
2018 年	71.8±17.9	2.8	38.1	59.1

（二）不同特征医务人员工作激励水平的差异

1. 不同机构医务人员的工作激励水平差异

医院和社区卫生服务中心/乡镇卫生院医务人员工作激励水平高的比例都在 55%以上，两类医疗机构医务人员的构成比差异无统计学意义（$P>0.05$）。从评分看，两类医疗机构医务人员的评分差异无统计学意义（$P>0.05$）。

2. 不同性别医务人员的工作激励水平差异

男性、女性医务人员工作激励水平高的比例分别为 60.2%、58.4%，不同性别医务人员的构成比差异无统计学意义（$P>0.05$）。从评分看，不同性别医务人员的评分差异无统计学意义（$P>0.05$）。

3. 不同年龄段医务人员的工作激励水平差异

随着年龄的增大，医务人员工作激励水平高的比例基本呈上升趋势。50 岁及以上医务人员工作激励水平高的比例最大（68.8%），其次是 40～49 岁医务人员（61.0%），不同年龄段医务人员的构成比差异有统计学意义（$P<0.05$）。从评分看，50 岁及以上医务人员最高，不同年龄段医务人员的评分差异具有统计学意义（$P<0.05$）。

4. 不同婚姻状况医务人员的工作激励水平差异

在婚、非在婚医务人员工作激励水平高的比例分别为 59.1%、58.7%，不同婚姻状况医务人员的构成比差异无统计学意义（$P>0.05$）。从评分看，在婚、非在婚医务人员分别为 71.7 分、72.3 分，差异无统计学意义（$P>0.05$）。

5. 不同学历医务人员的工作激励水平差异

大专以下、大专、大学本科和硕博研究生学历医务人员工作激励水平高的比例分别为 64.4%、59.7%、57.1%和 57.1%，不同学历医务人员的构成比差异无统计学意义（$P>0.05$）。从评分看，大专以下学历医务人员最高，其次为大专学历医务人员，不同学历医务人员的评分差异有统计学意义（$P<0.05$）。

6. 不同职称医务人员的工作激励水平差异

无职称、初级、中级和高级职称医务人员的工作激励水平高的比例分别为 62.4%、57.9%、57.4%和 65.0%，不同职称医务人员的构成比差异无统计学意义（$P>0.05$）。从评分看，无职称、初级、中级和高级职称医务人员分别为 73.6±20.2 分、71.7 分、70.8 分和 73.1 分，差异无统计学意义

（$P>0.05$）。

7. 不同专业类别医务人员的工作激励水平差异

从事护理专业的医务人员工作激励水平高的比例（61.8%）高于从事临床医疗专业（59.2%）和公共卫生专业（51.1%）的医务人员，三类人员的构成比差异无统计学意义（$P>0.05$）。从评分看，从事护理专业医务人员高于从事临床医疗专业和公共卫生专业医务人员，三类人员的评分差异具有统计学意义（$P<0.05$）。

8. 不同工作年数医务人员的工作激励水平差异

工作30年及以上的医务人员工作激励水平高的比例最大（67.7%），其次是工作20～29年的医务人员（64.2%），不同工作年数医务人员的构成比差异具有统计学意义（$P<0.05$）。从评分看，工作5年以下、5～9年、10～19年、20～29年和30年及以上的医务人员分别为72.8分、69.6分、70.5分、72.9分和75.分，差异具有统计学意义（$P<0.05$）。

9. 有和无行政业务管理职务医务人员的工作激励水平差异

有、无行政业务管理职务的医务人员工作激励水平高的比例分别为58.4%、61.2%，两类人员的构成比差异无统计学意义（$P>0.05$）。从评分看，有、无行政业务管理职务医务人员的差异无统计学意义（$P>0.05$）。

上述结果详见表3-3-103、表3-3-104。

表3-3-103　不同特征医务人员工作激励水平的构成情况（%）

特征	分组	激励水平			χ^2值	P值
		低	中	高		
医疗机构类型	医院	3.1	36.6	60.4	2.568	0.277
	社区卫生服务中心/乡镇卫生院	2.5	40.5	57.0		
性别	男	2.6	37.2	60.2	0.632	0.729
	女	3.0	38.6	58.4		
年龄	<30岁	2.7	41.1	56.2	13.179	0.040
	30～39岁	3.7	40.2	56.1		
	40～49岁	2.3	36.7	61.0		
	50岁及以上	2.0	29.2	68.8		
婚姻	非在婚	2.2	39.1	58.7	0.786	0.675
	在婚	3.0	37.8	59.1		
学历	大专以下	3.1	32.5	64.4	4.315	0.634
	大专	2.5	37.8	59.7		
	大学本科	3.2	39.7	57.1		
	硕博研究生	2.1	40.2	57.7		
职称	无职称	3.5	34.1	62.4	6.645	0.355
	初级	2.9	39.2	57.9		
	中级	3.5	39.1	57.4		
	高级	1.3	33.8	65.0		

续表

特征	分 组	激励水平			χ^2值	P值
		低	中	高		
专业类别	临床医疗	3.0	37.9	59.2	7.624	0.106
	护理	2.1	36.1	61.8		
	公共卫生	4.4	44.4	51.1		
工作年数	<5 年	2.2	38.7	59.1	15.958	0.043
	5～9 年	3.4	42.7	54.0		
	10～19 年	3.4	40.9	55.6		
	20～29 年	2.9	33.0	64.2		
	30 年及以上	1.2	31.1	67.7		
行政业务管理职务	有	2.9	38.7	58.4	0.919	0.632
	无	2.7	36.1	61.2		

注：采用两个独立样本构成比比较的 χ^2 检验；采用多个独立样本构成比比较的 χ^2 检验。

表 3-3-104　不同特征医务人员工作激励水平的评分情况

特征	分 组	均数±标准差	F（t）值	P值
医疗机构类型	医院	72.0±17.8	−0.664	0.507
	社区卫生服务中心/卫生院	71.4±18.0		
性别	男	72.1±17.5	−0.554	0.580
	女	71.6±18.1		
年龄	<30 岁	71.6±18.4	4.304	0.005
	30～39 岁	70.3±17.7		
	40～49 岁	72.1±17.6		
	50 岁及以上	75.5±17.2		
婚姻	非在婚	72.3±18.3	0.591	0.554
	在婚	71.7±17.7		
学历	大专以下	74.6±18.4	4.573	0.003
	大专	72.8±18.2		
	大学本科	70.0±17.6		
	硕博研究生	72.6±15.6		
职称	无职称	73.6±20.2	1.142	0.331
	初	71.7±18.2		
	中级	70.8±17.9		
	高级	73.1±15.6		
专业类别	临床医疗	71.3±17.9	6.079	0.002

续表

特征	分组	均数±标准差	F（t）值	P值
	护理	73.8±17.2		
	公共卫生	68.6±18.8		
工作年数	<5年	72.8±17.6	4.503	0.001
	5～9年	69.6±18.6		
	10～19年	70.5±17.6		
	20～29年	72.9±17.5		
	30年及以上	75.8±17.4		
行政业务管理职务	有	72.3±17.1	−0.567	0.571
	无	71.6±18.1		

注：采用两样本均数的 t 检验；采用多个样本均数比较的 F 检验。

（三）医务人员工作激励水平的影响因素分析

采用多重线性逐步回归分析方法，以工作激励水平的评分为应变量。各自变量分组及赋值方法见表3-3-20。分析结果列于表3-3-105，可见，医务人员的工作激励水平受其年龄和专业类别的影响。50岁及以上医务人员的工作激励水平较30岁以下的医务人员高。护理专业的医务人员的工作激励水平较临床医疗专业的医务人员高。

表3-3-105　医务人员工作激励水平影响因素的多重线性逐步回归分析结果

变量	偏回归系数	偏回归系数标准误	标准偏回归系数	t值	P值
常量	73.740	2.647		27.858	<0.001
年龄（<30岁）					
30～39岁	1.157	1.420	0.031	0.815	0.415
40～49岁	2.599	1.724	0.063	1.508	0.132
50岁及以上	5.680	2.146	0.107	2.646	0.008
专业类别（临床医疗）					
护理	3.825	1.345	0.099	2.844	0.005
公共卫生	−2.464	1.684	−0.044	−1.463	0.144

八、医务人员的执业环境及感知变化

本次调查医务人员的执业环境涉及6个条目，分别为“您感觉病人对您的尊重程度”、“您感觉社会整体对您这个职业的尊重程度”、“您感觉患者对您提供服务的信任程度”、“您认为当前医患关系”、“您感觉自己的工作能否得到患者的认可”和“多数情况下患者对您提供服务的满意情况”。采用前5个条目来测评医务人员的社会认可度的评价情况，各条目的答案选项均为5个：很不尊重/不认可/低/差/、比较不尊重/不认可/低/差、一般、比较尊重/认可/高/好和非常尊重/认可/高/好，分别赋分值为1～5分。社会认可度评分为5个条目正向记分之和，评分范围为5～25分，评分越高，表示社会认可度的评价越高。将评分平均分为三段，依次划为低、中和高三个等级。为便于分析比较，将社会认可度的评分转化为0～100分的尺度，计算公式同工作特征的转化分的计算方式。

本次还调查了医务人员关于工作机构、自身工作状况和执业环境等三方面与5年前比较的感知变化情况。工作机构方面，包括工作机构的就医环境、医疗设备、医疗技术水平、药品供应、职称晋升标准、工作带来的培训和能力提升机会、医院绩效考核和分配制度等 7 个条目；自身工作状况方面，包括工作量、工作压力、收入水平和相对收入水平等 4 个条目；执业环境感知方面，包括患者对医务人员的尊重程度、医务人员的社会地位、医患关系和医改政策对医务人员的鼓舞程度等 4 个条目。

此外，本次还调查了医务人员工作上最希望改善的方面、对自身社会地位的评价以及遭受职业暴力情况。

（一）社会认可度

1. 社会认可度评价的基本情况

结果显示，感觉社会对医疗服务职业尊重（非常尊重和比较尊重）的医务人员比例不高，仅为 36.4%。多数的医务人员在工作中能感觉到病人的尊重、信任、认可和满意，分别占 63.6%、58.1%、74.5%和 90.8%。认为当前医患关系很好或较好的医务人员仅占 25.9%（详见表 3 - 3 - 106）。与 2013 年相比，感觉社会对医疗服务职业尊重、在工作中能感觉到病人的尊重、信任和认为当前医患关系好的比例均有所上升，分别上升了 7.4 个百分点、8.3 个百分点、4.2 个百分点和 6.6 个百分点，差异均有统计学意义（$P<0.05$）。

社会认可度的评分的均数为 61.8 分。其中，4.6%医务人员的社会认可度评分低，58.3%医务人员的评分中等，37.1%医务人员的评分高。说明目前多数（62.9%）医务人员认为自身的社会认可度不高。医务人员社会认可度评分的基本情况详见表 3 - 3 - 107。

表 3 - 3 - 106　医务人员对执业环境的感知变化

条目	感觉体会	比例（%）		χ^2值	P 值
		2018 年	2013 年		
您感觉病人对您的尊重程度	非常尊重	15.9	10.1	39.566	<0.001
	比较尊重	47.7	45.2		
	一般	30.5	36.2		
	比较不尊重	4.8	5.7		
	很不尊重	1.1	2.9		
您感觉社会对您这个职业的尊重程度	非常尊重	6.8	4.9	42.922	<0.001
	比较尊重	29.6	24.1		
	一般	47.9	46.3		
	比较不尊重	10.9	16.7		
	很不尊重	4.8	8.1		
您感觉患者对您提供服务的信任程度	很高	9.1	7.0	11.382	0.023
	较高	49.0	46.9		
	一般	36.3	38.3		
	较低	4.9	6.5		
	很低	0.7	1.3		
您认为当前医患关系	很好	4.2	3.3	75.725	<0.001
	较好	21.7	16.0		
	一般	43.5	35.1		
	较差	22.4	30.1		

续表

条目	感觉体会	比例（%）		χ^2值	P 值
		2018 年	2013 年		
	很差	8.1	15.3		
您感觉工作是否得到患者的认可	非常认可	17.6	—	—	—
	比较认可	56.9	—		
	一般	23.6	—		
	比较不认可	1.6	—		
	很不认可	0.3	—		
多数情况下患者对您提供服务的满意程度	很满意	22.2	20.9		0.143[d]
	较满意	68.6	67.2		
	不置可否	7.9	10.1		
	较不满意	1.2	1.3		
	很不满意	0.2	0.5		

注：采用两个独立样本构成比比较的 χ^2检验；d：确切概率法。

表 3-3-107　医务人员社会认可度评分的基本情况

	均数±标准差	中位数	低（%）	中（%）	高（%）
社会认可度	61.8±15.8	60.0	4.6	58.3	37.1

2. 不同特征医务人员的社会认可度评价差异

1）不同机构医务人员的社会认可度评价差异

社区卫生服务中心/乡镇卫生院医务人员社会认可度评价高的比例（40.9%）高于医院医务人员（34.7%）；两类医疗机构医务人员的评价构成比差异有统计学意义（$P<0.05$）。从评分看，社区卫生服务中心/乡镇卫生院医务人员的评分高于医院医务人员，差异有统计学意义（$P<0.05$）。

2）不同性别医务人员的社会认可度评价差异

男性、女性医务人员社会认可度评价高的比例分别为 37.3%、37.0%，构成比差异无统计学意义（$P>0.05$）。从评分看，男性和女性医务人员的社会认可度评分差异无统计学意义（$P>0.05$）。

3）不同年龄段医务人员的社会认可度评价差异

50 岁及以上医务人员社会认可度评价高的比例最大（51.7%），其次是 40～49 岁医务人员（44.0%），不同年龄段医务人员的评价构成比差异具有统计学意义（$P<0.05$）。从评分看，30 岁以下、30～39 岁、40～49 岁和 50 岁及以上医务人员分别为 60.7 分、58.5 分、64.0 分和 68.8 分，不同年龄段医务人员的评分差异具有统计学意义（$P<0.05$）。

4）不同婚姻状况医务人员的社会认可度评价差异

在婚、非在婚医务人员社会认可度评价高的比例接近，分别为 37.1%、37.3%，不同婚姻状况医务人员的评价构成比差异无统计学意义（$P>0.05$）。从评分看，不同婚姻状况医务人员的评分差异无统计学意义（$P>0.05$）。

5）不同学历医务人员的社会认可度评价差异

大专以下、大专、大学本科和硕博研究生学历医务人员社会认可度评价高的比例分别为 54.1%、39.4%、30.3%和 35.4%，不同学历医务人员的评价构成比差异有统计学意义（$P<0.05$）。从评分看，大专以下、大专、大学本科和硕博研究生学历医务人员分别为 67.9 分、62.7 分、59.3 分和 61.9 分，不同学历医务人员的评分差异有统计学意义（$P<0.05$）。

6）不同职称医务人员的社会认可度评价差异

无职称、初级、中级和高级职称医务人员社会认可度评价高的比例分别为 40.5%、37.9%、33.2%和 40.5%，不同职称医务人员的评价构成比差异无统计学意义（$P>0.05$）。从评分看，无职称、初级、中级和高级职称医务人员分别为 63.3 分、62.2 分、59.9 分和 63.9 分，不同职称医务人员的评分差异有统计学意义（$P<0.05$）。

7）不同专业类别医务人员的社会认可度评价差异

从事公共卫生专业的医务人员社会认可度评价高的比例（45.3%）高于从事临床医疗专业（37.2%）和护理专业（34.0%）的医务人员，三类医务人员的评价构成比差异无统计学意义（$P>0.05$）。从评分看，从事临床医疗、护理和公共卫生专业医务人员分别为 62.1 分、60.4 分和 64.5 分，三类医务人员的评分差异具有统计学意义（$P<0.05$）。

8）不同工作年数限医务人员的社会认可度评价差异

工作 30 年及以上的医务人员社会认可度评价高的比例最大（54.9%），其次是工作 20～29 年的医务人员（42.2%），不同工作年数医务人员的评价构成比差异具有统计学意义（$P<0.05$）。从评分看，工作 30 年及以上的医务人员评分最高，工作 5～9 年的医务人员评分最低，不同工作年数段医务人员的评分差异具有统计学意义（$P<0.05$）。

9）有和无行政业务管理职务医务人员的社会认可度评价差异

有、无行政业务管理职务医务人员社会认可度评价高的比例分别为 41.4%、35.8%，两类医务人员的评价构成比差异无统计学意义（$P>0.05$）。从评分看，有、无行政业务管理职务医务人员分别为 63.2 分、61.4 分，两类医务人员的评分差异无统计学意义（$P>0.05$）。

上述结果详见表 3-3-108、表 3-3-109。

表 3-3-108　不同特征医务人员对社会认可度评价的构成情况（%）

特征	分组	低	中	高	χ^2值	P值
医疗机构类型	医院	4.8	60.5	34.7	8.136	0.017
	社区卫生服务中心/乡镇卫生院	2.9	56.2	40.9		
性别	男	4.2	58.5	37.3	0.110	0.946
	女	3.9	59.1	37.0		
年龄	<30 岁	3.2	62.1	34.7	56.761	<0.001
	30～39 岁	6.9	64.6	28.5		
	40～49 岁	2.6	53.4	44.0		
	50 岁及以上	1.0	47.3	51.7		
婚姻	非在婚	3.4	59.3	37.3	0.400	0.819
	在婚	4.2	58.7	37.1		
学历	大专以下	1.0	44.8	54.1	43.350	<0.001
	大专	3.2	57.4	39.4		
	大学本科	5.6	64.0	30.3		
	硕博研究生	4.2	60.4	35.4		
职称	无职称	2.4	57.1	40.5	10.071	0.122
	初级	3.5	58.6	37.9		
	中级	6.1	60.7	33.2		

续表

特征	分组	低	中	高	χ^2值	*P*值
	高级	2.6	56.9	40.5		
专业类别	临床医疗	4.2	58.6	37.2	8.883	0.064
	护理	4.5	61.4	34.0		
	公共卫生	1.7	53.1	45.3		
工作年数	<5年	1.8	60.1	38.0	54.797	<0.001
	5～9年	6.8	64.1	29.1		
	10～19年	5.9	62.0	32.1		
	20～29年	1.7	56.1	42.2		
	30年及以上	1.9	43.2	54.9		
行政业务管理职务	有	3.6	55.1	41.4	3.742	0.154
	无	4.2	60.0	35.8		

注：采用两个独立样本构成比比较的χ^2检验；采用多个独立样本构成比比较的χ^2检验。

表3-3-109　不同特征医务人员对社会认可度评价的评分情况

特征	分组	均数±标准差	*F*（*t*）值	*P*值
医疗机构类型	医院	61.0±16.1	2.480	0.013
	社区卫生服务中心/乡镇卫生院	63.1±15.2		
性别	男	61.8±16.5	0.052	0.959
	女	61.9±15.5		
		60.7±14.4		
年龄	<30岁		25.380	<0.001
		14.4		
	30～39岁	58.5±16.2		
	40～49岁	64.0±15.4		
	50岁及以上	68.8±15.6		
婚姻	非在婚	61.4±14.8	−0.532	0.595
	在婚	61.9±16.1		
学历	大专以下	67.9±15.9	16.147	<0.001
	大专	62.7±15.6		
	大学本科	59.3±15.4		
	硕博研究生	61.9±16.3		
职称	无职称	63.3±16.2	3.846	0.009
	初级	62.2±15.4		
	中级	59.9±16.9		
	高级	63.9±14.9		
专业类别	临床医疗	62.1±16.3	4.767	0.009
	护理	60.4±15.3		

续表

特征	分 组	均数±标准差	F（t）值	P值
工作年数	公共卫生	64.5±14.4		
	<5年	62.3±14.0	18.051	<0.001
	5~9年	58.2±16.0		
	10~19年	59.7±15.9		
	20~29年	64.2±15.3		
	30年及以上	69.2±15.9		
行政业务管理职务	有	63.2±15.6	−1.942	0.052
	无	61.4±15.9		

注：采用两样本均数的t检验；采用多个样本均数比较的F检验。

3. 医务人员社会认可度评价的影响因素分析

采用多重线性逐步回归分析方法，以社会认可度评分为应变量。各自变量分组及赋值方法见3-3-20。分析结果列于表3-3-110。结果显示，医务人员的社会认可度受其性别、年龄、学历、职称和专业类别的影响。男性医务人员的社会认可度评分低于女性医务人员；40～49岁、50岁及以上医务人员的社会认可度评分较30岁以下的医务人员高；大学本科学历医务人员的社会认可度评分较大专以下学历的医务人员低；中级职称医务人员的社会认可度评分较无职称的医务人员低；护理人员的社会认可度评分低于临床医疗人员的评分。

表3-3-110 医务人员社会认可度评价影响因素的多重线性逐步回归分析结果

变 量	偏回归系数	偏回归系数标准误	标准偏回归系数	t值	P值
常数项	65.150	2.284		28.530	<0.001
性别（女性）					
男性	−2.235	0.978	−0.068	−2.286	0.022
年龄（<30岁）					
30~30岁	−0.616	1.237	−0.019	−0.498	0.618
40~49岁	4.430	1.558	0.121	2.844	0.005
50岁及以上	8.990	1.904	0.192	4.722	<0.001
学历（大专以下）					
大专	−2.150	1.363	−0.066	−1.578	0.115
本科	−4.355	1.532	−0.136	−2.843	0.005
硕博研究生	−1.139	2.275	−0.017	−0.501	0.617
职称（无职称）					
初级	0.057	1.864	0.002	0.031	0.975
中级	−4.448	2.107	−0.126	−2.111	0.035
高级	−4.405	2.427	−0.100	−1.815	0.070
专业类别（临床医疗）					
护理	−2.404	1.159	−0.071	−2.074	0.038
公共卫生	1.211	1.450	0.025	0.835	0.404

（二）与5年前比较的执业环境感知变化情况

工作机构与5年前比较的感知变化：对工作机构的就医环境、医疗设备、医疗技术水平和药品供应，认为与5年前比较有改善的医务人员占了大多数，其中认为有明显改善的医务人员比例分别达到了45.4%、41.8%、42.3%和42.6%。与2013年调查相比，认为有明显改善的比例均有所上升，分别上升了8.6个百分点、5.9个百分点、11.4个百分点和7.5个百分点。而对于职称晋升标准、培训和能力提高机会、绩效考核和分配制度，认为与5年前比较有明显改善和略有改善的医务人员分别占9.1%和43.2%、16.1%和54.0%、13.7%和48.5%。可见，与5年前比较，医务人员在感觉工作机构的就医环境、医疗设备、医疗技术水平、药品供应改善明显的同时，职称晋升标准、培训和能力提高机会、绩效考核和分配制度的改善幅度感觉不太明显，详见表3-3-111。

自身工作状况与5年前比较的感知变化：对工作量和工作压力，认为与5年前比较有增加的医务人员占了大多数，其中认为有大幅增加的医务人员比例分别为44.1%、42.4%。与2013年调查相比，该比例有所下降，分别下降了3.0个百分点、2.0个百分点。对于自身的收入水平，认为与5年前比较有大幅提高和略有提高的医务人员比例分别为5.8%、62.3%，认为相对收入水平有大幅提高和略有提高的医务人员比例分别为4.2%、49.7%。可见，与5年前比较，医务人员在感觉工作量、工作压力增加明显的同时，收入水平的增长幅度感觉不太明显，详见表3-3-112。

执业环境与5年前比较的感知变化：与5年前比较，认为患者对医务人员的尊重程度大幅提高、医务人员的社会地位大幅提高的医务人员比例分别占6.2%、3.6%，与略有提高的比例合计分别达45.6%、31.5%。该合计比例与2013年调查（24.4%、17.3%）相比，分别增加了21.2个百分点和14.2个百分点。与5年前比较，认为医患关系恶化的医务人员比例达到27.7%。该比例较2013年调查（52.6%）相比，下降了24.9个百分点。对于医改政策对医务人员的鼓舞程度，分别有6.9%、40.6%的医务人员认为与5年前比较有大幅改善和略有改善。上述结果详见表3-3-113。

表3-3-111　关于工作机构的感知变化情况

条目	感觉体会	比例（%）	
		2018～2013	2013～2008
工作机构的就医环境	明显改善	45.4	36.8
	略有改善	39.2	45.1
	无变化	9.7	12.1
	略有变差	3.6	3.8
	明显变差	2.1	2.3
工作机构的医疗设备	明显改善	41.8	35.9
	略有改善	45.4	48.2
	无变化	8.7	12.3
	略有变差	3.0	2.2
	明显变差	1.2	1.4
工作机构的医疗技术水平	明显改善	42.3	30.9
	略有改善	43.7	53.9
	无变化	9.1	10.8
	略有变差	2.7	2.9

续表

条目	感觉体会	比例（%）	
		2018～2013	2013～2008
	明显变差	1.4	1.5
工作机构的药品供应/质量	明显改善	42.6	35.1
	略有改善	44.0	40.5
	无变化	9.2	18.8
	略有变差	2.7	3.8
	明显变差	1.4	1.8
职称晋升标准	明显改善	9.1	—
	略有改善	43.2	—
	无变化	40.6	—
	略有变差	4.5	—
	明显变差	2.7	—
工作带来的培训和能力提高机会	明显改善	16.1	
	略有改善	54.0	—
	无变化	24.6	—
	略有变差	4.2	—
	明显变差	1.1	—
医院绩效考核和分配制度	明显改善	13.7	—
	略有改善	48.5	—
	无变化	24.7	—
	略有变差	9.6	—
	明显变差	3.6	—

表 3-3-112　关于自身工作状况的感知变化情况

条目	感觉体会	比例（%）	
		2018～2013	2013～2008
工作量	大幅增加	44.1	47.1
	略有增加	41.3	40.2
	没有变化	9.1	9.2
	略有减少	4.6	2.8
	大幅减少	0.9	0.7
工作压力	大幅增加	42.4	44.4
	略有增加	44.5	45.0
	没有变化	9.0	7.7

续表

条目	感觉体会	比例（%）	
		2018～2013	2013～2008
	略有减少	3.5	2.6
	大幅减少	0.6	0.4
收入水平	大幅提高	5.8	5.4
	略有提高	62.3	64.2
	没有变化	19.2	21.2
	略有降低	9.1	6.0
	大幅降低	3.6	3.2
相对收入水平	大幅提高	4.2	—
	略有提高	49.7	—
	没有变化	23.3	—
	略有降低	16.7	—
	大幅降低	6.0	—

表 3-3-113　**关于执业环境的感知变化情况**

条目	感觉体会	比例（%）	
		2018～2013	2013～2008
患者对医务人员的尊重程度	大幅提高	6.2	2.9
	略有提高	39.4	21.5
	没有变化	30.3	31.1
	略有降低	18.8	26.7
	大幅降低	5.3	17.8
医务人员的社会地位	大幅提高	3.6	2.5
	略有提高	27.9	14.8
	没有变化	40.0	32.1
	略有降低	21.0	31.7
	大幅降低	7.5	18.9
医患关系	大幅改善	4.9	3.2
	略有改善	34.6	23.2
	没有变化	32.8	21.0
	略有恶化	21.7	34.4
	大幅恶化	6.0	18.2
医改政策对医务人员的鼓舞程度	大幅改善	6.9	—
	略有改善	40.6	—
	没有变化	30.7	—
	略有恶化	15.4	—
	大幅恶化	6.3	—

（三）工作上最希望改善的三个方面

调查显示，对于工作上最希望改善的三个方面，选择“个人收入和福利”的医务人员最多（31.9%）；其次是“培训机会和个人工作能力”（18.1%）；第三是“社会认可和尊重”（16.5%）。上述结果详见表3-3-114。

表3-3-114 医务人员工作上最希望改善的三个方面

方面	比例（%）	排序
个人收入和福利	31.9	1
培训机会和个人工作能力	18.1	2
社会认可和尊重	16.5	3
职称晋升机会	10.4	4
工作条件	9.7	5
工作量	6.9	6
单位管理制度	5.9	7
其他	0.6	—

备注：纳入分析的有1370条数据（选择超过3项的不纳入分析）。

（四）社会地位

本研究采用单条目“您认为医务人员目前社会地位对应刻度尺中的哪一点（0为最低，100为最高）”对医务人员的社会地位进行评价。

医务人员对目前社会地位打分的结果显示，最低0分，最高100分，均数为52.1分。其中54.3%的医务人员对自身的社会地位评分在60分以下。上述结果详见表3-3-115。

表3-3-115 医务人员社会地位评分情况

	均数±标准差	中位数	<60分（%）	≥60分（%）
社会认可度	52.1±21.8	50.0	54.3	45.7

（五）遭受职业暴力情况

本调查采用单条目“最近6个月内，您是否受到过患者（可多选）：①带有负面情绪的沟通交流，②辱骂，③肢体暴力”对医务人员遭受职业暴力的情况进行测量。对该问题的回答中，3个选项中肯定1个及以上的，则认为“遭受工作场所暴力”，否则为“未遭受工作场所暴力”。

分析显示，调查的医务人员中，1180人在近半年内遭受过来自患者的工作场所暴力，占76.0%。其中，分别有1124人（占比72.4%）、170人（占比11.0%）和22人（占比1.4%）在近半年内受到过带有负面情绪的沟通交流、辱骂和肢体暴力（详见表3-3-116）。

表3-3-116 医务人员遭受不同类型工作场所暴力的情况

工作场所暴力类型	人数	比例（%）
带有负面情绪的沟通交流	1124	72.4
辱骂	170	11.0
肢体暴力	22	1.4

九、医务人员的工作满意度

本次调查医务人员的工作满意度包括经济相关满意度和非经济相关满意度两个方面。经济相关满意度涉及 3 个条目，非经济相关满意度涉及 6 个条目。所有条目均设置 6 个答案，“非常不符合”、“比较不符合”、“有点不符合”、“有点符合”、“比较符合”和“非常符合”分别赋分值为 1 分、2 分、3 分、4 分、5 分和 6 分。经济相关满意度和非经济相关满意度评分分别用相关条目的得分合计表示，经济相关满意度评分范围为 3～18 分，非经济相关满意度评分范围为 6～36 分，评分越高，表示满意度越高。经济相关满意度评分 3～8 分、9～13 分和 14～18 分分别为满意程度低、一般和高；非经济相关满意度评分 6～16 分、17～26 分和 27～36 分分别为满意程度低、一般和高。工作满意度总分范围为 9～54 分，其中，9～24 分为满意程度低，25～39 分为满意程度一般，40～54 分为满意程度高。为便于分析比较，将评分转化为 0～100 分的尺度，计算公式同工作特征转化分的计算公式。

（一）医务人员工作满意度的基本情况

调查显示，工作满意度低、中和高的医务人员分别占 7.4%、48.8%和 43.8%。与 2013 年比较，工作满意度高的比例下降了 11.9 个百分点。其中，经济相关满意程度高的比例（31.5%）远低于非经济相关满意度高的比例（51.6%）。从评分看，工作满意度总分平均为 62.8 分；其中，非经济相关满意平均评分（67.4 分）高于经济相关满意平均评分（52.5 分）。详见表 3-3-117。

工作满意度各条目的情况见表 3-3-118。从中可看出，各条目评分与 2013 年调查比较，变动不大。条目 D“我对单位的同事是满意的”与 E“我对领导是满意的”的评分相对较高，对这两个条目选择“比较符合”和“非常符合”的医务人员比例之和分别为 72.4%、65.7%，说明相当部分医务人员对单位内的领导和同事持比较认同的态度。而条目 A“考虑到我的技术水平和付出，我对自己收入水平是满意的”的平均评分相对最低，为 3.6 分；排第二低的是 C“我对工作中获得的福利待遇是满意的”。

表 3-3-117　医务人员工作满意度的基本情况

年份	工作满意度	均数±标准差	低（%）	中（%）	高（%）
2018 年	经济相关满意度	52.5±22.7	20.9	47.6	31.5
2018 年	非经济相关满意度	67.4±19.0	5.9	42.5	51.6
2018 年	合计	62.8±20.0	7.4	48.8	43.8
2013 年	合计	62.8±18.8	2.0	42.2	55.7

表 3-3-118　医务人员工作满意度的各条目评价情况

条目	非常不符合（%）	比较不符合（%）	有点不符合（%）	有点符合（%）	比较符合（%）	非常符合（%）	均数±标准差		中位数	
							2013 年	2018 年	2013 年	2018 年
A	11.5	12.4	22.8	21.5	23.3	8.5	3.2±1.5	3.6±1.5	3.0	4.0
B	4.5	6.0	21.6	23.1	31.2	13.6	3.6±1.4	4.1±1.3	4.0	4.0
C	9.2	10.2	24.0	23.0	24.8	8.9	—	3.7±1.4	—	4.0
D	0.6	1.6	5.5	19.9	41.3	31.1	4.9±1.1	4.9±1.0	5.0	5.0
E	1.9	3.2	8.5	20.8	35.5	30.2	4.8±1.2	4.8±1.2	5.0	5.0

续表

条目	非常不符合（%）	比较不符合（%）	有点不符合（%）	有点符合（%）	比较符合（%）	非常符合（%）	均数±标准差		中位数	
							2013年	2018年	2013年	2018年
F	5.2	6.5	21.0	26.2	29.1	12.0	4.0±1.4	4.0±1.3	4.0	4.0
G	4.3	5.7	17.2	23.7	33.0	16.0	—	4.2±1.3	—	4.0
H	6.2	7.8	19.0	27.8	28.7	10.5	—	4.0±1.3	—	4.0
I	2.5	5.0	14.0	27.6	38.3	12.5	—	4.3±1.2	—	5.0
J	4.6	6.0	17.1	24.5	32.7	15.0	4.2±1.3	4.2±1.3	4.0	4.0

A：考虑到我的技术水平和付出，我对自己收入水平是满意的；B：我对单位的工作条件和设备配置是满意的；C：我对工作中获得的福利待遇是满意的；D：我对单位的同事是满意的；E：我对领导是满意的；F：我对这份工作中的晋升和职业发展前景是满意的；G：我对单位的管理状况是满意的；H：我对工作中获得的培训机会是满意的；I：我对在工作中有机会施展自己的能力是满意的；J：总体来说，我对我目前的工作非常满意。

（二）不同特征医务人员的工作满意度差异

1. 不同机构医务人员的工作满意度差异

总体满意度：医院、社区卫生服务中心/乡镇卫生院医务人员工作满意度高的比例分别为42.8%、45.4%，两类医疗机构医务人员的构成比差异无统计学意义（$P>0.05$）。从评分看，医院、社区卫生服务中心/乡镇卫生院医务人员分别为62.3分、63.7分，差异无统计学意义（$P>0.05$）。

经济相关满意度：医院、社区卫生服务中心/乡镇卫生院医务人员经济相关满意程度高的比例分别为31.4%、31.6%，两类医疗机构医务人员的构成比差异具有统计学意义（$P<0.05$）。从评分看，医院、社区卫生服务中心/乡镇卫生院医务人员分别为52.0分、53.4分，差异无统计学意义（$P>0.05$）。

非经济相关满意度：社区卫生服务中心/乡镇卫生院医务人员非经济相关满意程度高的比例（53.5%）大于医院医务人员的比例（50.4%），两类医疗机构医务人员的构成比差异具有统计学意义（$P<0.05$）。从评分看，医院、社区卫生服务中心/乡镇卫生院医务人员分别为66.9分、68.3分，差异无统计学意义（$P>0.05$）。上述结果详见表3-3-119、表3-3-120。

表3-3-119　不同医疗机构医务人员工作满意度的构成情况（%）

工作满意度	程度	医院	社区卫生服务中心/乡镇卫生院	χ^2值	P值
总体满意度	低	7.5	7.3	1.047	0.592
	中	49.7	47.2		
	高	42.8	45.4		
经济相关满意度	低	21.9	19.2	114.013	<0.001
	中	46.6	49.2		
	高	31.4	31.6		
非经济相关满意度	低	6.3	5.2	86.955	<0.001
	中	43.2	41.3		
	高	50.4	53.5		

注：采用两个独立样本构成比比较的χ^2检验。

表 3-3-120　不同医疗机构医务人员工作满意度的评分情况（均数±标准差）

工作满意度	医院	社区卫生服务中心/乡镇卫生院	t 值	P 值
总体满意度	62.3±20.4	63.7±19.3	1.822	0.177
经济相关满意度	52.0±22.8	53.4±22.5	1.391	0.238
非经济相关满意度	66.9±19.5	68.3±18.2	1.839	0.175

注：采用两样本均数的 t 检验。

2. 不同性别医务人员的工作满意度差异

总体满意度：男性、女性医务人员工作满意度高的比例分别为 42.5%、44.5%，不同性别医务人员的构成比差异无统计学意义（$P>0.05$）。从评分看，男性、女性医务人员分别为 62.0 分、63.2 分，差异无统计学意义（$P>0.05$）。

经济相关满意度：男性、女性医务人员经济相关满意度高的比例分别为 28.8%、32.9%，不同性别医务人员的构成比差异无统计学意义（$P>0.05$）。从评分看，男性、女性医务人员分别为 51.1 分、53.3 分，差异无统计学意义（$P>0.05$）。

非经济相关满意度：男性、女性医务人员非经济相关满意度高的比例分别为 51.0%、52.0%，不同性别医务人员的构成比差异无统计学意义（$P>0.05$）。从评分看，男性、女性医务人员分别为 67.0 分、67.7 分，差异无统计学意义（$P>0.05$）。上述结果详见表 3-3-121、表 3-3-122。

表 3-3-121　不同性别医务人员工作满意度的构成情况（%）

工作满意度	程度	男性	女性	χ^2 值	P 值
总体满意度	低	8.9	6.6	2.978	0.226
	中	48.5	48.9		
	高	42.5	44.5		
经济相关满意度	低	23.4	19.5	4.392	0.111
	中	47.8	47.5		
	高	28.8	32.9		
非经济相关满意度	低	6.2	5.7	0.223	0.895
	中	42.8	42.3		
	高	51.0	52.0		

注：采用两个独立样本构成比比较的 χ^2 检验。

表 3-3-122　不同性别医务人员工作满意度的评分情况（均数±标准差）

工作满意度	男性	女性	t 值	P 值
总体满意度	62.0±20.7	63.2±19.5	1.272	0.260
经济相关满意度	51.1±23.3	53.3±22.4	3.417	0.065
非经济相关满意度	67.0±19.7	67.7±18.6	0.390	0.532

注：采用两样本均数的 t 检验。

3. 不同年龄段医务人员的工作满意度差异

总体满意度：50 岁及以上医务人员工作满意度高的比例最大（49.5%），其次是 30 岁以下的医务人员（49.0%），30～39 岁医务人员工作满意度高的比例最低（36.6%），不同年龄段医务人员的构成比差异具有统计学意义（$P<0.05$）。从评分看，30 岁以下、30～39 岁、40～49 岁和 50 岁及以上医务人员分别为 65.0±19.3 分、60.2 分、63.1 分和 64.7 分，差异具有统计学意义（$P<0.05$）。

经济相关满意度：30 岁以下医务人员经济相关满意度高的比例最大（37.7%），其次是 50 岁及以上医务人员（34.2%），30～39 岁医务人员的比例最低（26.9%），不同年龄段医务人员的构成比差异具有统计学意义（$P<0.05$）。从评分看，30 岁以下、30～39 岁、40～49 岁和 50 岁及以上医务人员分别为 55.2 分、49.7 分、52.4 分和 54.6 分，差异具有统计学意义（$P<0.05$）。

非经济相关满意度：30 岁以下、30～39 岁、40～49 岁和 50 岁及以上医务人员的非经济相关满意度高的比例分别为 56.3%、46.4%、53.1%和 53.2%，不同年龄段医务人员的构成比差异无统计学意义（$P>0.05$）。从评分看，4 个年龄段医务人员分别为 69.3 分、65.1 分、68.0 分和 69.0±20.1 分，差异具有统计学意义（$P<0.05$）。上述结果详见表 3-3-123、表 3-3-124。

表 3-3-123　不同年龄段医务人员工作满意度的构成情况（%）

工作满意度	程度	<30 岁	30～39 岁	40～49 岁	50 岁及以上	χ^2 值	P 值
总体满意度	低	5.6	9.3	6.6	7.9	21.271	0.002
	中	45.4	54.1	48.2	42.6		
	高	49.0	36.6	45.2	49.5		
经济相关满意度	低	17.4	24.1	20.9	19.3	15.903	0.014
	中	44.9	49.0	49.2	46.5		
	高	37.7	26.9	29.8	34.2		
非经济相关满意度	低	5.1	6.9	5.1	6.4	10.701	0.098
	中	38.6	46.8	41.8	40.4		
	高	56.3	46.4	53.1	53.2		

注：采用多个独立样本构成比比较的 χ^2 检验。

表 3-3-124　不同年龄段医务人员工作满意度的评分情况（均数±标准差）

年龄段（岁）	总体满意度	经济相关满意度	非经济相关满意度
<30 岁	65.0±19.3	55.2±22.3	69.3±18.3
30～39 岁	60.2±20.1	49.7±22.3	65.1±19.3
40～49 岁	63.1±19.4	52.4±22.5	68.0±18.3
50 岁及以上	64.7±21.2	54.6±24.1	69.0±20.1
F 值	5.570	5.299	4.645
P 值	0.001	0.001	0.003

注：采用多个样本均数比较的 F 检验。

4. 不同婚姻状况医务人员的工作满意度差异

总体满意度：非在婚医务人员工作满意程度高的比例（48.6%）大于在婚医务人员（42.5%），不同婚姻状况医务人员的构成比差异具有统计学意义（$P<0.05$）。从评分看，在婚、非在婚医务人员分别为62.1分、65.5分，差异具有统计学意义（$P<0.05$）。

经济相关满意度：非在婚医务人员经济相关满意度高的比例（36.3%）大于在婚医务人员的比例（30.2%），不同婚姻状况医务人员的构成比差异具有统计学意义（$P<0.05$）。从评分看，在婚、非在婚医务人员分别为51.7分、55.7分；差异具有统计学意义（$P<0.05$）。

非经济相关满意度：在婚、非在婚医务人员非经济相关满意度高的比例分别为50.2%、56.9%，不同婚姻状况医务人员的构成比差异无统计学意义（$P>0.05$）。从评分看，在婚、非在婚医务人员分别为66.9分、69.7分，差异具有统计学意义（$P<0.05$）。上述结果详见表3-3-125、表3-3-126。

表3-3-125 不同婚姻状况医务人员工作满意度的构成情况（%）

工作满意度	程度	非在婚	在婚	χ^2值	P值
总体满意度	低	4.6	8.2	7.059	0.029
	中	46.8	49.3		
	高	48.6	42.5		
经济相关满意度	小	15.1	22.4	9.762	0.008
	一般	48.6	47.4		
	大	36.3	30.2		
非经济相关满意度	低	4.3	6.3	5.324	0.070
	一般	38.8	43.5		
	高	56.9	50.2		

注：采用两个独立样本构成比比较的χ^2检验。

表3-3-126 不同婚姻状况医务人员工作满意度的评分情况（均数±标准差）

工作满意度	非在婚	在婚	t值	P值
总体满意度	65.5±18.5	62.1±21.3	7.234	0.003
经济相关满意度	55.7±21.3	51.7±23.0	7.993	0.005
非经济相关满意度	69.7±17.6	66.9±19.3	5.573	0.018

注：采用两样本均数的t检验。

5. 不同学历医务人员的工作满意度差异

总体满意度：随着学历的提高，医务人员工作满意程度高的比例呈下降趋势，不同学历医务人员的工作满意度构成比差异具有统计学意义（$P<0.05$）。从评分看，大专以下、大专、大学本科和硕博研究生学历医务人员分别为67.4分、64.4分、60.1分和62.3分，差异具有统计学意义（$P<0.05$）。

经济相关满意度：随着学历的提高，医务人员经济相关满意度高的比例呈下降趋势，不同学历医务人员的构成比差异具有统计学意义（$P<0.05$）。从评分看，大专以下、大专、大学本科和硕博研究

生学历医务人员分别为 58.5 分、54.5 分、49.1 分和 51.8 分，差异具有统计学意义（$P<0.05$）。

非经济相关满意度：随着学历的提高，医务人员非经济相关满意度高的比例呈下降趋势，不同学历医务人员非经济相关满意度构成比差异具有统计学意义（$P<0.05$）。从评分看，大专以下、大专、大学本科和硕博研究生学历医务人员分别为 71.0 分、68.6 分、65.4 分和 67.1 分，差异具有统计学意义（$P<0.05$）。上述结果详见表 3-3-127、表 3-3-128。

表 3-3-127　不同学历医务人员工作满意度的构成情况（%）

工作满意度	程度	大专以下	大专	大学本科	硕博研究生	χ^2值	P值
总体满意度	低	5.1	6.6	9.1	6.3	29.234	<0.001
	中	40.8	45.0	53.0	59.4		
	高	54.1	48.4	38.0	34.4		
经济相关满意度	低	14.3	18.0	25.1	22.9	24.165	<0.001
	中	44.9	48.0	47.7	51.0		
	高	40.8	34.0	27.2	26.0		
非经济相关满意度	低	3.6	4.9	7.6	5.2	17.337	0.008
	中	37.2	40.0	45.4	49.0		
	高	59.2	55.1	47.0	45.8		

注：采用多个独立样本构成比比较的 χ^2 检验。

表 3-3-128　不同学历医务人员工作满意度的评分情况（均数±标准差）

学历	总体满意度	经济相关满意度	非经济相关满意度
大专以下	67.4±18.9	58.5±21.2	71.0±18.4
大专	64.4±19.5	54.5±22.7	68.6±18.3
大学本科	60.1±20.4	49.1±22.8	65.4±19.6
硕博研究生	62.3±19.2	51.8±21.4	67.1±18.6
F值	8.787	11.260	5.815
P值	<0.001	<0.001	0.001

注：采用多个样本均数比较的 F 检验。

6. 不同职称医务人员的工作满意度差异

总体满意度：随着职称的提高，医务人员工作满意度高的比例呈下降趋势，不同职称医务人员工作满意度构成比差异具有统计学意义（$P<0.05$）。从评分看，无职称、初级、中级和高级职称医务人员分别为 63.4 分、64.6 分、60.5±20.7 分和 61.0±20.0 分，差异具有统计学意义（$P<0.05$）。

经济相关满意度：无职称、初级、中级和高级职称医务人员经济相关满意度高的比例分别为 33.3%、35.6%、27.7%和 23.9%，不同职称医务人员的构成比差异具有统计学意义（$P<0.05$）。从评分看，无职称、初级、中级和高级职称医务人员分别为 53.4 分、55.0 分、49.6 分和 49.0 分，差异具有统计学意义（$P<0.05$）。

非经济相关满意度：无职称、初级、中级和高级职称医务人员非经济相关满意度高的比例分别为56.3%、54.8%、46.6%和48.3%，不同职称医务人员的构成比差异无统计学意义（$P>0.05$）。从评分看，无职称、初级、中级和高级职称医务人员分别为67.9分、68.7分、65.5分和66.6分，差异具有统计学意义（$P<0.05$）。上述结果详见表3-3-129、表3-3-130。

表3-3-129　不同职称医务人员工作满意度的构成情况（%）

工作满意度	程度	无职称	初级	中级	高级	χ^2值	P值
总体满意度	低	11.5	6	10.7	7.7	21.437	0.002
	中	40.2	48.4	49.8	53.4		
	高	48.3	45.6	39.5	38.9		
经济相关满意度	低	19.5	16.5	25.6	27.8	28.038	<0.001
	中	47.1	48.0	46.7	48.3		
	高	33.3	35.6	27.7	23.9		
非经济相关满意度	低	6.9	4.9	7.4	6.0	11.108	0.088
	中	36.8	40.3	45.9	45.7		
	高	56.3	54.8	46.6	48.3		

注：采用多个独立样本构成比比较的χ^2检验。

表3-3-130　不同职称医务人员工作满意度的评分情况（均数±标准差）

职称	总体满意度	经济相关满意度	非经济相关满意度
无职称	63.4±21.1	53.4±24.3	67.9±19.5
初级	64.6±19.3	55.0±21.8	68.7±18.5
中级	60.5±20.7	49.6±23.5	65.5±19.6
高级	61.0±20.0	49.0±22.8	66.6±19.1
F值	6.768	7.726	2.772
P值	0.003	<0.001	0.040

注：采用多个样本均数比较的F检验。

7. 不同专业类别医务人员的工作满意度差异

总体满意度：从事护理专业医务人员工作满意度高的比例最大（46.6%），从事临床医疗专业医务人员工作满意度高的比例最低（41.7%），不同专业类别医务人员的构成比差异具有统计学意义（$P<0.05$）。从评分看，从事临床医疗、护理和公共卫生医务人员分别为61.6分、64.4分和64.5分，差异具有统计学意义（$P<0.05$）。

经济相关满意度：从事临床医疗、护理和公共卫生专业医务人员经济相关满意度高的比例分别为29.5%、34.8%和31.9%，不同专业类别医务人员的经济相关满意度构成比差异无统计学意义（$P>0.05$）。从评分看，三类医务人员分别为51.1分、54.2分和54.8分，差异具有统计学意义（$P<0.05$）。

非经济相关满意度：从事公共卫生专业医务人员的非经济相关满意度高的比例最大（56.0%），从事临床医疗专业医务人员的比例最低（49.1%），不同专业类别医务人员的构成比差异具有统计学意义（$P<0.05$）。从评分看，从事临床医疗、护理和公共卫生医务人员分别为66.4分、68.8分和68.7分，差异无统计学意义（$P>0.05$）。上述结果详见表3-3-131、表3-3-132。

表3-3-131 不同专业类别医务人员工作满意度的构成情况（%）

工作满意度	程度	临床医疗	护理	公共卫生	χ^2值	P值
总体满意度	低	9.2	4.7	6.0	11.170	0.025
	中	49.1	48.7	47.8		
	高	41.7	46.6	46.2		
经济相关满意度	低	23.3	17.4	18.7	8.576	0.073
	中	47.2	47.7	49.5		
	高	29.5	34.8	31.9		
非经济相关满意度	低	7.3	4.1	3.8	10.096	0.039
	中	43.6	41.4	40.1		
	高	49.1	54.5	56.0		

注：采用多个独立样本构成比比较的χ^2检验。

表3-3-132 不同专业类别医务人员工作满意度的评分情况（均数±标准差）

工作满意度	临床医疗	护理	公共卫生	F值	P值
总体满意度	61.6±20.8	64.4±18.9	64.5±18.0	3.663	0.026
经济相关满意度	51.1±23.4	54.2±22.0	54.8±20.8	4.067	0.017
非经济相关满意度	66.4±19.8	68.8±17.9	68.7±17.5	2.895	0.056

注：采用多个样本均数比较的F检验。

8. 不同工作年数医务人员的工作满意度差异

总体满意度：工作30年及以上医务人员的工作满意度高的比例最大（57.5%），工作10～19年医务人员的比例最低（37.5%），不同工作年数医务人员的构成比差异具有统计学意义（$P<0.05$）。从评分看，工作30年及以上医务人员的工作满意度评分最高，为67.9分，工作10～19年医务人员的评分最低，为59.9分；不同工作年数医务人员的工作满意度总评分差异具有统计学意义（$P<0.05$）。

经济相关满意度：工作30年及以上医务人员经济相关满意度高的比例最大（39.1%），工作10～19年医务人员的比例最低（22.6%），不同工作年数医务人员的构成比差异具有统计学意义（$P<0.05$）。从评分看，工作5年以下、5～9年、10～19年、20～29年和30年及以上医务人员的经济相关满意度评分分别为55.8分、51.6分、48.0分、51.4分和58.0分，差异具有统计学意义（$P<0.05$）。

非经济相关满意度：工作5年以下、5～9年、10～19年、20～29年和30年及以上医务人员非经济相关满意度高的比例分别为56.4%、48.6%、48.0%、48.8%和59.8%，不同工作年数医务人员的构成比差异无统计学意义（$P>0.05$）。从评分看，5个工作年数段医务人员分别为69.4分、66.0分、65.6分、66.9分和72.0分，差异具有统计学意义（$P<0.05$）。上述结果详见表3-3-133、表3-3-134。

表3-3-133　不同工作年数医务人员工作满意度的构成情况（%）

工作满意度	程度	＜5年	5~9年	10~19年	20~29年	30年及以上	χ^2值	P值
总体满意度	低	5.8	8.4	8.4	8.4	5.7	23.912	0.002
	中	45.6	49.9	54.1	50.7	36.8		
	高	48.6	41.7	37.5	40.9	57.5		
经济相关满意度	低	16.8	22.4	24.7	22.7	18.4	26.793	0.001
	中	44.9	47.7	52.7	48.3	42.5		
	高	38.3	29.9	22.6	29.1	39.1		
非经济相关满意度	低	5.0	6.2	6.1	6.9	5.7	11.261	0.187
	中	38.6	45.3	45.9	44.3	34.5		
	高	56.4	48.6	48.0	48.8	59.8		

注：采用多个独立样本构成比比较的χ^2检验。

表3-3-134　不同工作年数医务人员工作满意度的评分情况（均数±标准差）

工作年数	总体满意度	经济相关满意度	非经济相关满意度
＜5年	65.3±19.8	55.8±22.2	69.4±18.6
5~9年	61.5±20.1	51.6±22.8	66.0±19.2
10~19年	59.9±18.9	48.0±22.2	65.6±18.4
20~29年	62.0±19.9	51.4±22.3	66.9±19.1
30年及以上	67.9±22.1	58.0±24.7	72.0±20.7
F值	5.538	7.147	4.005
P值	＜0.001	＜0.001	0.003

注：采用多个样本均数比较的F检验。

9. 有和无行政业务管理职务医务人员的工作满意度差异

总体满意度：有、无行政业务管理职务的医务人员工作满意程度高的比例接近，两类医务人员的构成比差异无统计学意义（$P>0.05$）。从评分看，有、无行政业务管理职务的医务人员分别为63.9分、62.5分，差异无统计学意义（$P>0.05$）。

经济相关满意度：有、无行政业务管理职务的医务人员经济相关满意度高的比例分别为28.4%、32.4%，两类人员的构成比差异无统计学意义（$P>0.05$）。从评分看，有、无行政业务管理职务的医务人员分别为 52.0 分、52.7 分，差异无统计学意义（$P>0.05$）。

非经济相关满意度：有、无行政业务管理职务的医务人员非经济相关满意度高的比例分别为 56.0%、50.3%，两类人员的构成比差异无统计学意义（$P>0.05$）。从评分看，有、无行政业务管理职务的医务人员分别为 69.2 分、66.9 分，差异具有统计学意义（$P<0.05$）。上述结果详见表 3－3－135、表 3－3－136。

表 3－3－135　有和无行政业务管理职务医务人员工作满意度的构成情况（%）

工作满意度	程度	有行政业务管理职务	无行政业务管理职务	χ^2值	P值
总体满意度	低	5.7	8.0	2.326	0.313
	中	50.3	48.3		
	高	44	43.7		
经济相关满意度	低	19.7	21.3	3.602	0.165
	中	51.9	46.3		
	高	28.4	32.4		
非经济相关满意度	低	4.3	6.4	4.616	0.099
	中	39.7	43.4		
	高	56.0	50.3		

注：采用两个独立样本构成比比较的 χ^2 检验。

表 3－3－136　有和无行政业务管理职务医务人员工作满意度的评分情况（均数±标准差）

工作满意度	有行政业务管理职务	无行政业务管理职务	t值	P值
总体满意度	63.9±18.8	62.5±20.3	1.380	0.240
经济相关满意度	52.0±22.1	52.7±22.9	0.215	0.643
非经济相关满意度	69.2±17.7	66.9±19.4	4.064	0.044

注：采用两样本均数的 t 检验。

（三）医务人员工作满意度的影响因素分析

采用多重线性逐步回归分析方法，分别以工作满意度总评分、经济满意度和非经济满意度为应变量，各自变量分组及赋值方法见表 3－3－20。结果分别见表 3－3－137、表 3－3－138 和表 3－3－139。分析显示：(1) 医务人员工作总体满意度受其学历和工作年数的影响。大学本科学历医务人员的工作总体满意度评分较大专以下学历医务人员低；工作 10～19 年医务人员的工作总体满意度评分较工作 5 年以下的医务人员低。(2) 医务人员经济满意度受其学历和工作年数的影响。大学本科学历医务人员的经济满意度评分较大专以下学历医务人员低；工作 10～19 年医务人员的经济满意度评分较工作 5 年以下医务人员低。(3) 医务人员非经济满意度受有无行政业务管理职务的影响。有行政业务管理职务的医务人员非经济满意度评分较无行政业务管理职务的医务人员高。

表 3-3-137 总体满意度影响因素的多元线性回归分析结果

变量	偏回归系数	偏回归系数标准误	标准偏回归系数	t 值	P 值
常数	65.527	2.836		23.108	<0.001
学历（大专以下）					
大专	−2.126	1.740	−0.052	−1.222	0.222
大学本科	−4.259	1.906	−0.106	−2.235	0.026
硕博研究生	−1.303	2.864	−0.016	−0.455	0.649
工作年数（<5 年）					
5～9 年	−2.521	1.370	−0.057	−1.840	0.066
10～19 年	−3.672	1.685	−0.072	−2.179	0.029
20～29 年	−2.998	2.094	−0.051	−1.432	0.152
30 年及以上	1.928	2.978	0.022	0.647	0.517

表 3-3-138 经济满意度影响因素的多元线性回归分析结果

变量	偏回归系数	偏回归系数标准误	标准偏回归系数	t 值	P 值
常数	56.301	3.213	—	17.523	<0.001
学历（大专以下）					
大专	−2.827	1.971	−0.061	−1.434	0.152
大学本科	−5.752	2.159	−0.125	−2.664	0.008
硕博研究生	−2.141	3.245	−0.023	−0.660	0.510
工作年数（<5 年）					
5～9 年	−2.594	1.551	−0.052	−1.672	0.095
10～19 年	−5.436	1.908	−0.094	−2.849	0.004
20～29 年	−3.325	2.372	−0.049	−1.402	0.161
30 年及以上	1.506	3.374	0.015	0.446	0.655

表 3-3-139 非经济满意度影响因素的多元线性回归分析结果

变量	偏回归系数	偏回归系数标准误	标准偏回归系数	t 值	P 值
常数	69.755	2.707	—	25.772	<0.001
行政业务管理职务（无）					
有	3.464	1.231	0.078	2.815	0.005

十、医务人员的离职倾向

本次调查设计了 4 个条目来考察医务人员的离职倾向，所有条目均设置 6 个答案："非常不符合"、"比较不符合"、"有点不符合"、"有点符合"、"比较符合" 和 "非常符合"，分别计 1 分、2 分、3 分、

4分、5分和6分。离职倾向评分为4条目的得分合计，评分范围为4～24分，评分越高，表示离职倾向越大。将评分平均分为三段，依次划为低、中和高三个等级。为便于分析比较，将评分转化为0～100分的尺度，计算公式同工作特征转化分的计算公式。

（一）医务人员离职倾向的基本情况

调查显示，10.0%的医务人员离职倾向程度高，离职倾向程度中等的医务人员比例为32.4%。从评分看，平均得分29.9分。2013年的调查显示，11.5%的医务人员离职倾向程度高。从评分看，2013年的医务人员离职倾向平均评分为31.9分。上述结果详见表3-3-140。

表3-3-140　医务人员离职倾向的基本情况

年份	均数±标准差	低（%）	中（%）	高（%）
2013年	31.9±26.9	54.0	34.5	11.5
2018年	29.9±25.0	57.6	32.4	10.0

（二）不同特征医务人员离职倾向的差异

1. 不同机构医务人员的离职倾向差异

医院、社区卫生服务中心/乡镇卫生院医务人员离职倾向高的比例分别为10.9%、8.7%，不同类型医疗机构的医务人员离职倾向构成比差异无统计学意义（$P>0.05$）。从评分看，医院、社区卫生服务中心/乡镇卫生院医务人员分别为30.4分、29.0分，不同类型医疗机构的医务人员离职倾向评分差异无统计学意义（$P>0.05$）。

2. 不同性别医务人员的离职倾向差异

男性医务人员离职倾向程度高的比例（12.8%）高于女性（8.5%），不同性别医务人员的构成比差异具有统计学意义（$P<0.05$）。从评分看，男性、女性医务人员分别为32.3分、28.5分，差异具有统计学意义（$P<0.05$）。

3. 不同年龄段医务人员的离职倾向差异

30岁以下、30～39岁、40～49岁和50岁及以上医务人员离职倾向高的比例分别为8.5%、11.8%、10.5%和7.5%，不同年龄段医务人员的构成比差异无统计学意义（$P>0.05$）。从评分看，4个年龄段医务人员分别为29.3分、33.0分、28.9分和24.5分，差异具有统计学意义（$P<0.05$）。

4. 不同婚姻状况医务人员的离职倾向差异

在婚、非在婚医务人员离职倾向高的比例分别为10.7%、7.7%，不同婚姻状况医务人员的构成比差异无统计学意义（$P>0.05$）。从评分看，在婚、非在婚的医务人员分别为30.0分、29.4分，差异无统计学意义（$P>0.05$）。

5. 不同学历医务人员的离职倾向差异

大学本科学历医务人员离职倾向高的比例最大（12.9%），其次是大专以下学历医务人员（9.7%），硕博研究生学历医务人员离职倾向高的比例最低（6.2%），不同学历医务人员的构成比差异具有统计学意义（$P<0.05$）。从评分看，大专以下、大专、大学本科和硕博研究生学历医务人员分别为27.8分、27.9分、32.7分和27.2分，差异具有统计学意义（$P<0.05$）。

6. 不同职称医务人员的离职倾向差异

无职称医务人员离职倾向高的比例最大（14.9%），其次是中级职称医务人员（14.1%），高级职称医务人员的比例最低（6.4%），不同职称医务人员的构成比差异具有统计学意义（$P<0.05$）。从评分看，无职称、初级、中级和高级职称医务人员分别为30.6分、29.1分、33.3分和26.1分，差异具有统计学意义（$P<0.05$）。

7. 不同专业类别医务人员的离职倾向差异

从事临床医疗专业的医务人员离职倾向高的比例最大（12.3%），从事护理专业和公共卫生专业医务人员的比例分别为7.0%、7.2%，不同专业类别医务人员的构成比差异具有统计学意义（$P<0.05$）。从评分看，从事临床医疗、护理和公共卫生医务人员分别为31.8、27.3和27.4，差异具有统计学意义（$P<0.05$）。

8. 不同工作年数医务人员的离职倾向差异

工作10～19年的医务人员离职倾向高的比例最高（13.9%），工作20～29年的医务人员比例最低（6.4%），不同工作年数医务人员的构成比差异具有统计学意义（$P<0.05$）。从评分看，工作5年以下、5～9年、10～19年、20～29年与30年及以上的医务人员分别为27.5分、31.9分、34.9分、25.7分和24.7分，差异具有统计学意义（$P<0.05$）。

9. 有和无行政业务管理职务医务人员的离职倾向差异

有、无行政业务管理职务医务人员的离职倾向高的比例接近（分别为9.9%、10.1%），两类人员的构成比差异无统计学意义（$P>0.05$）。从评分看，有、无行政业务管理职务的医务人员分别为27.2分、30.7分，差异具有统计学意义（$P<0.05$）。

医务人员离职倾向的等级构成情况详见表3-3-141，医务人员离职倾向评情况详见表3-3-142。

表3-3-141　不同特征医务人员离职倾向的等级构成情况（%）

特征	分组	低	中	高	χ^2值	P值
医疗机构级别	医院	57.0	32.1	10.9	2.057	0.358
	社区卫生服务中心/乡镇卫生院	58.5	32.8	8.7		
性别	男	56.1	31.0	12.8	7.330	0.026
	女	58.4	33.1	8.5		
年龄	<30岁	58.4	33.2	8.5	12.553	0.051
	30～39岁	52.7	35.5	11.8		
	40～49岁	59.6	29.8	10.5		
	50岁～	65.2	27.4	7.5		
婚姻	非在婚	58.8	33.5	7.7	2.536	0.281
	在婚	57.3	32.1	10.7		
学历	大专以下	60.5	29.7	9.7	14.172	0.028
	大专	59.7	32.7	7.6		

续表

特征	分组	低	中	高	χ^2值	P值
	大学本科	54.3	32.8	12.9		
	硕博研究生	60.8	33.0	6.2		
职称	无职称	57.5	27.6	14.9	18.715	0.005
	初级	59.1	32.5	8.4		
	中级	52.2	33.7	14.1		
	高级	62.2	31.3	6.4		
专业类别	临床医疗	55.3	32.4	12.3	13.041	0.011
	护理	61.5	31.6	7.0		
	公共卫生	58.3	34.4	7.2		
工作年数	＜5年	61.6	30.4	8.0	28.930	＜0.001
	5～9年	54.3	34.6	11.1		
	10～19年	49.5	36.6	13.9		
	20～29年	65.3	28.2	6.4		
	30年及以上	63.2	26.4	10.3		
行政业务管理职务	无	56.0	33.9	10.1	5.857	0.053
	有	62.7	27.4	9.9		

注：采用两个独立样本构成比比较的χ^2检验；采用多个独立样本构成比比较的χ^2检验。

表3-3-142　医务人员离职倾向评分的差异比较

因素	分组	均数±标准差	F（t）值	P值
医疗机构级别	医院	30.4±25.9	1.073	0.300
	社区卫生服务中心/乡镇卫生院	29.0±25.3		
性别	男	32.3±27.2	7.558	0.006
	女	28.5±24.7		
年龄	＜30岁	29.3±25.3	5.992	＜0.001
	30～39岁	33.0±26.1		
	40～49岁	28.9±25.1		
	50岁～	24.5±25.5		

续表

因素	分 组	均数±标准差	F（t）值	P 值
婚姻	非在婚	29.4±24.4	0.168	0.682
	在婚	30.0±26.0		
学历	大专以下	27.8±26.2	4.570	0.003
	大专	27.9±24.6		
	大学本科	32.7±26.8		
	硕博研究生	27.2±22.1		
职称	无职称	30.6±28.8	4.537	0.004
	初级	29.1±25.0		
	中级	33.3±26.9		
	高级	26.1±24.1		
专业类别	临床医疗	31.8±26.8	5.781	0.003
	护理	27.3±23.4		
	公共卫生	27.4±25.3		
工作年数	＜5 年	27.5±24.3	7.033	＜0.001
	5～9 年	31.9±26.5		
	10～19 年	34.9±25.9		
	20～29 年	25.7±23.9		
	30 年及以上	24.7±27.8		
行政业务管理职务	无	30.7±25.8	5.062	0.025
	有	27.2±25.3		

注：采用两样本均数的 t 检验；采用多个样本均数比较的 F 检验。

（三）医务人员离职倾向的影响因素分析

采用多重线性逐步回归分析方法，以离职倾向评分为应变量，各自变量分组及赋值方法见表 3-3-20。结果列于表 3-3-143 分析显示，医务人员年龄、所从事专业类别、工作年数和有无行政业务管理职务影响其离职倾向。50 岁及以上和 40～49 岁医务人员离职倾向较 30 岁以下医务人员低；从事护理专业和公共卫生专业医务人员的离职倾向较从事临床医疗专业医务人员低；工作 5～9 年和工作 10～19 年的医务人员离职倾向较工作 5 年以下的医务人员高；有行政业务管理职务的医务人员离职倾向较无行政业务管理职务的医务人员低。

表 3-3-143　离职倾向影响因素的多重线性回归分析结果

变 量	偏回归系数	偏回归系数标准误	标准偏回归系数	*t* 值	*P* 值
常数	35.212	3.690		9.543	<0.001
年龄（<30 岁）					
30～39 岁	−1.988	2.032	−0.037	−0.978	0.328
40～49 岁	−5.782	2.601	−0.098	−2.223	0.026
50 岁及以上	−11.703	3.493	−0.153	−3.351	0.001
专业类别（临床医疗）					
护理	−5.646	1.911	−0.102	−2.954	0.003
公共卫生	−4.771	2.316	−0.060	−2.060	0.040
工作年数（< 5 年）					
5～9 年	4.219	1.738	0.075	2.427	0.015
10～19 年	8.277	2.160	0.127	3.833	<0.001
20～29 年	2.547	2.698	0.033	0.944	0.345
30 年及以上	3.566	3.830	0.032	0.931	0.352
行政业务管理职务（无）					
有	−3.477	1.659	−0.058	−2.096	0.036

十一、工作压力、工作满意度、离职倾向和工作投入的相互关联

（一）工作压力与离职倾向的关联

工作压力评分与离职倾向评分之间的 Spearman 相关系数为 0.427（P<0.001），提示医务人员的工作压力与离职倾向之间呈正相关关系，工作压力越大，离职倾向越大。

（二）工作压力与工作满意度的关联

工作压力评分与工作满意度评分之间的 Spearman 相关系数为−0.266（P<0.001），提示医务人员的工作压力与工作满意度之间呈负相关关系，工作压力越大，工作满意度越低。

（三）工作压力与工作投入的关联

工作压力评分和工作投入评分之间的 Spearman 相关系数为−0.111（P<0.001），提示医务人员的工作压力与工作投入之间呈负相关关系，工作压力越大，工作投入越低。

（四）工作满意度与离职倾向的关联

工作满意度评分与离职倾向评分之间的 Spearman 相关系数为−0.516（P<0.001），提示医务人员的工作满意度与离职倾向之间呈负相关关系，工作满意度越低，离职倾向越大。

（五）工作满意度与工作投入的关联

工作满意度评分与工作投入评分之间的 Spearman 相关系数为 0.506（P<0.001），提示医务人员的工作满意度与工作投入之间呈正相关关系，工作满意度越高，工作投入越高。

（六）离职倾向与工作投入的关联

离职倾向评分与工作投入评分之间的 Spearman 相关系数为－0.401（P＜0.001），提示医务人员的离职倾向与工作投入之间呈负相关关系，离职倾向越高，工作投入越低。

上述分析结果详见表 3-3-144

表 3-3-144　工作压力、工作满意度、离职倾向和工作投入之间的 Spearman 相关系数

	工作压力	工作满意度	离职倾向	工作投入
工作压力				
工作满意度	－0.266**			
离职倾向	0.427**	－0.516**		
工作投入	－0.111**	0.506**	－0.401**	

注：** $P<0.01$。

第四章　医务人员的健康相关行为及健康情况

一、健康相关行为情况

本次调查从吸烟、饮酒、每周体育锻炼次数及每次体育锻炼的强度四个方面来评价医务人员的健康相关行为情况。结果显示，医务人员的吸烟率为15.9%，每天吸烟的医务人员比例达到11.1%。饮酒率为34.1%，12.3%的医务人员每周至少饮1次及以上酒。每周体育锻炼率为82.3%，21.5%的医务人员每周参加3次及以上的体育锻炼；参与锻炼的医务人员中，64.8%为轻度体育锻炼。上述结果详见表3-4-1。

表3-4-1　医务人员的健康相关行为情况

健康相关行为	分类	比例（%）
吸烟情况	每天吸	11.1
	非每天吸	4.8
	不吸烟	84.1
饮酒频率	不喝酒	65.9
	每周不到1次	21.7
	每周1～2次	9.8
	每周至少3次	2.5
每周体育锻炼次数	6次及以上	5.6
	3—5次	15.9
	1—2次	31.9
	不到1次	28.8
	从不锻炼	17.7
每次体育锻炼的强度	轻度	64.8
	中度	33.2
	重度	1.9

二、调查前半年内的不适或健康问题

结果显示，调查前半年内有不适或健康问题的医务人员有1237人，比例为79.7%。前三种不适或健康问题依次是颈椎或后背疼痛（51.5%）、严重的疲惫乏力（34.3%）和抑郁或焦虑（17.0%），占总构成的72.8%。上述结果详见表3-4-2。

表 3-4-2　调查前半年内医务人员的不适/健康问题情况

顺位	不适/健康问题	率（%）	构成（%）
1	颈椎或后背疼痛	51.5	36.5
2	严重的疲惫乏力	34.3	24.3
3	抑郁或焦虑	17.0	12.0
4	膝盖和腿部疼痛	14.6	10.3
5	持续的头疼	11.3	8.0
—	其他	12.4	8.8
合计		141.2	100.0

三、确诊的疾病或健康问题

结果显示，有确诊疾病或健康问题的医务人员有 887 人，比例为 57.2%。前三种疾病或健康问题依次是抑郁或焦虑（13.3%）、高血脂（7.4%）和高血压（6.4%），占总构成的 41.4%。上述结果详见表 3-4-3。

表 3-4-3　医务人员确诊的疾病或健康问题情况

顺位	确诊的疾病或健康问题	率（%）	构成（%）
1	抑郁或焦虑	13.3	20.3
2	高血脂	7.4	11.3
3	高血压	6.4	9.8
4	冠心病或心绞痛	1.9	2.8
5	糖尿病	1.6	2.4
6	心肌梗死	0.3	0.5
7	脑卒中	0.2	0.3
—	其他	34.7	52.6
合计		65.9	100.0

四、医务人员的自评健康情况

本次调查采用单条目“您感觉总体的身体健康状况如何”调查医务人员的自评健康情况。对该条目设置五个答案，“好”、“比较好”、“一般”、“比较差”和“差”，分别计 5 分、4 分、3 分、2 分和 1 分。评分越高，表示自评健康状况就越好。

（一）医务人员自评健康的基本情况

医务人员自评健康状况“好”、“比较好”、“一般”、“比较差”和“差”的比例分别为 11.3%、28.7%、47.9%、10.6%和 1.4%，好和比较好的合计比例仅为 40.0%。从评分看，平均为 2.6 分。上述结果详见表 3-4-4。

表 3-4-4　医务人员的自评健康基本状况

	均数±标准差	好（%）	比较好（%）	一般（%）	比较差（%）	差（%）
自评健康	2.6±0.9	175（11.3）	443（28.7）	739（47.9）	163（10.6）	22（1.4）

（二）不同特征医务人员的自评健康状况差异

1. 不同机构医务人员的自评健康状况差异

医院医务人员自评健康状况好和比较好的合计比例（41.2%）稍高于社区卫生服务中心/乡镇乡镇卫生院医务人员（38.2%），但构成比差异无统计学意义（$P>0.05$）。从评分看，两类医疗机构医务人员的差异无统计学意义（$P>0.05$）。

2. 不同性别医务人员的自评健康状况差异

男性医务人员自评健康状况好和比较好的合计比例（40.7%）与女性医务人员（39.7%）接近，不同性别医务人员的构成比差异无统计学意义（$P>0.05$）。从评分看，男性和女性医务人员的差异无统计学意义（$P>0.05$）。

3. 不同年龄段医务人员的自评健康状况差异

30～39 岁医务人员自评健康状况好和比较好的合计比例最低（34.1%），其次分别是 40～49 岁（41.8%）、50 岁及以上（43.9%）和 30 岁以下（44.3%），不同年龄段医务人员的构成比差异具有统计学意义（$P<0.05$）。从评分看，不同年龄段医务人员的差异有统计学意义（$P<0.05$）。

4. 不同婚姻状况医务人员的自评健康状况差异

在婚医务人员自评健康状况好和比较好的合计比例（38.6%）低于非在婚医务人员（45.6%），不同婚姻状况医务人员的构成比差异有统计学意义（$P<0.05$）。从评分看，在婚医务人员评分高于非在婚医务人员，且差异有统计学意义（$P<0.05$）。

5. 不同学历医务人员的自评健康状况差异

大学本科学历医务人员的自评健康状况好和比较好的合计比例（35.4%）最低，其次分别是大专学历（40.2%）、硕博研究生学历（46.3%）和大专以下学历（52.8%）的医务人员，不同学历医务人员的构成比差异有统计学意义（$P<0.05$）。从评分看，不同学历医务人员的差异有统计学意义（$P<0.05$）。

6. 不同职称医务人员的自评健康状况差异

初级职称医务人员自评健康状况好和比较好的合计比例最高（42.8%），其次分别是高级职称（39.3%）、无职称（38.4%）和中级职称（35.9%）医务人员，不同职称医务人员的构成比差异有统计学意义（$P<0.05$）。从评分看，不同职称医务人员的差异有统计学意义（$P<0.05$）。

7. 不同专业类别医务人员的自评健康状况差异

从事护理专业的医务人员自评健康状况好和比较好的合计比例（43.2%）高于从事临床医疗专业（39.1%）和公共卫生专业（36.5%）的医务人员，但不同专业类别医务人员的构成比差异无统计学意义（$P>0.05$）。从评分看，不同专业类别医务人员的差异不具有统计学意义（$P>0.05$）。

8. 不同工作年数医务人员的自评健康状况差异

工作 5 年以下的医务人员自评健康状况好和比较好的合计比例（47.2%）最高，其次是工作 30 年及以上医务人员（44.5%），不同工作年数医务人员的构成比差异具有统计学意义（$P<0.05$）。从评分看，不同工作年数医务人员的差异有统计学意义（$P<0.05$）。

9. 有和无行政业务管理职务医务人员的自评健康状况差异

有行政业务管理职务医务人员的自评健康状况好和比较好的合计比例（40.7%）与无行政业务管理职务医务人员（39.9%）相差不大，两类人员的构成比差异无统计学意义（$P>0.05$）。从评分看，两类人员的差异不具有统计学意义（$P>0.05$）。

上述结果详见表3-4-5、表3-4-6。

表3-4-5　不同特征医务人员的自评健康状况的构成情况（%）

特征	分组	自评健康状况					x^2	P
		好	比较好	一般	比较差	差		
医疗机构类型	医院	11.3	29.9	46.2	11.0	1.6	4.160	0.385
	社区卫生服务中心/乡镇卫生院	11.4	26.9	50.7	9.9	1.0		
性别	男	11.2	29.5	46.9	10.8	1.6	0.718	0.949
	女	11.4	28.3	48.5	10.4	1.3		
年龄	<30岁	16.3	28.0	48.3	6.6	0.7	38.188	<0.001
	30～39岁	8.4	25.7	50.5	13.0	2.4		
	40～49岁	11.7	30.1	45.4	12.0	0.8		
	50岁及以上	8.4	35.5	45.3	9.4	1.5		
婚姻	非在婚	16.1	29.5	48.1	6.2	0.0	21.476	<0.001
	在婚	10.1	28.5	47.9	11.7	1.8		
学历	大专以下	19.0	33.8	39.0	7.7	0.5	40.794	<0.001
	大专	13.7	26.5	48.4	10.3	1.2		
	大学本科	7.5	27.9	50.7	11.9	2.1		
	硕博研究生	8.2	38.1	44.3	9.3	0.0		
职称	无职称	19.8	18.6	52.3	7.0	2.3	37.417	<0.001
	初级	14.0	28.8	46.9	9.0	1.4		
	中级	7.5	28.4	47.8	14.7	1.6		
	高级	6.4	32.9	50.0	9.8	0.9		
专业类别	临床医疗	9.6	29.5	48.2	11.0	1.8	11.945	0.154
	护理	13.9	29.3	46.5	9.2	1.0		
	公共卫生	12.9	23.6	50.6	12.4	0.6		
工作年数	<5年	18.2	29.0	48.3	4.1	0.4	48.635	<0.001
	5～9年	11.4	25.0	50.0	12.8	0.9		
	10～19年	8.8	28.2	46.6	13.2	3.2		
	20～29年	9.7	30.2	48.7	10.8	0.6		
	30年及以上	9.9	34.6	44.4	9.3	1.9		
行政业务管理职务	无	12.2	27.7	47.5	11.0	1.6	6.765	0.149
	有	8.7	32.0	49.2	9.3	0.8		

注：采用两个独立样本构成比比较的χ^2检验；采用多个独立样本构成比比较的χ^2检验

表 3-4-6　不同特征医务人员的自评健康状况的评分情况

特征	分组	均数±标准差	F（t）值	P
医疗机构类型	医院	2.6±0.9	0.044	0.965
	社区卫生服务中心/乡镇卫生院	2.6±0.9		
性别	男	2.6±0.9	−0.091	0.927
	女	2.6±0.9		
年龄	<30 岁	2.5±0.9	8.339	<0.001
	30～39 岁	2.8±0.9		
	40～49 岁	2.6±0.9		
	50 岁及以上	2.6±0.8		
婚姻	非在婚	2.4±0.8	−4.090	<0.001
	在婚	2.7±0.9		
学历	大专以下	2.4±0.9	9.750	<0.001
	大专	2.6±0.9		
	大学本科	2.7±0.8		
	硕博研究生	2.6±0.8		
职称	无	2.5±1.0	5.160	0.001
	初级	2.6±0.9		
	中级	2.8±0.9		
	高级	2.7±0.8		
专业类别	临床医疗	2.7±0.9	2.974	0.051
	护理	2.5±0.9		
	公共卫生	2.6±0.9		
工作年数	<5 年	2.4±0.8	6.803	<0.001
	5～9 年	2.7±0.9		
	10～19 年	2.7±0.9		
	20～29 年	2.6±0.8		
	30 年及以上	2.6±0.9		
行政业务管理职务	无	2.6±0.9	0.138	0.890
	有	2.6±0.8		

注：采用两样本均数的 t 检验；采用多个样本均数比较的 F 检验。

（三）医务人员自评健康状况的影响因素分析

采用多重线性逐步回归分析方法，以自评健康状况的评分为应变量，各自变量分组及赋值方法见表 3-3-20。分析结果列于表 3-4-7。分析显示，医务人员的自评健康状况受其年龄、婚姻状况和学历的影响。30～39 岁医务人员的自评健康状况评分较 30 岁以下的医务人员高；在婚医务人员的自评健康状况评分较非在婚的医务人员高；大专和大学本科学历的医务人员自评健康状况评分较大专以下学历的医务人员高。

表 3-4-7　医务人员自评健康状况影响因素的多重线性逐步回归分析结果

变 量	偏回归系数	偏回归系数标准误	标准偏回归系数	*t* 值	*P* 值
常数项	2.272	0.113		20.048	<0.001
年龄（<30 岁）					
30～39 岁	0.160	0.068	0.087	2.358	0.019
40～49 岁	0.040	0.081	0.020	0.486	0.627
50 岁及以上	0.108	0.100	0.042	1.078	0.281
婚姻（非在婚）					
在婚	0.153	0.062	0.071	2.486	0.013
学历（大专以下）					
大专	0.267	0.076	0.149	3.519	<0.001
大学本科	0.381	0.083	0.216	4.588	<0.001
硕博研究生	0.181	0.122	0.050	1.480	0.139

第五章　主要发现和政策建议

一、主要发现

（一）基层医务人员进修培训的力度相对较弱，晋升机会处于相对弱势

本次调查发现，社区卫生服务中心/乡镇卫生院医务人员在上级医院接受过阶段性进修培训的比例仅为37.7%，与医院医务人员（55.4%）比较，低17.7个百分点；同时，在过去一年参加专业相关课程的培训，社区卫生服务中心/乡镇卫生院医务人员的参与培训率（55.2%）也低于医院医务人员（67.4%）。

在过去5年，社区卫生服务中心/乡镇卫生院医务人员的职称晋升率（37.5%）相较于医院医务人员，低12.0个百分点，医院医务人员过去五年中的职称晋升率为49.5%。

（二）医师多点执业开展较少

调查显示，被调查的1552名医务人员中，仅45人存在多点执业的情况，多点执业率仅占到2.9%；其中，社区卫生服务中心/乡镇卫生院医务人员的多点执业率（3.0%）稍高于医院医务人员（2.8%）。多点执业的医务人员中，超半数（63.4%）将本单位作为第一执业机构。关于另一执业机构的产权性质，超半数（66.7%）医院医务人员在民营医院，社区卫生服务中心/乡镇卫生院医务人员40.0%在公立医院。关于另一执业机构的专科类型，医院医务人员中综合性医院、专科医院和中医医院分别占45.0%、35.0%和20.0%；社区卫生服务中心/乡镇卫生院医务人员中53.8%为专科性医院、46.2%为综合性医院。

（三）基层医生护士的公共卫生工作参与度较高

调查发现，在基层医生和护士中，仅20.0%没有参与公共卫生工作，提示基层的医生和护士对公共卫生工作的参与度较高。参与最多的公共卫生工作内容为健康体检（57.8%），第二位是慢性病和老年人随访（43.4%），第三位是健康教育（41.9%）。

（四）承担的工作量较重，工作心理要求高，工作压力较大

调查显示，医务人员承担的工作量较大，每周工作时间平均达到51.7小时。其中，医生平均每天接诊病人数达21.1人，护士每天平均护理10.5张床位。85.4%的医务人员认为工作量与5年前比较有增加，认为大幅增加的比例占到44.1%。

工作要求包括心理要求和生理要求，本次调查了工作心理要求。工作心理要求是指工作中需要持续心理付出的方面，是个体在工作过程中消耗自身心理资源的过程，是工作负荷、意外任务和与工作相关的人际冲突等压力源的组合。本次调查发现，四川省高达78.3%的医务人员认为工作心理要求高。

医务人员是一个特殊职业群体，他们要经常面对技术更新、重症抢救、生离死别和传染的威胁，需要经常与不同的患者及其家属打交道，加之病人病情多变复杂，要求必须做到认真观察，详细记录，并迅速做出反应，需要避免医疗差错和医疗事故的发生，这些都会产生工作压力。虽然本次调查医务人员对工作压力的评分（平均59.0分）稍低于2013年（平均62.7分），但工作压力高的医务人员比例仍高达39.8%。尤其是男性、在婚和工作10～19年的医务人员的工作压力大，医生较护士的工作

压力大。

（五）对本职工作意义的认同度下降，激励水平有待提高

调查发现，虽然认为本职工作意义大的医务人员占到61.5%，但该比例较2013年下降了25.8个百分点。与此同时，对工作激励水平的分析显示，工作激励水平在中等及以下的医务人员占到40.9%。高的工作激励水平能调动员工的工作积极性，被视为医院发展的动力。因此，应重视有关医务人员激励政策的制定与实施，进一步提高医务人员的工作激励水平。

（六）工作高付出低回报的看法较普遍存在，付出与回报失衡情况突出

调查显示，42.7%的医务人员认为工作付出高，特别是男性、30～39岁和有行政业务管理职务的医务人员工作付出较大。但同时，认为工作回报高的医务人员仅为16.6%，工作付出评分（69.0分）高于工作回报评分（57.3）。工作付出与工作回报失衡的医务人员比例高达64.7%。尤其是基层、男性、30～49岁和高级职称的医务人员的工作付出回报失衡情况较严重。

（七）工作环境的支持力度不大，执业环境仍尚待进一步改善

对工作环境的资源支持与管理支持调查显示，仅有12.9%的医务人员认为工作环境的资源支持高，认为管理支持高的医务人员也只有22.5%。尤其是社区卫生服务中心/乡镇卫生院医务人员反映工作环境的资源支持较医院医务人员低。

对执业环境的调查显示，分别有63.6%、58.1%、74.5%和90.8%的医务人员在工作中能感觉到病人的尊重、信任、认可和对其服务的满意。与2013年调查比较，感觉到社会对医疗服务职业的尊重以及感觉到病人的尊重、信任和认为当前医患关系好的医务人员比例均有小幅度的提升，但值得注意的是，认为当前医患关系很好或较好的医务人员仍仅占25.9%，认为与5年前比较医患关系有所恶化的医务人员比例达到27.7%。感觉社会对医疗服务职业尊重的医务人员比例仍不高，仅为36.4%。

对于工作机构的就医环境、医疗设备、医疗技术水平和药品供应/质量，认为与5年前比较有明显改善的医务人员比例分别达到了45.4%、41.8%、42.3%和42.6%；对于职称晋升标准、培训和能力提高机会、绩效考核和分配制度，分别有9.1%、16.1%和13.7%的医务人员认为与5年前比较有明显改善；关于医改政策对医务人员的鼓舞程度，47.5%的医务人员认为与5年前相比有所改善。但同时，调查发现，医务人员对社会认可度的评价普遍不高，遭受职业暴力问题突出。62.9%的医务人员的社会认可度的评价在中等及以下，尤其是男性、护理专业、本科学历和中级职称的医务人员的社会认可度评价较低。76.0%的医务人员在调查前半年内遭受过来自患者的工作场所暴力。高达54.3%的医务人员对目前社会地位的评分在60分以下。

分析显示，对于最希望改善的三个方面，个人收入和福利、培训机会和个人工作能力、社会认可和尊重的改善成为医务人员关注的三个主要焦点。选择改善“个人收入和福利”的医务人员比例最高（31.9%），其次是“培训机会和个人工作能力”（18.1%），第三是“社会认可和尊重”（16.5%）。

（八）工作满意度有待进一步提高

分析显示，工作满意度高、中和低的医务人员比例分别为43.8%、48.8%和7.4%，与2013年调查比较，工作满意度高的比例下降了11.9个百分点、工作满意度低的比例上升了5.4个百分点，表明医务人员的工作满意度较5年前下降。其中，经济相关满意度明显低于非经济相关满意度，经济相关满意度高的比例为31.5%，非经济相关满意度高的比例为51.6%。特别是大学本科学历、工作10～19年的医务人员对工作满意度的评价低。

（九）部分医务人员存在离职倾向,，影响工作投入

本次调查显示，离职倾向高、中和低的医务人员比例分别为10.0%、32.4%和57.6%，倾向高和中的比例合计达到42.4%。与2013年调查比较，离职倾向仅稍有下降。2013年调查离职倾向高、中和低的医务人员比例分别为11.5%、34.5%和54.0%，其中倾向高和中的比例合计为46.0%。分析发

现，医务人员的离职倾向与工作压力、工作满意度有关。工作压力越大、工作满意度越低、离职倾向越高。

分析发现，医务人员的工作投入与工作压力、工作满意度和离职倾向有关，工作压力越大、工作满意度越低和离职倾向越高，则工作投入越低。工作投入是指在工作中的持续、积极的情绪与认知状态，其特征为工作活力、工作奉献和工作专注。本次调查显示，54.6%的医务人员的工作投入高，该比例较2013年调查（39.3%）上升了15.3个百分点，但同时也提示，目前仍有45.4%医务人员在工作投入方面有提升空间。

（十）医务人员不良健康行为较多，健康问题较为突出

调查发现，医务人员的吸烟率为15.9%，饮酒率为34.1%，仅21.5%的医务人员每周参加3次及以上的体育锻炼，且参与锻炼的医务人员中，大多数（64.8%）为轻度体育锻炼。

健康状况方面，79.7%的医务人员在调查前半年内存在不适或健康问题的情况，排前三位依次是颈椎或后背疼痛（51.5%）、严重的疲惫乏力（34.3%）和抑郁或焦虑（17.0%）。57.2%的医务人员有确诊的疾病或健康问题，排前三位依次是抑郁或焦虑（13.3%）、高血脂（7.4%）和高血压（6.4%）。自评健康状况好和比较好的医务人员合计比例仅为40.0%。

二、政策建议

（一）促进医务人员多点执业工作的有序开展

为了促进医疗人力资源在不同机构间的横向和纵向流动，我国已经出台了多项政策推进医生多点执业工作的开展，并且医生多点执业已不受供职医院的控制，然而本次调查发现四川省医务人员的多点执业率偏低。建议今后应该重视积极稳妥地推进并且规范化医务人员的多点执业。一是放宽条件，优化政策环境，鼓励医务人员到基层、医疗资源缺乏的机构去多点执业；二是明确各方的相关权益，促进医务人员多点执业有序开展；三是强化对医生多点执业的管理，保证医疗服务的有效性、安全性；四是关注多点执业医务人员的生活保障问题，给予必要的关怀和力所能及的帮助。

（二）重视缓解医务人员的工作心理要求和工作压力

1. 强化合理的工作设计

合理的工作设计对于缓解医务人员的工作心理要求和工作压力至关重要。为此，建议医疗卫生机构的管理者完善现有工作制度，一方面，应该为每个医务人员匹配与其工作能力相协调的、避免超过个人能力范围的职责，促进医务人员与其工作岗位的最佳匹配；另一方面，合理分配医务人员的工作时间，尤其是轮班、加班时间，必要时可加大投入，适当增加医院内那些需要倒班的部门和科室的人员，从而保证医务人员能够有足够的休息时间，以缓解其工作心理要求和工作压力。

2. 提供和加强工作环境支持

当医务人员面临较大工作压力时，除需要来自家庭的关怀和支持外，还需要来自所在工作单位的支持。良好的工作环境支持能使医务人员感觉到有更多的希望、更有动力去寻求不同的方法去实现个人目标与组织目标，从而缓解工作压力。但本调查发现，四川省医务人员的工作环境支持力度不大，因此建议应提供和加强医务人员的工作环境支持。

工作环境支持应涵盖医疗卫生机构提供的精神支持和物质支持等方面。具体措施可包括：（1）进行组织调整，优化人员配置，改善工作条件，通过管理机制更多地支持医务人员的工作以及对医务人员的劳动予以认可和积极评价；（2）建立有效的行政管理程序，实行民主开放的人性化行政管理，尊重、关心医务人员的行为，努力协调好医院中的各种关系，为医务人员营造良好的人际关系氛围；（3）采取必要的心理干预，加强医务人员情绪管理，为医务人员进行心理培训，解决心理困惑，防止心理问题的发生；（4）对医务人员医疗工作中的职业安全进行科学管理，营造关心员工的氛围。

3. 加强对医务人员尤其是基层医务人员的专业培训和进修

建议应通过高质量的培训和进修，提高医务人员的专业知识和专业技能。这样能增强他们对工作的适应能力，减少因工作任务带来的压力。此外，医务人员精深的专业素质也有助于提高医患信任，改善医患关系，降低因不和谐医患关系带来的工作压力。本次调查发现，四川省针对基层医务人员的培训还相对较弱，因此应尤其重视加强对基层医务人员的培训。

（三）切实提高医务人员的工作满意度

1. 建立科学有效的薪酬制度和考核激励机制，提高工作激励水平

本次调查发现，四川省医务人员的工作满意度中，经济相关满意度明显低于非经济相关满意度，改善个人收入和福利已成为该省医务人员关注的首位焦点，工作激励水平有待提高。因此，建议相关的医疗卫生行政管理部门应重视制定科学合理、有针对性、体现医务人员工作价值的绩效考评、薪酬和福利管理体系和奖惩制度，有效提高医务人员的工作激励水平，从而提高医务人员的工作满意度。

目前的薪酬分配制度侧重于创收能力、职称和工龄等方面，而知识、技能、治疗效果等方面体现较少。建议在建立适合医务人员工作特征的薪酬制度时，应特别注意考虑两点：第一，医务人员的工资、奖金和福利等由工作岗位、考核情况、治疗效果、服务质量和患者满意程度等因素综合决定；第二，将社会效益、社会不良影响事件的发生率适当纳入医务人员的考核标准中。

此外，对医务人员的工作成绩及时认可，满足医务人员对工作成就感的渴望，也是加大激励效应、提高工作满意度的有效举措。为此，应重视保证医疗卫生工作绩效反馈渠道的畅通，使医务人员能及时获得有关自己工作表现及绩效的反馈信息。需要强调的是，激励机制的设计尤其应更多地关注工作环境相对较差的医疗卫生机构。

2. 改善工作付出与回报失衡现象

工作付出与工作回报的失衡会对工作满意度造成影响。本次调查发现，四川省医务人员的工作付出与回报失衡情况凸出。因此，探寻多途径缓解付出与回报失衡的现象已非常必要。为此，建议以下几点：

(1) 进一步完善分级管理机制，做好病人的分级管理，使医院不要出现“人扎堆”现象。

(2) 完善医疗卫生机构内部管理机制，根据工作岗位合理分配医务人员；合理分配医务人员的工作时间，减少加班频次，切实落实休息制度，尽量避免医务人员经常处于超负荷运转的状态。

(3) 关注医务人员的心理社会需求，重视其职业发展。通过增加职业培训机会来提高其专业技术能力，并且保证职称晋升公平、公正和公开。

(4) 缓解医患关系，重视建立良好的工作氛围和轻松愉悦的工作环境。

(5) 提高医务人员的社会认可度和社会地位，改善医务人员的执业环境

近年来，医生与患者之间的对立成为舆论的焦点之一，医患矛盾频发，医疗环境恶化，使得侮辱、恐吓医务人员以及暴力伤医等工作场所暴力事件频繁发生。本次调查也发现四川省医务人员中76.0%遭受过工作场所暴力，执业环境尚存在一些问题。因此，建议应该继续加大力度、采取有效措施以改善医患关系，提高医务人员社会认可度和社会地位，为医务人员营造一个良好的执业环境。

为此，第一，相关政府部门应重视加强涉医立法，充分考虑医疗卫生行业的特殊性，在重视保护患者利益的同时不能忽略对医务人员正当权益的保护；第二，重视改善舆论环境，应加强对媒体的监督管理，减少偏颇不实的报道，多报道正面事件，以科学、理性和宽容的心态评价医疗卫生行业和医务人员，切实改变社会对医疗卫生行业的偏见，为培养医患之间的信任、提高患者对医务人员的认可和尊重和形成和谐的医患关系营造良好的大环境；第三，重视加强对居民的医学常识普及，使之能认识到医学的局限性，对医疗效果有科学合理的期望，能理性地对待疾病和死亡；第四，在提高医务人员专业知识和技能的同时，还应重视培养医务人员良好的心理素质和广博的人文素养，以帮助医务人

员获得社会和公众的广泛认可，提高医患信任度。

（五）关注医务人员的身心健康，为医务人员提供足够的人文关怀

本次调查发现四川省医务人员的健康问题较为突出。为此，建议应关注和重视医务人员的身心健康。第一，医疗卫生部门应加强对医务人员体育锻炼器材和场地的建设；第二，重视医务人员健康体检，及时例行为医务人员实施体检，及早发现有健康困扰的医务人员；第三，为有健康问题的医务人员提供人文关怀。对有心理问题的员工，加强沟通、及时进行疏导；对有身体健康问题的员工，鼓励其及时就医，并为就诊员工制定合理的病假制度，解决其后顾之忧；此外，鼓励医务人员要主动寻求帮助，向家人、朋友倾诉，或者向领导反映问题，及时排解身心压力，以良好的心态管理情绪，促进身心健康。

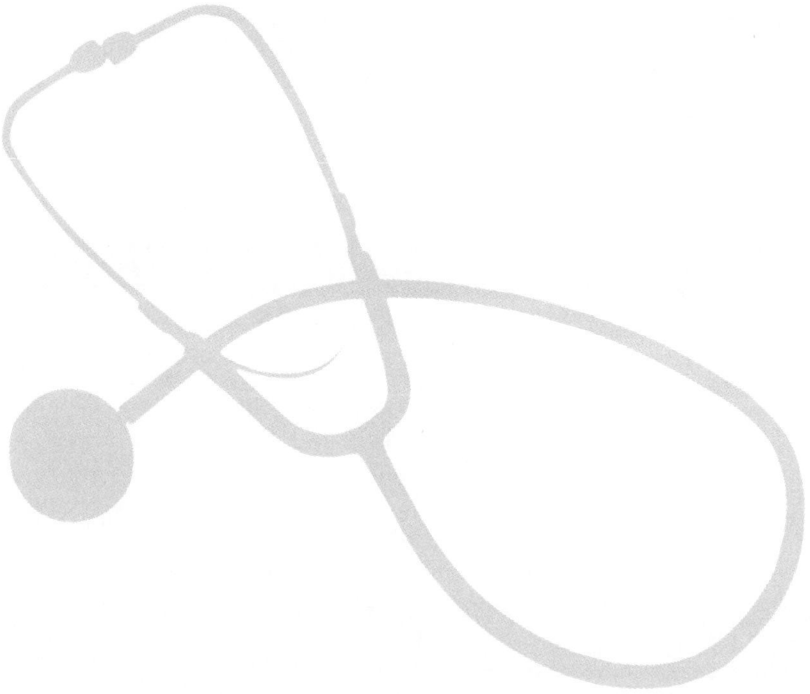

附 录

附录一　四川省第六次卫生服务调查表

家庭健康调查表

表　　号：国卫调 01 表
制定机关：国家卫生健康委员会
批准机关：国家统计局
批准文号：国统制［2018］87 号
有效期至：2018 年 12 月

住户信息
县（市、区）名称：________乡镇/街道名称：________
村/居委会名称：________
县（市、区）代码：□□□□□□　乡镇/街道代码：□□□　村/居委会代码：□□□
住户代码：□□□　户主姓名：____________ 联系电话：
详细地址：________调查员（签名）：________
指导员（签名）：________

附表 1-1　家庭一般情况调查表

表　　号：国卫调 02 表
制定机关：国家卫生健康委员会
批准机关：国家统计局
批准文号：国统制［2018］87 号
有效期至：2018 年 12 月

序号	问题及选项	回答
1	您家户籍人口数？	
2	户籍人口中，近 6 个月内有几口人在家里居住？	
3	近 6 个月内住在您家里，但户口不在您家的人口数？（包括新生婴儿、新结婚配偶和轮流供养的老人等，不包括保姆等）	
4	离您家最近的医疗卫生机构是？ （1）诊所（卫生所、医务室）　（2）门诊部（综合、中医、中西医结合、民族医、专科） （3）村卫生室　（4）社区卫生服务站　（5）社区卫生服务中心　（6）乡镇卫生院 （7）县/县级市/地（州、盟）辖市/省辖市区属医院　（8）省辖市/地区/州/盟/直辖市区属医院 （9）省/自治区/直辖市属及以上医院　（10）民营医院　（11）其他	

续表

序号	问题及选项	回答
5	离您家最近的医疗卫生机构有多少千米？ （1）不足 1 千米　（2）1 千米－　（3）2 千米－　（4）3 千米－　（5）4 千米－ （6）5 千米及以上	
6	从您家到最近医疗卫生机构最快需要多少分钟？（“最快”是指采用易获得的方式而不是仅限于步行）	
7	您家最主要的饮用水类型是？ （1）经过集中净化处理的自来水　（2）受保护的井水或泉水　（3）不受保护的井水或泉水 （4）收集雨水　（5）江河湖泊沟塘水　（6）其他水源	
8	您家厕所类型是？ （1）水冲式卫生厕所　（2）水冲式非卫生厕所　（3）卫生旱厕　（4）非卫生旱厕　（5）公厕 （6）无厕所　（7）其他	
9	您家前一年（2017 年）总收入约为多少元？（包括来自工资、经营、财产以及各种途径的转移收入，应扣减个人所得税、社会保障支出、赡养支出、利息支出等，不包括出售财物和借贷收入，也不包括遗产或一次性馈赠所得款项等）	
10	您家前一年（2017 年）总消费支出约为多少元？（包括用于食品烟酒、衣着、居住、生活用品及服务、交通通信、教育文化娱乐、医疗保健和其他项目的消费支出，不包括社会保障支出、购买商业保险支出、婚丧嫁娶礼金支出以及购建房屋支出等非消费性支出） 其中：A. 用于食品（包括购买食品和饮食服务）的支出多少元？ B. 用于医疗（包括医疗器具、药品及医疗服务）的支出多少元？ C. 用于保健（包括保健器具、用品及服务）的支出多少元？	
11	您家是否被列为贫困户？　（1）是　（2）否	
12	您家是否被列为低保户？　（1）是　（2）否	
13	若是贫困户或低保户，您认为导致经济困难的最直接原因是什么？ （1）因疾病损伤影响劳动能力　（2）劳动力人口少　（3）因治疗疾病的花费　（4）其他	

附表 1-2　家庭成员个人情况调查表

表　　号：国卫调 03 表
制定机关：国家卫生健康委员会
批准机关：国家统计局
批准文号：国统制［2018］87 号
有效期至：2018 年 12 月

被调查成员代码		01 户主	02	03	04	05	06
14	成员姓名：						
15	身份证号：						
16	成员与户主的关系： （1）户主本人　（2）配偶　（3）子女　（4）女婿/儿媳　（5）父母　（6）岳父母/公婆　（7）（外）祖父母　（8）（外）孙子女　（9）兄弟/姐妹　（10）其他						
17	下列调查问题由谁回答（调查员判断）：　（1）自己回答　（2）他人代答						

续表

被调查成员代码		01户主	02	03	04	05	06
18	性别：　（1）男　（2）女						
19	出生年（4位数，如1998）						
20	月（2位数，如07）						
21	您的户口性质是？（单选） （1）农业　（2）非农业　（3）现统一为居民，之前为农业　（4）现统一为居民，之前为非农业　（5）直接登记为居民户口　（6）无户口						
22	您的户口登记地是？ （1）本县/区　（2）本省外县/区 （3）外省　（4）户口待定						
23	您的民族： （1）汉族　（2）壮族　（3）回族　（4）维吾尔族 （5）蒙古族　（6）藏族　（7）满族　（8）苗族 （9）彝族　（10）布依族　（11）白族　（12）朝鲜族 （13）侗族　（14）哈尼族　（15）哈萨克族　（16）土家族　（17）瑶族　（18）达斡尔族　（19）东乡族 （20）高山族　（21）景颇族　（22）柯尔克孜族 （23）拉祜族　（24）纳西族　（25）畲族　（26）傣族 （27）黎族　（28）傈僳族　（29）佤佬族　（30）羌族 （31）水族　（32）土族　（33）佤族　（34）阿昌族 （35）布朗族　（36）毛南族　（37）普米族　（38）撒拉族　（39）塔吉克族　（40）锡伯族　（41）仡佬族 （42）保安族　（43）德昂族　（44）俄罗斯族　（45）鄂温克族　（46）京族　47）怒族　（48）乌孜别克族 （49）裕固族　（50）独龙族　（51）鄂伦春族 （52）赫哲族　（53）基诺族　（54）珞巴族　（55）门巴族　（56）塔塔尔族　（57）其他						
24	您的文化程度：（在校学生回答在读情况，2012年9月及以后出生、不满6周岁的儿童不需回答）： （1）没上过学　（2）小学　（3）初中 （4）高中　（5）技工学校　（6）中专（中技） （7）大专　（8）本科　（9）研究生						
25	您的身高是多少（厘米）？						
26	您的体重是多少（千克）？						

续表

被调查成员代码		01户主	02	03	04	05	06
27	您是否参加了以下医疗保险？ A. 城镇职工基本医疗保险　(1) 是　(2) 否 B. 城镇居民基本医疗保险　(1) 是　(2) 否 C. 新型农村合作医疗　(1) 是　(2) 否 D. 城乡居民基本医疗保险　(1) 是　(2) 否						
28	您是否参加了其他社会医疗保障？（含公费医疗保险等） (1) 是　(2) 否						
29	您是否参加了大病保险？ (1) 是　(2) 否						
30	您是否购买了商业医疗保险？ (1) 是　(2) 否（如答否，则跳问32）						
31	您一年缴纳的商业医疗保费是多少元？						
32	您是否在卫生院/社区卫生服务机构建立过健康档案？ (1) 是　(2) 否，但知道有此服务　(3) 不知道						
33	您是否签约了家庭医生服务？ (1) 是　(2) 否，但知道有此服务　(3) 不知道						
34—49题由10岁及以上人口回答（2008年9月及以前出生）							
34	您的婚姻状况：(1) 未婚　(2) 已婚　(3) 丧偶 (4) 离婚　(5) 其他						
35	您的就业状况： (1) 在业（包括灵活就业）　(2) 离退休　(3) 在校学生　(4) 失业　(5) 无业						
36	您的职业类型（询问在业和离退休人员）： (1) 国家公务员　(2) 专业技术人员　(3) 职员 (4) 企业管理人员　(5) 工人　(6) 农民　(7) 现役军人　(8) 自由职业者　(9) 个体经营者　(10) 其他						
身体功能							
37	今天您在行动方面： (1) 四处走动，无任何困难　(2) 行动有些不便 (3) 不能下床活动						
38	今天您在自我照顾（盥洗穿衣上厕所等）方面： (1) 无任何问题　(2) 有些问题　(3) 无法自己盥洗或穿衣服						
39	今天您从事平常活动（工作、读书或做家务）方面： (1) 从事日常活动无任何问题　(2) 有些问题 (3) 无法从事日常活动						

续表

被调查成员代码		01户主	02	03	04	05	06
40	今天您身体疼痛或不舒服方面： （1）无任何疼痛或不舒服　（2）自觉有中度疼痛或不舒服　（3）自觉极度疼痛或不舒服						
41	今天您在焦虑或抑郁方面： （1）不觉得焦虑或抑郁　（2）自觉中度焦虑或抑郁 （3）自觉极度焦虑或抑郁						
42	如果0分是最差，100分是最好，您给自己今天健康状况打几分？ |—|—|—|—|—|—|—|—|—|—| 0 10 20 30 40 50 60 70 80 90 100 最差健康状况　最好健康状况						
健康行为							
43	您现在吸烟吗？ （1）吸烟　（2）已戒烟（跳问45）（3）从不吸烟（跳问46）						
44	近30天内，您平均每天吸多少支烟？						
45	您开始吸烟的年龄（岁）？（以第一次抽完一支烟的年龄计算）						
46	过去12个月，您喝过酒吗？ （1）喝过，在30天内　（2）喝过，在过去30天以前（跳问48）（3）没喝过（跳问48）						
47	近30天内，您曾有几次因喝酒太多而感到头晕/头疼/嗜睡等醉酒症状？ （次，没有该情况填0）						
48	近30天内，您平均每周有意识的体育锻炼有多少次（包括早操、课间操、体育课、课外体育班、工间操、广场舞、步行锻炼、散步、跑步等）？ （1）6次及以上（2）3－5次（3）1－2次（4）不到1次（5）从不锻炼（跳问50）						
49	您平均每次锻炼多长时间（分钟）？						
50	您平均每天刷几次牙？ （1）2次及以上　（2）1次　（3）不到1次　（4）不刷牙						
51	近12月内，您是否接受过健康体检？（不包括因病做的检查） （1）是　（2）否						
慢性疾病（高血压病）由15岁及以上人口回答（2003年9月及以前出生）							
52	您是否患有确诊的高血压病？　（1）是 （2）否（如答否，则跳问60）						

续表

被调查成员代码		01 户主	02	03	04	05	06
53	您最近一次测血压时间是？ （1）1 周及以内　（2）1 个月内　（3）1 个月－ （4）3 个月－　（5）6 个月－　（6）12 个月及以上						
54	您目前（最近一次测量）血压是否正常？ （1）是　（2）否　（3）不知道						
55	您服用降血压药物的情况是？ （1）规律服用（按照医嘱）（2）偶尔或必要时服用 （3）间断服用（药量不足）（4）从不服用						
56	近 12 个月内，医务人员对您进行高血压随访服务的次数是？（包括主动就医，但是不包括到医疗卫生机构后仅仅买药，未接受其他服务） （1）1 次（2）2 次（3）3 次（4）4 次（5）5 次及以上（6）未随访（如果未随访，直接跳问 60）						
57	您最近一次获得过哪种形式的高血压随访服务？（包括主动就医，但是不包括到医疗卫生机构后仅仅买药，未接受其他服务） （1）签约家庭医生入户随访 （2）其他医护人员入户随访 （3）去医疗卫生机构就医或随访　（4）电话随访 （5）网络随访（手机 App 等）　（6）其他						
58	您最主要从下列哪类机构获得高血压随访服务？ （1）村卫生室/社区卫生服务站/诊所 （2）乡镇卫生院/社区卫生服务中心 （3）县及以上医疗卫生机构 （4）健康管理机构　（5）其他						
59	您最近一次高血压随访服务的主要内容有哪些？ A. 血压测量　（1）是　（2）否 B. 生活方式指导　（1）是　（2）否 C. 询问疾病情况　（1）是　（2）否 D. 了解用药情况　（1）是　（2）否						
慢性疾病（糖尿病）由 15 岁及以上人口回答（2003 年 9 月及以前出生）							
60	您是否患有确诊的糖尿病？（1）是　（2）否（如答否，则跳问 69）						
61	您所患糖尿病的类型是？ （1）1 型糖尿病　（2）2 型糖尿病　（3）其他　（4）不清楚						
62	您最近一次空腹血糖检测时间是？ （1）1 周及以内（2）1 个月内（3）1 个月—（4）3 个月— （5）6 个月—　（6）12 个月及以上						

续表

被调查成员代码		01 户主	02	03	04	05	06
63	您目前（最近一次测量）空腹血糖是否正常？ （1）是　（2）否　（3）不知道						
64	您使用降糖药物的频率为： （1）规律服用（按照医嘱）（2）偶尔或必要时服用 （3）间断服用（药量不足）（4）从不服用						
65	近 12 个月内，医务人员对您进行随访服务的次数是？(包括主动就医，但是不包括到医疗卫生机构后仅仅买药，未接受其他服务） （1）1 次　（2）2 次　（3）3 次（4）4 次 （5）5 次及以上（6）未随访（如果未随访，直接跳问 69）						
66	您最近一次获得过以下哪种形式的糖尿病随访服务？（包括主动就医，但是不包括到医疗卫生机构后仅仅买药，未接受其他服务） （1）签约家庭医生入户随访 （2）其他医护人员入户随访 （3）去医疗卫生机构就医或随访　（4）电话随访 （5）网络随访（手机 App 等）　（6）其他						
67	您最主要从下列哪类机构获得糖尿病随访服务？ （1）村卫生室/社区卫生服务站/诊所 （2）乡镇卫生院/社区卫生服务中心 （3）县及以上医疗卫生机构 （4）健康管理机构 （5）其他						
68	您最近一次糖尿病随访服务的主要内容有哪些？ A. 空腹血糖测量　（1）是　（2）否 B. 生活方式指导　（1）是　（2）否 C. 询问疾病情况　（1）是　（2）否 D. 了解用药情况　（1）是　（2）否						
其他慢性疾病（除高血压病及糖尿病以外）* *说明：慢性病指符合下列情况之一者： ①调查前半年内，经过医务人员明确诊断的慢性病； ②调查半年以前患有医生诊断的慢性病，在调查前半年内时有发作并采取了治疗措施如用药、理疗，或者一直在治疗以控制慢性病的发作等。							
69	您是否患有确诊的其他慢性疾病*？（1）是（2）否（如答否，则跳问 76）						
70	第一种慢性疾病（疾病名称）						
71	第一种疾病代码						
72	第二种慢性疾病（疾病名称）						
73	第二种疾病代码						
74	第三种慢性疾病（疾病名称）						

续表

被调查成员代码		01 户主	02	03	04	05	06
75	第三种疾病代码						
调查前两周内病伤情况							
76	调查前两周内，您是否因为不舒服看过医生？ (1) 是　(2) 否						
77	调查前两周内，您是否因为不舒服通过网络（包括医院网站、App 等）咨询过医生？ (必须咨询的是具有执业资格的正规医生，不包括个人通过各类搜索引擎，直接搜索得到、未经正规医生审核的疾病诊治信息) (1) 是　(2) 否						
78	调查前两周内，您是否因为不舒服用过药或采取了自我医疗的措施？ (1) 是　(2) 否						
79	调查前两周内，您是否因为不舒服休工、休学或者卧床休息 1 天及以上（包括老年人明显精神不振、食欲减退或婴幼儿异常哭闹、食欲减退等）？ (如填否，则不询问下表中的卧床天数、休工天数、休学天数等问题) (1) 是　(2) 否						
问题 76—79 有一个选“是”，则填写以下内容；问题 76—79 都选“否”，则跳问 118							
被调查成员代码							
80	您患的是什么病或伤？　(填疾病名称)						
81	(查填疾病编码)						
82	您这次病伤是什么时候开始发生的？ (1) 两周内新发　(2) 急性病两周前开始发病　(3) 慢性病持续到两周内						
83	您自己感觉病伤严重程度： (1) 严重　(2) 一般　(3) 不严重						
84	该病伤在调查前两周内持续了多少天（最长不超过 14 天)？						
85	调查前两周内，您因该病伤卧床休息了几天（最长不超过 14 天)？(无卧床，填 0)						
86	调查前两周内，您因该病伤休工/休学了几天（最长不超过 14 天)？ (无休工/休学，填 0)						
87	调查前两周内，您是否因该种病伤治疗（包括遵医嘱持续治疗）过？ (1) 是（如答是，则跳问 89）(2) 否						

续表

被调查成员代码		01 户主	02	03	04	05	06
88	您未治疗的原因（单选）： （1）自感病轻　（2）经济困难　　（3）就诊麻烦 （4）无时间　（5）交通不便　（6）无有效措施　（7）其他						
89	调查前两周内，您是否因该病伤进行自我治疗？（无医务人员指导） （1）是（2）否（如答否，则跳问 95）						
90	调查前两周内，您因该病伤选择自我治疗的最主要原因： （1）自感病轻　（2）经济困难　　（3）就诊麻烦 （4）无时间　　（5）交通不便　（6）无有效措施　（7）自己知道治疗方法　（8）其他						
91	调查前两周内，您是否因该病伤自行用药？（无医务人员指导） （1）是　　（2）否（如答否，则跳问 95）						
92	如您自我医疗服用药物，药物类型：（1）处方药　（2）非处方药　（3）两者都有　（4）不知道						
93	如您自我医疗服用药物，是否有抗生素：（1）是　（2）否　（3）不知道						
94	调查前两周内，您购药自己负担了多少元？						
95	调查前两周内，您是否因该病伤（去看病）到各类医疗卫生机构就诊？ （1）是　（2）否（如答否，则跳问 117）						
96	调查前两周内，您为该病伤就诊过几次？						
以下问题询问调查前两周内第一次就诊的情况							
97	调查前两周内，您第一次就诊是在哪里： （1）诊所（卫生所、医务室）　（2）门诊部（综合、中医、中西医结合、民族医、专科）（3）村卫生室 （4）社区卫生服务站　（5）社区卫生服务中心　（6）乡镇卫生院　（7）县/县级市/地（州、盟）辖市/省辖市区属医院　（8）省辖市/地区/州/盟/直辖市区属医院　（9）省/自治区/直辖市属及以上医院　（10）民营医院　　（11）其他						
98	您选择上述单位就诊的最主要原因是： （1）距离近/方便　（2）收费合理　（3）技术水平高 （4）设备条件好　（5）药品丰富　（6）服务态度好 （7）定点单位　（8）有熟人　（9）有信赖医生　（10）有签约家庭医生　（11）其他						
99	此次就诊，您是否利用了中医（其他民族医）服务：（1）是（2）否（如答否，则跳问 101）						

续表

被调查成员代码		01 户主	02	03	04	05	06
100	此次就诊，您就诊机构的类型： （1）中医类（含民族医）机构　（2）非中医类机构						
101	此次就诊，您是转诊还是直接就诊？（1）直接就诊（跳问 104）（2）转诊						
102	您是从哪里转过来的？ （1）诊所（卫生所、医务室）　（2）门诊部（综合、中医、中西医结合、民族医、专科）　（3）村卫生室　（4）社区卫生服务站　（5）社区卫生服务中心　（6）乡镇卫生院　（7）县/县级市/地（州、盟）辖市/省辖市区属医院　（8）省辖市/地区/州/盟/直辖市区属医院　（9）省/自治区/直辖市属及以上医院　（10）民营医院　（11）其他						
103	转诊机构与本次就诊机构是否为医联体（调查员协助判断）？（1）是　（2）否　（3）不知道						
104	此次就诊，您是以哪种方式挂号的？ （1）现场挂号　（2）电话预约　（3）网络预约（包括微信公众号、手机 App 等方式） （4）通过医务人员预约　（5）凭转诊条取号（6）其他						
105	此次就诊，您挂了几个号？						
106	您此次就诊接受服务情况 A. 疾病诊断、疾病指导与用药调整等 （1）是　（2）否 B. 检验、检查 （1）是　（2）否 C. 开药 （1）是　（2）否 D. 输液 （1）是　（2）否 E. 门诊手术 （1）是　（2）否 F. 其他治疗 （1）是　（2）否						
107	此次就诊，您在哪里买药？ （1）就诊机构（跳问 109） （2）实体药店 （3）网络药店 （4）未买药（跳问 109）　（5）其他						

续表

被调查成员代码		01户主	02	03	04	05	06
108	您选择在非就诊机构买药的最主要原因： (1) 就诊机构无药房 (2) 就诊机构缺药 (3) 就诊机构药价高 (4) 在所就诊的医疗机构不能使用医保卡 (5) 其他						
109	您此次就诊花费中自己负担了多少元？(不包括报销及个人医疗账户中支出的部分)						
110	此次就诊，您为该病就诊总共花费了多少交通等其他相关费用（元)？						
111	您认为此次就诊的候诊时间长短如何？ (1) 短　(2) 一般　(3) 长						
112	您认为此次就诊机构的环境如何？ (1) 好　(2) 一般　(3) 差						
113	您认为此次就诊医护人员的态度如何？ (1) 好　(2) 一般　(3) 差						
114	您认为此次就诊的花费如何？ (1) 不贵　(2) 一般　(3) 贵						
115	您对此次就诊的总体满意度如何？ (1) 满意（跳问118)　(2) 一般（跳问118) (3) 不满意						
116	您最不满意的是： (1) 技术水平　(2) 设备条件　(3) 药品种类 (4) 服务态度　(5) 医疗费用　(6) 看病手续 (7) 等候时间　(8) 环境条件　(9) 提供不必要服务（包括药品和检查）(10) 其他						
117	您是否在调查前两周因本病未就诊，现按照医嘱持续治疗（用药)？(如前两周内因该病就诊，则不询问本问题) (1) 是　(2) 否						
调查前一年内住院情况（2017年9月—2018年8月)							
118	调查前一年内，您是否有医生诊断需住院而您未住院的情况？ (1) 是　(2) 否（跳问121)						
119	医生诊断需住院而您未住院的情况共有几次？ (同一种疾病医生多次诊断，计为1次)						
120	您最近一次需住院而未住院的原因： (1) 自认为不需要　(2) 自认为无有效治疗措施 (3) 经济困难　(4) 自认为医院服务差 (5) 自己无时间　(6) 医院无床位 (7) 医疗保险限制　(8) 其他						

续表

被调查成员代码		01 户主	02	03	04	05	06
121	调查前一年内，您是否因病伤、体检、分娩等原因住过医院？ （1）是　（2）否（如答否，则转问表 3）						
122	如有住院，您住了几次？						
下列内容询问调查前一年内有住院经历的成员							
123	您本次住院的原因：（1）疾病　（2）损伤中毒　（3）康复　（4）计划生育服务　（5）分娩　（6）健康体检　（7）其他						
124	您本次住院的出院诊断名称？（填疾病名称）						
125	（查填疾病编码）						
126	您本次住院的入院时间（年）（4 位，如：1998）						
127	（月）（2 位，如：09）						
128	您本次入院是： （1）门、急诊收治住院（跳问 131）　（2）其他医疗卫生机构转入　（3）直接入院（跳问 131）						
129	您从哪一类医疗卫生机构转过来的？ （1）社区卫生服务中心　（2）乡镇卫生院 （3）县/县级市/省辖市区属医院　（4）省辖市/地区/直辖市区属医院 （5）省/自治区/直辖市属及以上医院　（6）民营医院 （7）其他						
130	您本次转院机构与本次住院机构是否为医联体（调查员协助判断）？ （1）是　（2）否　（3）不知道						
131	您本次是在下列的哪类医疗卫生机构住院的： （1）社区卫生服务中心　（2）乡镇卫生院 （3）县/县级市/省辖市区属医院　（4）省辖市/地区/直辖市区属医院 （5）省/自治区/直辖市属及以上医院　（6）民营医院 （7）其他						
132	您本次住院是在：（1）本县（市、区）（2）本市外县（市、区）（3）本省外市　（4）外省						
133	您等候入院的时间（天）？（当天入院填一天）						
134	本次住院，您是否做过手术？　（1）是　（2）否						
135	本次住院，您中途是否办理过出院手续？（指办理出院手续后，马上办理入院手续，住院患者没有离开医院） （1）是　（2）否						
136	您本次住院的天数？						

续表

被调查成员代码		01户主	02	03	04	05	06
137	您本次出院是由于： （1）遵医嘱离院（跳问139） （2）未遵医嘱离院（患者未按照医嘱要求而自动离院） （3）遵医嘱转院（跳问139） （4）其他（跳问139）						
138	如您自动离院，自认为原因是： （1）久病不愈　（2）病愈　（3）经济困难　（4）花费太多　（5）医院设施差　（6）服务态度不好　（7）医生技术差　（8）其他						
139	您本次住院医药费用总共是多少元？						
140	其中：自己负担了多少元？（不包括报销及个人医疗账户中支出的部分）						
141	您本次住院的医疗费用中，报销部分是如何结算的？ （1）直接减免 （2）先自己垫付，在同一医院医保窗口报销 （3）先自己垫付全部费用，回医保管理机构或单位报销 （4）其他（包括不能/不需报销等情况）						
142	您本次住院，所花费的交通、住宿、伙食、陪护等其他费用合计是多少元？（没有填0）						
143	您本次住院，在医院外接受检查、手术，购买药品、耗材等的费用是多少元？（没有填0）						
144	您认为此次住院的病房环境如何？　（1）好　（2）一般　（3）差						
145	您认为此次住院医护人员的态度如何？　（1）好　（2）一般　（3）差						
146	您认为此次住院医护人员向您解释治疗方案的清晰程度如何？　（1）好　（2）一般　（3）差						
147	您认为此次住院医护人员倾听您述说病情的认真程度如何？　（1）好　（2）一般　（3）差						
148	您认为此次住院的医疗花费如何？　（1）不贵　（2）一般　（3）贵						
149	您对此次住院总体满意程度如何？　（1）满意（转问表3）（2）一般（转问表3）（3）不满意						
150	您对于此次住院中您所接受的服务，您最不满意的是什么？（选一项） （1）技术水平　（2）设备条件　（3）药品种类　（4）服务态度　（5）医疗费用　（6）看病手续　（7）等候时间　（8）环境条件　（9）提供不必要服务（包括药品和检查）　（10）其他						

表 1-3　15—64 岁女性调查表（1954 年 8 月—2003 年 8 月出生的女性回答）

表　　号：国卫调 04 表
制定机关：国家卫生健康委员会
批准机关：国家统计局
批准文号：国统制［2018］87 号
有效期至：2018 年 12 月

被调查成员代码							
151	近 12 个月内，您是否做过妇科检查？ （1）是　（2）否						
152	近 12 个月内，您是否做过宫颈癌筛查？（包括宫颈涂片、TCT、HPV 检查等）　（1）是　（2）否						
153	近 12 个月内，您是否做过乳腺检查？（包括 B 超、钼靶等）　（1）是　（2）否						
154	您曾经怀孕过几次（次）？（未曾怀孕填 0，结束该成员调查）						
155	您曾经生过几个孩子（人）？（未曾分娩填 0，结束该成员调查）						
156	您最后一次分娩的时间（年）（4 位，如：1998）						
157	（月）（2 位，如：09）						
下面问题询问 2013 年 8 月及以后有分娩的妇女的最后一个出生孩子的情况							
158	您这个孩子性别是： （1）男　（2）女						
159	您怀这个孩子期间，做过几次产前检查？ （从未做过填 0，跳问 162）						
160	您本次怀孕产前检查费用总共是多少元？						
161	您此次怀孕，是否做过产前筛查、产前诊断，排除孩子畸形和出生缺陷？（包括血清学筛查、B 超筛查、羊水穿刺或“无创产前基因检测（NIPT）”） （1）是　（2）否　（3）不清楚						
162	您孩子是如何出生的？ （1）阴道分娩（跳问 164 题）　（2）剖宫产						
163	如为剖宫产，最主要是谁提议的： （1）自己　（2）丈夫　（3）父母　（4）医生　（5）其他人						
164	您是在哪里分娩的？ （1）县及以上医院　（2）妇幼保健机构　（3）乡镇街道卫生院　（4）社区卫生服务中心　（5）卫生室/所/站　（6）民营医院　（7）其他						
165	您这孩子出生时体重为多少克？						
166	您分娩费用总共是多少元？						

续表

被调查成员代码							
167	其中：自己负担了多少元（没有填 0）？（不包括报销及个人医疗账户中支出的部分）						
168	您产后 28 天内，接受产后访视（包括家访和电话访）的次数？（没有填写 0，结束本表询问）						
169	您产后访视的形式？（1）家访　（2）电话访　（3）家访及电话访　（4）其他						

表 1－4　6 岁及以下儿童调查表（2012 年 8 月及以后出生的儿童）

表　　号：国卫调 05 表
制定机关：国家卫生健康委员会
批准机关：国家统计局
批准文号：国统制［2018］87 号
有效期至：2018 年 12 月

被调查成员代码							
170	该儿童母亲在家庭成员表中的编码（不在家庭成员表中的填 99）						
171	该儿童父亲在家庭成员表中的编码（不在家庭成员表中的填 99）						
172	下列调查问题由谁回答（调查员判断）：（1）母亲　（2）父亲　（3）家庭其他成员						
母乳喂养、辅食添加及喂养							
173	您孩子是否吃过母乳？（1）是　　（2）否（如答否，则跳问 178）						
174	您孩子第一次吃母乳的时间：（让孩子试嘬也算）（1）出生后半小时内　（2）出生后半小时到 1 小时内　（3）出生后 1 小时到 24 小时内　（4）出生 24 小时以后						
175	您孩子纯母乳喂养（指过去 24 小时内，孩子没有吃母乳以外的其他液体和食物）到几个月？（开始就不是纯母乳喂养填 0，目前仍是纯母乳填 999）						
176	您孩子在几个月大时开始有规律添加辅食？（还没有添加辅食的填 999）						
177	您孩子母乳喂养到几个月大？（目前仍是母乳填 999）						
健康体检							
178	近 12 个月内，您孩子接受了几次健康体检？（不包括为治疗疾病而做的检查）（没做过填 0，并跳问 182）						
179	健康检查时，是否检查过小孩牙齿？（1）是　　（2）否						

续表

被调查成员代码							
180	健康检查时，是否检查过小孩视力？ （1）是 （2）否						
181	健康检查时，是否抽血检查过血红蛋白（检测是否贫血）？ （1）是 （2）否						
儿童患病情况							
182	您孩子是否曾被诊断为贫血？ （1）是 （2）否						
计划免疫							
183	您孩子有预防接种证/卡吗？ （1）有 （2）没有 （3）不知道						

表 1-5 60 岁及以上老年人口调查表（1958 年 8 月及以前出生）

表　　号：国卫调 06 表
制定机关：国家卫生健康委员会
批准机关：国家统计局
批准文号：国统制［2018］87 号
有效期至：2018 年 12 月

被调查成员代码							
日常生活能力（ADL）情况							
184	自己穿衣服：（1）没有困难 （2）有困难，但仍可以独立完成 （3）有困难，需要帮助 （4）无法完成						
185	吃饭：（1）没有困难 （2）有困难，但仍可以独立完成 （3）有困难，需要帮助 （4）无法完成						
186	洗澡：（1）没有困难 （2）有困难，但仍可以独立完成 （3）有困难，需要帮助 （4）无法完成						
187	上、下床：（1）没有困难 （2）有困难，但仍可以独立完成 （3）有困难，需要帮助 （4）无法完成						
188	上厕所：（1）没有困难 （2）有困难，但仍可以独立完成 （3）有困难，需要帮助 （4）无法完成						
189	控制大小便：（1）没有困难 （2）有困难，但仍可以独立完成 （3）有困难，需要帮助 （4）无法完成						
190	做家务：（1）没有困难 （2）有困难，但仍可以独立完成 （3）有困难，需要帮助 （4）无法完成						
191	管理钱及财物：（1）没有困难 （2）有困难，但仍可以独立完成 （3）有困难，需要帮助 （4）无法完成						
身体与功能情况							
192	近 6 个月内，您在听力方面属于下列的哪种情况？（戴助听器者，回答戴助听器时情况） （1）很难听清楚 （2）需要别人提高声音 （3）能听清楚						

续表

被调查成员代码							
193	近6个月内，您辨认出20米外熟人的困难程度是？（戴眼镜者，回答戴眼镜时的情况） （1）自觉极度困难　（2）自觉中度困难　（3）没有或轻度困难						
194	（家人回答）该老人有没有被确诊为失智（痴呆）？ （1）有　（2）没有						
经济来源、社会参与和照护							
195	您最主要的经济来源是什么？（1）劳动收入　（2）离退休养老金　（3）最低生活保障金　（4）财产性收入　（5）家庭其他成员供养　（6）其他（事业保险金、下岗生活费、内退生活费等）						
196	您参与了哪些社会活动（多选）？ （1）社区治安巡逻　（2）照料其他老人（如帮忙购物、起居照料等）（3）环境卫生保护　（4）调解纠纷　（5）陪同聊天　（6）需要专业技术的志愿服务（如义诊）（7）帮助照看小孩　（8）其他　（9）无						
197	近1个月内，您的生活起居是否需要别人照顾？（1）是　（2）否						
198	您需要照顾时，最主要由谁来提供帮助？ （1）配偶　（2）子女及其他亲属　（3）亲戚　（4）邻居　（5）保姆　（6）社区工作人员　（7）养老机构（护理员）（8）医务人员　（9）其他　（10）无						
199	您患病时，最主要由谁照顾？ （1）无人照顾　（2）配偶　（3）子女及其他亲属　（4）亲戚　（5）邻居　（6）保姆　（7）社区工作人员　（8）雇佣的陪护人员　（9）其他						
200	您享受过哪些老龄服务项目（多选）？ （1）预防保健　（2）医疗协助　（3）康复护理　（4）精神慰藉　（5）生活照料　（6）文体活动　（7）老年辅具用品租赁　（8）老年教育　（9）其他　（10）无						
201	您最希望的养老方式是？ （1）居家养老　（2）社区养老　（3）机构养老						

机构调查表

全国第六次卫生服务调查县（市、区）级基本情况调查表

________省（自治区、直辖市）________县（市/区）

行政区划代码 □□□□□□

调查负责人：________

联系电话：________

填报日期：2018年____月____日

附表1-6　2017年全县（市/区）基本情况调查表

序号	调查内容	结果
1	总面积（平方千米）	
2	地理地貌：　（1）山区　（2）丘陵　（3）平原　（4）湖区	
3	居民户数（户）	
4	总人口数（人）	
5	其中：城镇人口数（人）	
6	其中：享受最低生活保障人数（人）	
7	农村人口数（人）	
8	其中：贫困人口数（扶贫办）（人）	
9	低保人口数（民政部门登记）（人）	
10	（农村地区）长期在外务工人数（人）（离家半年以上）	
11	合作医疗是否与城镇居民基本医疗保险合并？（1）是　（2）否	
12	国内生产总值（万元）	
13	县（市、区）级财政收入（万元）	
14	县（市、区）级财政支出（万元）	
15	农村居民年人均总收入（元）	
16	城镇居民年人均总收入（元）	
17	农村低保标准（元）	
18	城镇低保标准（元）	
19	街道数	
20	乡（镇）数	
21	居委会数	
22	行政村数	

注：该表数字以当地统计数字为准，可从各相关部门抄录；

全国第六次卫生服务调查县（市、区）级医院调查表

省（市、自治区）________县（市、市区）

行政区划代码 □□□□□□

机构全称（《医疗机构执业许可证》上登记的名称）：

组织机构代码　　□□□□□□□□□－□

机构属性代码　　□□□□□□□

（填写《医疗机构执业许可证》登记号后7位）

填表负责人姓名：________联系电话：________

填表日期　2018年 ____月______日（单位盖章）

填表说明

调查范围与要求：国家卫生服务调查样本县中规模最大的一所县级综合医院（或城市公立医院）和一所中医院（或其他传统医学医院）需填报本表。

调查内容

表1－7　2017年医疗保险定点情况

表1－8－1　2017年人员情况

表1－8－2　2017年床位和设备配备情况

表1－9　2017年财务收支情况

表1－10　2017年卫生服务提供情况表

表1－11　医改进展情况

表1－7　2017年医疗保险定点情况

序号	调查内容	结果
1	是否作为城镇职工基本医疗保险定点机构：①是 ②否	
2	是否作为新农合定点机构：①是 ②否	
3	是否作为城镇居民基本医疗保险定点机构：①是 ②否	
4	是否作为城乡居民基本医疗保险定点机构：①是 ②否	

表1－8－1　2017年人员情况

序号	调查内容	结果
1	在岗工作人员数	
2	其中：在编人员数	
3	合同聘用制人员数	
4	返聘人员数	
5	其他临时人员数	
6	在岗卫生技术人员数	
7	执业分类：儿科医师数量	

续表

序号	调查内容	结果
8	执业医师中男性人数	
9	执业医师中女性人数	
10	执业医师年龄：25 岁以下	
11	25～34 岁	
12	35～44 岁	
13	45～54 岁	
14	55～59 岁	
15	60 岁及以上	
16	执业医师学历：研究生	
17	大学本科	
18	大专	
19	中专	
20	高中及以下	
21	执业医师中职称（按聘任）：正高	
22	副高	
23	中级	
24	师级/助理	
25	士级	
26	不详	
27	2017 年本医院到医联体内下级医疗机构对口支援的医师数量	
28	过去 5 年（2013—2017 年）新进人员数	
29	其中：研究生	
30	大学本科	
31	大专	
32	中专	
33	高中及以下	
34	来源：应届毕业生	
35	上级医疗卫生机构	
36	同级医疗卫生机构	
37	下级医疗卫生机构	
38	其他来源	
39	过去 5 年（2013—2017 年）流失人员数（不包括离退休）	
40	其中：研究生	
41	大学本科	
42	大专	
43	中专	

续表

序号	调查内容	结果
44	高中及以下	
45	人员流失去向：上级医疗卫生机构	
46	同级医疗卫生机构	
47	下级医疗卫生机构	
48	非医疗卫生机构	
49	不清楚流失去向	

注：本表根据调查时的实际情况进行填写。

表 1－8－2　2017 年床位情况

序号	调查内容	数量（没有填 0）
1	急诊床位数	
2	医院 ICU 床位数	

表 1－9　2017 年财务收支情况

序号	调查内容	数量（千元）
1	总收入	
2	财政补助收入	
3	基本支出补助	
4	人员经费	
5	其中：离退休人员经费	
6	项目支出补助	
7	基本建设补助	
8	设备购置补助	
9	重点学科发展补助	
10	承担政府指定的公共卫生任务补助	
11	来自医疗保险的收入总额	
12	其中：新农合的收入总额	
13	城镇居民医疗保险收入总额	
14	城镇职工医疗保险收入总额	
15	城乡居民医疗保险收入总额	
16	总支出	
17	总支出中管理费用	
18	其中：行政管理人员费用	
19	离退休人员费用	
20	病人累计欠费总额	
21	其中：年内病人欠费总额	

表 1－10　2017 年卫生服务提供情况表

序号	调查内容	数量
1	总诊疗人次	
2	其中：门诊人次	
3	急诊人次	
4	门急诊 CT 检查人次	
5	门急诊 MRI 检查人次	
6	本医院转往基层医疗卫生机构门诊病人数量	
7	基层医疗卫生机构向本医院转诊的门诊病人数量	
8	本医院转往上级医院的门诊病人数量	
9	上级医院向本医院转诊的门诊病人数量	
10	出院人次	
11	住院 CT 检查人次	
12	住院 MRI 检查人次	
13	基层医疗卫生机构向本医院转诊的住院病人数量	
14	本医院转往上级医院的住院病人数量	
15	上级医院向本医院转诊的住院病人数量	
16	院内感染例数	

表 1－11　医改进展情况

序号	调查内容	结果
1	是否建立医联体（或医共体、医疗集团等）？①是 ②否	
2	医联体覆盖的基层医疗卫生机构数？	
3	是否与上级医疗机构开展远程医疗服务：①是 ②否	
4	开展远程医疗会诊（或病例讨论）服务人次数	
5	与本医院建立远程医疗服务关系的基层单位数	
6	是否开展同级检查结果互认：①是 ②否	
7	是否开展日间手术：①是 ②否	
8	2017 年开展日间手术例数	
9	是否实施总会计师制度：①是 ②否	
10	是否实施院长聘任制：　①是 ②否	
11	医院是否实行了药品零差率制度：①是 ②否	
12	医院开始实施药品零差率的时间（YYYY/MM）	
13	如实行药品零差率制度，是否获得了如下补偿：	
14	财政补贴：①是 ②否	
15	通过收取一般诊疗费（或医师服务费、药事服务费等）： ①是 ②否	
16	调整价格：①是 ②否	

续表

序号	调查内容	结果
17	其他方式：①是______________ ②否	
18	2013—2017年间是否调整医疗服务价格：①是 ②否	
19	2013—2017年间调整价格的医疗服务项目数量	
20	在省级药品集中采购平台采购药品金额的比例	
21	是否在省级药品集中采购平台采购高值医用耗材：①是 ②否	
22	是否在全区县建立统一的临床检验中心？①是 ②否	
23	是否开展预约诊疗：①是 ②否	
24	是否建立门诊电子病历：①是 ②否	
25	是否建立住院电子病历：①是 ②否	
26	医院是否开展薪酬制度改革：①是 ②否	
27	是否实行院长年薪制：①是 ②否	

本医院是否实行以下医保支付方式改革？

		门诊	住院
28	按病种付费的病种个数		
29	按病种付费的患者例数		
30	医保是否开展按人头付费：①是 ②否		
31	医保是否开展按疾病诊断相关组 DRG 付费：①是 ②否		
32	医保是否开展按床日付费：①是 ②否		
33	医保是否开展按总额预付/包干付费：①是 ②否		

全国第六次卫生服务调查社区卫生服务中心、乡镇/街道卫生院调查表

______县（市、区）______________________乡镇/街道

行政区划代码：□□□□□□

乡镇/街道代码：□□□

机构全称（《医疗机构执业许可证》上登记的名称）：

____

组织机构代码　□□□□□□□□－□

机构属性代码　□□□□□□□

（填写《医疗机构执业许可证》登记号后7位）

填表负责人姓名：____________　　联系电话：______________

填表日期　2018年____月____日（单位盖章）

填表说明

1. 调查范围：国家卫生服务调查样本乡镇或街道中所有具有独立法人资格的社区卫生服务中心、乡镇/街道卫生院和虽不具有独立法人资格但独立进行人、财、物等管理的社区卫生服务中心分中心或乡镇/街道卫生院分院均需填报本表。

2. 在填写本调查表时，除特别注明外，各项数据均只填写本中心、卫生院的情况，不应将其下设的社区卫生服务站、村卫生室的数字计入。

调查内容

表1－12　2017年医疗机构基本情况

表1－13　2017年服务人口情况

表1－14　2017年人力资源情况

表1－15　2017年设备配备情况

表1－16　药品配备与使用情况

表1－17　2017年收支情况

表1－18　2017年服务开展情况

表1－12　2017年医疗机构基本情况

序号	调查内容	结果
1	机构收支管理方式： ①全额预算拨款（严格的收支两条线）②差额预算拨款 ③自收自支　④承包经营　⑤其他	
2	上级管理机构是否对本机构实施会计委派制：　①是 ②否	
3	业务用房面积（平方米）	
4	其中：自有产权（包括政府或集体免费提供）面积（平方米）	
5	非自有产权（租赁）面积（平方米）	

续表

序号	调查内容	结果
6	是否为城镇职工基本医疗保险定点机构：　①是　②否	
7	是否为城镇居民基本医疗保险定点机构：　①是　②否	
8	是否为新农合定点机构：　①是　②否	
9	是否作为城乡居民基本医疗保险定点机构：①是 ②否	

表 1-13　2017 年服务人口情况

序号	调查内容	结果
1	服务辖区内居委会数	
2	服务辖区内行政村数	
3	其中：通公路的行政村数	
4	到最远的行政村/居委会的距离（千米）	
5	采用常用交通工具到最远的行政村/居委会所需的时间（分钟）	
6	2017 年服务辖区内总户数	
7	2017 年服务辖区内人口总数	
8	其中：农业人口数	
9	女性人口数	
10	1 岁以下儿童数	
11	3 岁以下儿童数	
12	7 岁以下儿童数	
13	65 岁及以上人口数	
14	活产数	
15	糖尿病病人总数	
16	高血压病人总数	
17	重性精神病人总数	
18	结核病人总数	
19	艾滋病毒携带者或艾滋病人总数	
20	外出打工人数（出本县）	

表 1-14　2017 年人力资源情况

序号	调查内容	人员总数	其中：下派到直属社区卫生服务站/村卫生室工作的人员数
1	在岗工作人员数		
2	其中：在编人员数		
3	合同聘用制人员数		
4	返聘人员数		
5	其他临时人员数		

续表

序号	调查内容	人员总数	其中：下派到直属社区卫生服务站/村卫生室工作的人员数
6	在岗卫生技术人员数		
7	性别：男性		—
8	女性		—
9	学历：研究生		—
10	大学本科		—
11	大专		—
12	中专		—
13	高中及以下		—
14	职称（聘任）：高级		—
15	中级		—
16	师级/助理		—
17	士级		—
18	从事基本公共卫生服务人员数		
19	其中：专职人员数		
20	2017 年上级医院到本机构对口支援的医师人次		—
21	过去 5 年（2013—2017 年）新进人员数		—
22	其中：研究生		—
23	大学本科		—
24	大专		—
25	中专		—
26	高中及以下		—
27	来源：应届毕业生		—
28	上级医疗卫生机构		—
29	同级医疗卫生机构		—
30	下级医疗卫生机构		—
31	其他来源		—
32	过去 5 年（2013—2017 年）流失人员数（不含离退休）		—
33	其中：研究生		—
34	大学本科		—
35	大专		—
36	中专		—
37	高中及以下		—
38	人员流失去向：上级医疗卫生机构		—
39	同级医疗卫生机构		—

续表

序号	调查内容	人员总数	其中：下派到直属社区卫生服务站/村卫生室工作的人员数
40	下级医疗卫生机构		—
41	非医疗卫生机构		—
42	不清楚流失去向		—

表 1-15　2017 年设备配备情况

序号	调查内容	可用数量（没有填 0）
1	DR 机（台）	
2	CT 机（台）	
3	硬件设备是否达到与上级机构共享信息的基本要求： ①是　②否	

表 1-16　药品配备与使用情况

序号	调查内容	结果
1	现配备的药物品种数（按通用名，不包括中药饮片，不分剂型和规格）	
2	其中：基本药物品种数	
3	其中：化学药品	
4	中成药	
5	非基本药物品种数	
6	2017 年药品销售总额（万元）	
7	其中：基本药物销售额（万元）	
8	基本药物零差率补偿方式（可多选）： ①财政专项补助　　②医保报销 ③收支两条线管理　　④服务价格调整　⑤其他	

表 1-17　2017 年收支情况

序号	调查内容	数量（千元）
1	总收入	
2	财政补助收入	
3	其中：基本支出补助收入	
4	内：人员经费补助收入	
5	公用经费补助收入	
6	基本公共卫生服务补助收入	
7	项目支出补助收入	
8	内：基本建设补助收入	
9	设备购置补助收入	
10	重大公共卫生服务补助收入	

续表

序号	调查内容	数量（千元）
11	来自医疗保险的收入总额	
12	总支出	

表 1－18　2017 年服务开展情况

序号	调查内容	数量
	基本医疗	
1	出院人次数	
2	其中：分娩人数	
3	手术人次数	
	基本公共卫生服务	
4	签约服务人数	
5	其中：有偿签约人数	
6	7 岁以下儿童国家免疫规划疫苗常规预防接种人次数	
7	7 岁以下儿童二类疫苗接种人次数	
8	7 岁以下儿童保健人次数	
9	3 岁以下儿童保健人次数	
10	产前检查人次数	
11	产后访视人次数	
12	65 岁及以上老年人健康体检人次数	
13	高血压患者规范管理人数	
14	其中：血压得到有效控制的患者人数	
15	2 型糖尿病患者规范健康管理人数	
16	其中：血糖得到有效控制的患者人数	
17	严重精神障碍患者规范管理人数	
18	其中：病情得到有效控制的患者人数	
	健康教育	
19	发放健康教育印刷材料的数量	
20	播放健康教育音像资料的次数	
21	健康教育宣传栏更新次数	
22	举办健康教育讲座和健康教育咨询活动次数	
	公共卫生事件报告及卫生监督协管	
23	传染病报告例数	
24	年内卫生监督协管信息报告例数	
25	为育龄人群免费提供避孕药具	
	重大公共卫生服务	
26	结核病病人全程督导化疗人数	

续表

序号	调查内容	数量
27	艾滋病病人管理人数	
28	艾滋病快速检测人次	
29	叶酸服用人数	
30	乳腺癌筛查人数	
31	宫颈癌筛查人数	

医务人员调查表

单位地址：

________省（市、区）________县（市、区）________街道（乡镇）

机构名称：________________________________

尊敬的各位医务人员：

您好！医务人员调查是全国第六次卫生服务调查的重要组成部分，其目的是了解医务人员的执业状况、工作状态等情况，为制定国家的医疗卫生政策以及改善管理提供依据。

研究结果的可信度取决于您对问题的认真和客观回答，请您填写此问卷时，细心阅读各项问题，真实地表达您的感受。本调查严格按照《中华人民共和国统计法》要求进行，不记姓名，答案没有对错之分，我们将对调查资料严格保密，请不要有任何顾虑。

谢谢您的支持与合作。

表 1-19 个人基本情况（在右侧空栏处填写数字）

序号	问题及选项	回答
1	性别：(1) 男　(2) 女	
2	年龄（岁）	
3	婚姻状况：(1) 不在婚（包括未婚、离异和丧偶）　(2) 在婚	
4	最高学历： (1) 博士研究生　(2) 硕士研究生　(3) 大学本科　(4) 大专 (5) 中专/中技　(6) 技工学校　(7) 高中　(8) 初中及以下	
5	专业技术职称： (1) 正高　(2) 副高　(3) 中级　(4) 师（初）级　(5) 士级　(6) 无职称	
6	执业资格： (1) 执业医师　(2) 执业助理医师　(3) 中医执业医师 (4) 中医执业助理医师　(5) 注册护士　(6) 其他	
7	您现在工作的机构类型：(1) 医院　(2) 社区卫生服务中心　(3) 乡镇卫生院	
8	是否为本机构正式编制人员：(1) 是　(2) 否　(3) 不知道	
9	所在科室是： (1) 内科　(2) 外科　(3) 妇产科　(4) 儿科　(5) 中医科　(6) 药剂科 (7) 放射科　(8) 预防保健科（公共卫生）　(9) 其他	

续表

序号	问题及选项	回答
10	行政业务管理职务： （1）院长、中心主任　（2）副院长、中心副主任　（3）科室主任 （4）科室副主任　（5）护士长　（6）无管理职务	
11	工作年数（年）	
12	在现机构工作年数（年）	
13	去年，您平均月收入是多少元？(含工资、奖金、补贴和其他所有收入)	
14	总收入中，固定收入部分（指不会受个人表现或机构发展情况影响的收入部分）所占比例（0～100%）	
15	弹性或浮动部分（指绩效/奖金等根据个人表现或机　构发展情况有变化的部分）所占比例（0～100%）	
16	您目前的收入水平达到了您期望收入的百分比____%（0～100%）	
17	您是否在上级医院接受过阶段性进修培训（一个月及以上的脱产或半脱产）? （1）是　（2）否	
18	如果是，最近一次进修培训持续____个月	
19	过去一年里，您是否参加过专业相关课程培训？(1）是　（2）否	
20	如果是，平均每次课程____天	
21	过去5年中，您的职务是否得到了晋升？　（1）是　（2）否	
22	过去5年中，您的职称是否得到了晋升？　（1）是　（2）否	
23	如果您曾经更换过工作，最近一次您从什么单位来到现单位工作？ （1）没有更换过工作　（2）公立三级医院　（3）公立二级医院　（4）公立一级医院　（5）基层医疗机构　（6）私立医疗机构　（7）医疗卫生行政部门 （8）非医疗卫生机构　（9）其他	
24	您是否多点执业：(1）是　（2）否 (若回答“是”，继续回答25－27；若回答“否”，则直接转至问题28)	
25	本单位是否是您的第一执业机构：(1）是　（2）否	
26	您另外一个执业机构的产权性质： （1）公立（卫计委属）　（2）公立省（市）属　（3）公立区（县）属 （4）民营非营利　（5）民营营利　（6）其他	
27	您另外一个执业机构的专科类型： （1）综合　（2）专科　（3）中医医院（包括中西医医院和民族医院）	
28	您平均每周工作多少小时?	
29	您平均每月在单位值夜班（不包括在家听班）的次数?	
30	目前主要从事专业类别： （1）临床医疗　（2）护理　（3）公共卫生　（4）医技　（5）药剂	
31	(医生回答）您在最近一次的门诊工作日，接诊工作时间（小时）	
32	(医生回答）您在最近一次的门诊工作日，接诊病人数（人）	
33	(护士回答）您在最近一个白班工作日，需要护理的床位（张）	
34	(护士回答）您在最近一个白班工作日，平均每个病人的护理时间（小时）	

续表

序号	问题及选项	回答
35	（基层医生护士回答）在日常接诊/护理的患者中，固定找您看病（包括签约居民）的患者比例为____%（0～100%）	
36	（基层医生护士回答）在日常接诊/护理患者时，预防服务或行为建议内容（如饮食和锻炼指导等）占全部与患者交流时间的比例为____%（0～100%）	
37	（基层医生护士回答）请选择您参与的公共卫生工作内容？ （1）无　（2）健康档案更新管理　（3）健康体检　（4）慢性病和老年人随访 （5）健康教育　（6）预防接种　（7）孕产妇或儿童管理　（8）精神病人管理　（9）传染病报告和管理　（10）卫生计生监督协办　（11）其他	
38	（基层医生护士回答）您一周工作时间中，有关上述公共卫生服务的工作占全部工作时间的____%（0～100%）	

表 1－20　工作特征和个人特征（在最符合您状况的那个数字上面划圈）

以下是关于您所从事工作的一些描述。请根据您的实际感受标明您对以下叙述的同意程度。 1. 完全不同意　2. 不同意　3. 同意　4. 完全同意					
1	我的工作会对他人的生活或幸福产生较大影响	1	2	3	4
2	我的工作需要我集中注意力	1	2	3	4
3	我工作完成得好坏会对很多人产生影响	1	2	3	4
4	我觉得工作对我的能力有很多要求	1	2	3	4
5	我的工作很有意义，非常重要	1	2	3	4
6	工作中，我必须承担很多责任	1	2	3	4
7	因为工作量大，我一直有时间上的压力	1	2	3	4
8	工作时，我常常被打断或受到干扰	1	2	3	4
9	最近几年来，我的工作负担越来越重	1	2	3	4
10	我很容易因工作上的压力而烦躁	1	2	3	4
11	回家后我很容易就可以放松，把工作放下	1	2	3	4
12	熟悉我的人说，我为工作牺牲太多了	1	2	3	4
13	我上床睡觉时还在想着工作上的事	1	2	3	4
14	如果我没有把今天该做的事做完，晚上我就会睡不好	1	2	3	4
15	（基层医生回答）公共卫生工作占据太多工作时间，影响了我临床诊疗工作的开展	1	2	3	4
16	（基层医生回答）我目前接受的教育和培训，让我储备了足够知识为社区区民常见病提供预防、治疗和管理的连续型服务	1	2	3	4
17	（基层医生回答）基层医生需要更注重维持和管理好社区居民的健康，而非仅仅治疗好疾病	1	2	3	4

表 1－21　工作环境（在最符合您状况的那个数字上面划圈）

以下是关于您工作环境的一些描述。请根据您的实际感受标明您对以下叙述的同意程度。 1. 完全不同意　2. 不同意　3. 同意　4. 完全同意					
1	单位领导和同事给我应有的尊重	1	2	3	4

续表

以下是关于您工作环境的一些描述。请根据您的实际感受标明您对以下叙述的同意程度。 1. 完全不同意　2. 不同意　3. 同意　4. 完全同意					
2	我工作获得晋升的机会很少	1	2	3	4
3	我曾经经历（或预料会经历）工作环境变坏	1	2	3	4
4	我的工作没有保障	1	2	3	4
5	就我付出的努力与既有的成就而言，我在工作中得到应有的尊重和威望	1	2	3	4
6	就我付出的努力与既有的成就而言，我有恰当的工作前景	1	2	3	4
7	就我付出的努力与既有的成就而言，我有恰当的工资收入	1	2	3	4
8	我的领导很有组织能力，让职工团结一致开展工作	1	2	3	4
9	我的同事能胜任他们的工作	1	2	3	4
10	我的工作完成时，我能直接地了解和感受到自己工作的绩效	1	2	3	4
11	我能清晰知道自己的工作职责和目标	1	2	3	4
12	我的工作能给我成就感	1	2	3	4
13	我工作的单位提供了可以让我高效工作的设备和设施	1	2	3	4
14	我在单位可以方便地获得工作中需要的各种信息	1	2	3	4
15	等待别人或别的部门的工作经常减慢我的工作进度	1	2	3	4
16	有些行政程序和不必要的管理条框阻碍了我工作效率的提高	1	2	3	4
17	（基层所有人员回答）在治疗、护理或随访/管理病人过程中，如果需要更多信息，我会去查看其健康档案	1	2	3	4
18	（基层所有人员回答）为完成好基本公共卫生服务工作，我能方便地获得其他部门和同事的协助	1	2	3	4
19	（基层所有人员回答）我单位的医务人员有足够的能力为社区居民提供预防、治疗和管理的连续型服务	1	2	3	4

表 1－22　工作感受（在最符合您状况的那个数字上面划圈）

以下问题请根据您自身的感受在对应的符合程度上打圈 1. 非常不符合　2. 比较不符合　3. 有点不符合　4. 有点符合　5. 比较符合　6.非常符合							
1	工作对我来说是一个学习和成长的过程	1	2	3	4	5	6
2	通过工作，我的知识和技能在逐步提升	1	2	3	4	5	6
3	在工作中我可以尝试一些新事物，积极挖掘自身潜能	1	2	3	4	5	6
4	现在的工作对我的个人成长没有任何帮助	1	2	3	4	5	6
5	总的来说，我感觉工作压力很大	1	2	3	4	5	6
6	总的来说，我感到工作的紧张程度很高	1	2	3	4	5	6
7	我因为工作而难以入睡	1	2	3	4	5	6
8	我因为工作而紧张不安	1	2	3	4	5	6
9	我经常想离开这家医院	1	2	3	4	5	6
10	我经常想离开我现在所从事的行业	1	2	3	4	5	6
11	最近，我经常想换一下工作	1	2	3	4	5	6

续表

以下问题请根据您自身的感受在对应的符合程度上打圈 1. 非常不符合 2. 比较不符合 3. 有点不符合 4. 有点符合 5. 比较符合 6.非常符合							
12	明年我很有可能会找一份新工作	1	2	3	4	5	6
13	总体来说，我对我目前的工作非常满意	1	2	3	4	5	6
14	我对单位的同事是满意的	1	2	3	4	5	6
15	考虑到我的技术水平和付出，我对自己收入水平是满意的	1	2	3	4	5	6
16	我对领导是满意的	1	2	3	4	5	6
17	我对单位的工作条件和设备配置是满意的	1	2	3	4	5	6
18	我对这份工作中的晋升和职业发展前景是满意的	1	2	3	4	5	6
19	我对单位的管理状况是满意的	1	2	3	4	5	6
20	我对工作中获得的福利待遇是满意的	1	2	3	4	5	6
21	我对工作中获得的培训机会是满意的	1	2	3	4	5	6
22	我对在工作中有机会施展自己的能力是满意的	1	2	3	4	5	6
23	最近我感到很有动力去努力工作	1	2	3	4	5	6

表 1-23 工作投入和动机（在最符合您状况的那个数字上面划圈）

请根据您在工作中的真实感受，判断您是否有如下感觉。如果您从来没有这种感受，请选择数字“0”。如果您有过这样的感受，请在最能反映感受出现频率或认同程度的相应数字上画圈。0. 从来没有/完全不赞同——6. 总是/完全赞同								
1	在工作中，我感到自己迸发出能量	0	1	2	3	4	5	6
2	我觉得我所从事的工作目的明确，且很有意义	0	1	2	3	4	5	6
3	当我工作时，时间总是过得飞快	0	1	2	3	4	5	6
4	工作时，我感到自己强大而且充满活力	0	1	2	3	4	5	6
5	我对工作充满热情	0	1	2	3	4	5	6
6	工作时我会忘记周围的一切	0	1	2	3	4	5	6
7	工作激发了我的灵感	0	1	2	3	4	5	6
8	早上一起床，我就想要去工作	0	1	2	3	4	5	6
9	当我紧张工作时，我会感到快乐	0	1	2	3	4	5	6
10	我为我所从事的工作感到自豪	0	1	2	3	4	5	6
11	我沉浸于自己的工作当中	0	1	2	3	4	5	6
12	我可以一次连续工作很长时间	0	1	2	3	4	5	6
13	对我来说，我的工作具有挑战性	0	1	2	3	4	5	6
14	我在工作时会达到忘我的境界	0	1	2	3	4	5	6
15	工作时，即使感到精神疲劳，我也能很快地恢复	0	1	2	3	4	5	6
16	我感觉到自己离不开这份工作	0	1	2	3	4	5	6
17	即使工作进展不顺利，我也总能够锲而不舍	0	1	2	3	4	5	6
18	我的工作动力源于我喜欢我的工作	0	1	2	3	4	5	6
19	我努力工作是因为这是我的本职工作	0	1	2	3	4	5	6

续表

请根据您在工作中的真实感受，判断您是否有如下感觉。如果您从来没有这种感受，请选择数字“0”。如果您有过这样的感受，请在最能反映感受出现频率或认同程度的相应数字上画圈。0. 从来没有/完全不赞同——6. 总是/完全赞同								
20	我努力工作是因为我的工作对病人非常重要	0	1	2	3	4	5	6
21	我努力工作是为了自我认可和肯定	0	1	2	3	4	5	6
22	我的工作动力源于病人和居民对我的感激	0	1	2	3	4	5	6
23	我努力工作是为了让别人对我有好的评价和看法	0	1	2	3	4	5	6
24	我努力工作是不想让我的团队有不好的表现	0	1	2	3	4	5	6
25	我的工作动力源于领导的认可和赞扬	0	1	2	3	4	5	6
26	我工作的动力是挣钱养活自己和家庭	0	1	2	3	4	5	6

表 1-24 执业环境（在右侧空栏处填写数字）

	问题与选项	回答
1	您感觉病人对您的尊重程度： （1）非常尊重　（2）比较尊重　（3）一般　（4）比较不尊重　（5）很不尊重	
2	您感觉社会整体对您这个职业的尊重程度： （1）非常尊重　（2）比较尊重　（3）一般　（4）比较不尊重　（5）很不尊重	
3	您认为，医务人员目前社会地位对应刻度尺中的哪一点？（0 为最低，100 为最高） 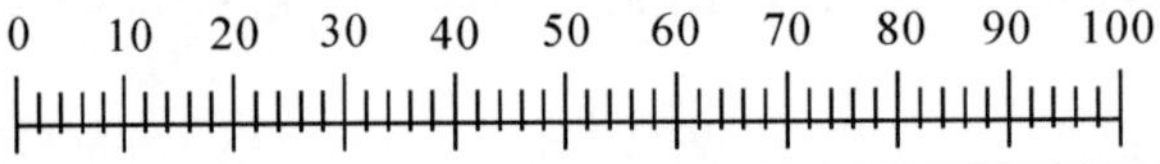	
4	您感觉患者对您提供服务的信任程度： （1）很高　（2）较高　（3）一般　（4）较低　（5）很低	
5	您认为当前医患关系： （1）很好　（2）较好　（3）一般　（4）较差　（5）很差	
6	最近 6 个月内，您是否受到过患者（可多选）： （1）带有负面情绪的沟通交流　（2）辱骂　（3）肢体暴力	
7	您感觉自己的工作能否得到患者的认可： （1）非常认可（跳到 9）　（2）比较认可　（3）一般 （4）比较不认可　（5）很不认可	
8	如果有不认可，最主要的原因（单选）： （1）个人诊疗或护理技术问题　（2）医院环境和设备问题　（3）费用问题 （4）社会舆论引导问题　（5）医保、药品、监管指标等宏观政策问题 （6）患者需求高　（7）其他	
9	多数情况下患者对您提供的服务会表示： 很满意　（2）较满意　（3）不置可否　（4）较不满意　（5）很不满意	

表 1-25 感知变化（在右侧空栏处填写数字；如工作时间未满 5 年，则与开始工作时相比）

	问题与选项	回答
1	与 5 年前相比，您工作的机构在就医环境方面： （1）明显改善　（2）略有改善　（3）无变化　（4）略有变差　（5）明显变差	

续表

问题与选项		回答
2	与5年前相比，您工作的机构在医疗设备方面： （1）明显改善　（2）略有改善　（3）无变化　（4）略有变差　（5）明显变差	
3	与5年前相比，您工作的机构在医疗技术水平方面： （1）明显改善　（2）略有改善　（3）无变化　（4）略有变差　（5）明显变差	
4	与5年前相比，您工作的机构在药品供应方面： （1）明显改善　（2）略有改善　（3）无变化　（4）略有变差　（5）明显变差	
5	与5年前相比，您的工作量： （1）大幅增加　（2）略有增加　（3）没有变化　（4）略有减少　（5）大幅减少	
6	与5年前相比，您的工作压力： （1）大幅增加　（2）略有增加　（3）没有变化　（4）略有减少　（5）大幅减少	
7	与5年前相比，您的收入水平： （1）大幅提高　（2）略有提高　（3）没有变化　（4）略有降低　（5）大幅降低	
8	考虑工作性质和整体社会收入水平，您感觉与5年前相比相对收入水平： （1）大幅提高　（2）略有提高　（3）没有变化　（4）略有降低　（5）大幅降低	
9	与5年前相比，您认为职称晋升标准有何变化？ （1）明显改善　（2）略有改善　（3）无变化　（4）略有变差　（5）明显变差	
10	与5年前相比，您觉得工作带来的培训和能力提高机会有何变化？ （1）明显改善　（2）略有改善　（3）无变化　（4）略有变差　（5）明显变差	
11	与5年前相比，您认为医院绩效考核和分配制度有何变化？ （1）明显改善　（2）略有改善　（3）无变化　（4）略有变差　（5）明显变差	
12	与5年前相比，您感觉患者对医务人员的尊重程度： （1）大幅提高　（2）略有提高　（3）没有变化　（4）略有降低　（5）大幅降低	
13	与5年前相比，您感觉医务人员的社会地位： （1）大幅提高　（2）略有提高　（3）没有变化　（4）略有降低　（5）大幅降低	
14	与5年前相比，您感觉医患关系： （1）大幅改善　（2）略有改善　（3）没有变化　（4）略有恶化　（5）大幅恶化	
15	您认为与之前相比，近5年的医改政策对医务人员的鼓舞程度？ （1）大幅改善　（2）略有改善　（3）没有变化　（4）略有恶化　（5）大幅恶化	
16	工作上您最希望得到改善的三个方面（按重要性从高到底填写三个）： （1）个人收入和福利　（2）培训机会和个人工作能力　（3）职称晋升机会 （4）工作条件（单位的资源设备等）（5）社会认可和尊重（医患关系、声望等）　（6） 单位管理制度（奖惩制度、考核指标等）（7）工作量 （8）其他	

表1-26　身心健康

以下问题关于您的身体健康状况，请按照您的感受和实际情况回答：		
1	您是否有被诊断的以下疾病或健康问题？ （1）心肌梗死　（2）冠心病或心绞痛　（3）高血压　（4）高血脂　（5）脑卒中　（6）糖尿病　（7）抑郁或焦虑　（8）其他	

续表

以下问题关于您的身体健康状况，请按照您的感受和实际情况回答：		
2	过去六个月，您是否有以下不适或健康问题？ （1）颈椎或后背疼痛　（2）持续的头疼　（3）严重的疲惫乏力 （4）膝盖和腿部疼痛　（5）抑郁或焦虑 （6）其他	
3	您感觉总体的身体健康状况如何？ （1）好　（2）比较好　（3）一般　（4）比较差　（5）差	
4	您现在的吸烟状况： （1）每天吸　（2）非每天吸　（3）不吸烟	
5	您的饮酒频率有多大： （1）不喝酒　（2）每周不到1次　（3）每周1-2次（4）每周至少3次	
6	您一天一般有多长时间久坐？（小时数，请填写具体数字）	
7	近6个月内，您平均每周体育锻炼几次： （1）6次及以上　（2）3-5次　（3）1-2次　（4）不到1次　（5）从不锻炼	
8	您平均每次锻炼的强度是多大（自我呼吸、心跳加快的感觉）： （1）轻度　（2）中度　（3）重度	

附录二　四川省第六次国家卫生服务调查样本点名单

家庭健康调查抽样名单

附表 2-1　四川省第六次卫生服务家庭健康询问调查抽样名单

序号	市级名称	县（市、区）	行政区划代码	乡镇（街道）	村（居委会）
1	成都市	青羊区	510105	太升路街办	鼓楼南街社区居委会
2	成都市	青羊区	510105	太升路街办	玉沙路社区居委会
3	成都市	青羊区	510105	汪家拐街办	少城社区居委会
4	成都市	青羊区	510105	汪家拐街办	长城社区居委会
5	成都市	青羊区	510105	新华西路街	八宝街社区居委会
6	成都市	青羊区	510105	新华西路街	宁夏街社区居委会
7	成都市	青羊区	510105	府南街道	战旗社区居委会
8	成都市	青羊区	510105	府南街道	清溪社区居委会
9	成都市	青羊区	510105	黄田坝街办	华兴社区居委会
10	成都市	青羊区	510105	黄田坝街办	安康社区居委会
11	自贡市	大安区	510304	马冲口街道	马冲口社区居委会
12	自贡市	大安区	510304	马冲口街道	碾子山社区居委会
13	自贡市	大安区	510304	大山铺镇	大山铺社区居委会
14	自贡市	大安区	510304	大山铺镇	恐龙居委会
15	自贡市	大安区	510304	三多寨镇	轿子村委会
16	自贡市	大安区	510304	三多寨镇	八甲村委会
17	自贡市	大安区	510304	新民镇	董家村委会
18	自贡市	大安区	510304	新民镇	富华村委会
19	自贡市	大安区	510304	庙坝镇	红光村委会
20	自贡市	大安区	510304	庙坝镇	柑子村委会
21	泸州市	江阳区	510502	南城街道	上平远路社区居民委员会
22	泸州市	江阳区	510502	南城街道	白招牌社区居民委员会
23	泸州市	江阳区	510502	大山坪街道	纪念标社区居民委员会
24	泸州市	江阳区	510502	大山坪街道	康华苑社区居民委员会
25	泸州市	江阳区	510502	蓝田街道	特林桥社区
26	泸州市	江阳区	510502	蓝田街道	石岭村

续表

序号	市级名称	县（市、区）	行政区划代码	乡镇（街道）	村（居委会）
27	泸州市	江阳区	510502	通滩镇	卢平村村民委员会
28	泸州市	江阳区	510502	通滩镇	陵园村村民委员会
29	泸州市	江阳区	510502	分水岭乡	泸南村
30	泸州市	江阳区	510502	分水岭乡	观音阁村村民委员会
31	绵阳市	盐亭县	510723	凤灵街道办	南街社区居民委员会
32	绵阳市	盐亭县	510723	凤灵街道办	指南社区居民委员会
33	绵阳市	盐亭县	510723	两河镇	高团村民委员会
34	绵阳市	盐亭县	510723	两河镇	石门村民委员会
35	绵阳市	盐亭县	510723	八角镇	会龙村民委员会
36	绵阳市	盐亭县	510723	八角镇	双江村民委员会
37	绵阳市	盐亭县	510723	安家镇	金台村民委员会
38	绵阳市	盐亭县	510723	安家镇	裕荣村民委员会
39	绵阳市	盐亭县	510723	龙泉镇	凤桥村
40	绵阳市	盐亭县	510723	龙泉镇	芦花村民委员会
41	遂宁市	安居区	510904	柔刚街道办事处	正东社区居委会
42	遂宁市	安居区	510904	柔刚街道办事处	三合碑村村民委员会
43	遂宁市	安居区	510904	保石镇	卧牛寺村村民委员会
44	遂宁市	安居区	510904	保石镇	锡福寺村村民委员会
45	遂宁市	安居区	510904	玉丰镇	黄林沟村村民委员会
46	遂宁市	安居区	510904	玉丰镇	鸡头寺村村民委员会
47	遂宁市	安居区	510904	莲花乡	太和村村民委员会
48	遂宁市	安居区	510904	莲花乡	真武山村村民委员会
49	遂宁市	安居区	510904	马家乡	打石山村村民委员会
50	遂宁市	安居区	510904	马家乡	四坪村村民委员会
51	南充市	阆中市	511381	沙溪街道	大河梁村民委员会
52	南充市	阆中市	511381	沙溪街道	清溪村民委员会
53	南充市	阆中市	511381	江南街道（镇）	江南社区居民委员会
54	南充市	阆中市	511381	江南街道（镇）	奎星楼社区居委会
55	南充市	阆中市	511381	思依镇	盘龙居民委员会
56	南充市	阆中市	511381	思依镇	石马梁村民委员会
57	南充市	阆中市	511381	石滩镇	园宝山村民委员会
58	南充市	阆中市	511381	石滩镇	塔溪寺村民委员会
59	南充市	阆中市	511381	龙泉镇	何三粑村民委员会
60	南充市	阆中市	511381	龙泉镇	双龙村民委员会
61	眉山市	东坡区	511402	大石桥街道	白玉社区居民委员会

续表

序号	市级名称	县（市、区）	行政区划代码	乡镇（街道）	村（居委会）
62	眉山市	东坡区	511402	大石桥街道	高灯社区居民委员会
63	眉山市	东坡区	511402	苏祠街道	小北街社区居民委员会
64	眉山市	东坡区	511402	苏祠街道	东城社区居民委员会
65	眉山市	东坡区	511402	尚义镇	正中街社区居民委员会
66	眉山市	东坡区	511402	尚义镇	寿灵村民委员会
67	眉山市	东坡区	511402	万胜镇	万胜社区居民委员会
68	眉山市	东坡区	511402	万胜镇	万利村民委员会
69	眉山市	东坡区	511402	崇礼镇	玄翁村民委员会
70	眉山市	东坡区	511402	崇礼镇	光华村民委员会
71	攀枝花	市西区	510403	清香坪镇	大水井社区居民委员会
72	攀枝花	市西区	510403	清香坪镇	清香坪路南社区居民委员会
73	攀枝花	市西区	510403	玉泉街道	玉泉动力站社区居民委员会
74	攀枝花	市西区	510403	玉泉街道	玉泉席草坪社区居民委员会
75	攀枝花	市西区	510403	河门口街道	南街社区居民委员会
76	攀枝花	市西区	510403	河门口街道	北街社区居民委员会
77	攀枝花	市西区	510403	陶家渡街道	沟北社区居民委员会
78	攀枝花	市西区	510403	陶家渡街道	花山中心社区居民委员会
79	攀枝花	市西区	510403	格里坪镇	龙洞社区居民委员会
80	攀枝花	市西区	510403	格里坪镇	经堂村民委员会
81	广元市	剑阁县	510823	武连镇	计划村民委员会
82	广元市	剑阁县	510823	武连镇	枣垭村民委员会
83	广元市	剑阁县	510823	白龙镇	春风村民委员会
84	广元市	剑阁县	510823	白龙镇	槐树村民委员会
85	广元市	剑阁县	510823	下寺镇	修城坝社区居民委员会
86	广元市	剑阁县	510823	下寺镇	麻柳村民委员会
87	广元市	剑阁县	510823	国光乡	土门村民委员会
88	广元市	剑阁县	510823	国光乡	庆丰村民委员会
89	广元市	剑阁县	510823	高观乡	龙山村民委员会
90	广元市	剑阁县	510823	高观乡	田坝村民委员会
91	乐山市	沙湾区	511111	沙湾镇	观峨社区居委会
92	乐山市	沙湾区	511111	沙湾镇	顺河村委会
93	乐山市	沙湾区	511111	嘉农镇	王场村委会
94	乐山市	沙湾区	511111	嘉农镇	分场村居委
95	乐山市	沙湾区	511111	福禄镇	大坪村委会
96	乐山市	沙湾区	511111	福禄镇	塘沟村委会

续表

序号	市级名称	县（市、区）	行政区划代码	乡镇（街道）	村（居委会）
97	乐山市	沙湾区	511111	踏水镇	踏水社区居委会
98	乐山市	沙湾区	511111	踏水镇	黄坝村委会
99	乐山市	沙湾区	511111	沫江办事处	老矿社区居委会
100	乐山市	沙湾区	511111	沫江办事处	修养院社区居委会
101	广安市	岳池县	511621	九龙镇	遇仙桥村委会
102	广安市	岳池县	511621	九龙镇	菊花山村委会
103	广安市	岳池县	511621	同兴镇	尹家坝村委会
104	广安市	岳池县	511621	同兴镇	李坝村委会
105	广安市	岳池县	511621	乔家镇	廖坝村委会
106	广安市	岳池县	511621	乔家镇	南山村委会
107	广安市	岳池县	511621	北城乡	耿家店村委会
108	广安市	岳池县	511621	北城乡	石院墙村委会
109	广安市	岳池县	511621	齐福乡	烂泥沟村委会
110	广安市	岳池县	511621	齐福乡	奉家梁村委会
111	资阳市	乐至县	512022	天池镇	北街社区居民委员会
112	资阳市	乐至县	512022	天池镇	棉花湾村村民委员会
113	资阳市	乐至县	512022	童家镇	童家村村民委员会
114	资阳市	乐至县	512022	童家镇	张家祠村村民委员会
115	资阳市	乐至县	512022	金顺镇	磬子山村村民委员会
116	资阳市	乐至县	512022	金顺镇	蟠龙寺村村民委员会
117	资阳市	乐至县	512022	东山镇	高山庙村村民委员会
118	资阳市	乐至县	512022	东山镇	云台村村民委员会
119	资阳市	乐至县	512022	放生乡	新庙村村民委员会
120	资阳市	乐至县	512022	放生乡	清溪村村民委员会
121	甘孜州	丹巴县	513323	聂呷乡	聂呷乡聂呷村村委会
122	甘孜州	丹巴县	513323	聂呷乡	聂呷乡甲居一村村委会
123	甘孜州	丹巴县	513323	革什扎乡	革什扎乡卓斯尼村村委会
124	甘孜州	丹巴县	513323	革什扎乡	革什扎乡布科村村委会
125	甘孜州	丹巴县	513323	东谷乡	东谷乡东谷村村委会
126	甘孜州	丹巴县	513323	东谷乡	东谷乡阴山村村委会
127	甘孜州	丹巴县	513323	水子乡	水子乡一村村委会
128	甘孜州	丹巴县	513323	水子乡	水子乡大马村村委会
129	甘孜州	丹巴县	513323	格宗乡	格宗乡格宗村村委会
130	甘孜州	丹巴县	513323	格宗乡	格宗乡江达村村委会
131	凉山州	盐源县	513323	盐井镇	公母山村村民委员会

续表

序号	市级名称	县（市、区）	行政区划代码	乡镇（街道）	村（居委会）
132	凉山州	盐源县	513323	盐井镇	太平村村民委员会
133	凉山州	盐源县	513323	白乌镇	白乌村村民委员会
134	凉山州	盐源县	513323	白乌镇	柯登村村民委员会
135	凉山州	盐源县	513323	双河乡	杨柳塘村村民委员会
136	凉山州	盐源县	513323	双河乡	杨柳桥村村民委员会
137	凉山州	盐源县	513323	藤桥乡	荞地村村民委员会
138	凉山州	盐源县	513323	藤桥乡	荞山村村民委员会
139	凉山州	盐源县	513323	长柏乡	央脚村村民委员会
140	凉山州	盐源县	513323	长柏乡	长柏村村民委员会

机构调查抽样名单

表 2-2　四川省第六次国家卫生服务调查机构调查样本点名单（县级）

序号	市（州）	县（市、区）
1	成都市	青羊区
2	自贡市	大安区
3	攀枝花市	西区
4	泸州市	江阳区
5	绵阳市	盐亭县
6	广元市	剑阁县
7	遂宁市	安居区
8	乐山市	沙湾区
9	南充市	阆中市
10	眉山市	东坡区
11	广安市	岳池县
12	资阳市	乐至县
13	甘孜州	丹巴县
14	凉山州	盐源县

表 2-3　四川省第六次国家卫生服务调查机构调查样本点名单（县级医院）

序号	市（州）	县（市、区）	机构名称
1	成都市	青羊区	青羊区人民医院
2	成都市	青羊区	青羊区中医院
3	甘孜藏族自治州	丹巴县	丹巴县医院
4	甘孜藏族自治州	丹巴县	中藏医医院

续表

序号	市（州）	县（市、区）	机构名称
5	广安市	岳池县	岳池县人民医院
6	广安市	岳池县	岳池县中医医院
7	广元市	剑阁县	剑阁县人民医院
8	广元市	剑阁县	剑阁县中医医院
9	乐山市	沙湾区	乐山沙湾区人民医院
10	凉山彝族自治州	盐源县	盐源县医院
11	凉山彝族自治州	盐源县	盐源县中医院
12	眉山市	东坡区	眉山东坡区中医院
13	绵阳市	盐亭县	盐亭县人民医院
14	绵阳市	盐亭县	盐亭县中医医院
15	南充市	阆中市	阆中市人民医院
16	南充市	阆中市	阆中中医院
17	遂宁市	安居区	遂宁安居区人民医院
18	资阳市	乐至县	乐至县人民医院
19	资阳市	乐至县	乐至县中医医院
20	自贡市	大安区	自贡大安区人民医院
21	自贡市	大安区	自贡市中医医院

表 2-4　四川省第六次国家卫生服务调查机构调查样本点名单（社区卫生服务中心、乡镇/街道卫生院）

序号	市（州）	县（市、区）	机构名称
1	成都市	青羊区	成都市青羊区太升社区卫生服务中心
2	成都市	青羊区	成都市青羊区汪家社区卫生服务中心
3	成都市	青羊区	成都市青羊区新华少城社区卫生服务中心
4	成都市	青羊区	成都市青羊区府南金沙社区卫生服务中心
5	成都市	青羊区	成都市青羊区黄田坝成飞社区卫生服务中心
6	自贡市	大安区	大安区马冲口街社区卫生服务中心
7	自贡市	大安区	大安区三多寨镇卫生院
8	自贡市	大安区	大安区新民镇卫生院
9	自贡市	大安区	大安区庙坝镇卫生院
10	自贡市	大安区	大安区凤凰乡卫生院
11	攀枝花市	西区	攀枝花市西区清香坪社区卫生服务中心
12	攀枝花市	西区	攀枝花市西区玉泉社区卫生服务中心
13	攀枝花市	西区	攀枝花市西区河门口社区卫生服务中心
14	攀枝花市	西区	攀枝花市西区陶家渡社区卫生服务中心
15	攀枝花市	西区	攀枝花市西区格里坪镇卫生院
16	泸州市	江阳区	泸州市江阳区南城社区卫生服务中心

续表

序号	市（州）	县（市、区）	机构名称
17	泸州市	江阳区	泸州市江阳区大山坪街道社区卫生服务中心
18	泸州市	江阳区	泸州市江阳区蓝田街道社区卫生服务中心
19	泸州市	江阳区	泸州市江阳区通滩中心卫生院
20	泸州市	江阳区	泸州市江阳区分水岭镇卫生院
21	绵阳市	盐亭县	盐亭县云溪镇卫生所
22	绵阳市	盐亭县	盐亭县云溪社区卫生服务中心
23	绵阳市	盐亭县	盐亭县两河镇中心卫生院
24	绵阳市	盐亭县	盐亭县八角镇中心卫生院
25	绵阳市	盐亭县	盐亭县安家镇卫生院
26	绵阳市	盐亭县	盐亭县龙泉乡卫生院
27	广元市	剑阁县	剑阁县武连镇中心卫生院（妇保计生服务站）
28	广元市	剑阁县	剑阁县白龙镇中心卫生院（妇保计生服务站）
29	广元市	剑阁县	剑阁县下寺镇中心卫生院（妇保计生服务站）
30	广元市	剑阁县	剑阁县国光乡卫生院（妇保计生服务站）
31	广元市	剑阁县	剑阁县高观乡卫生院（妇保计生服务站）
32	遂宁市	安居区	遂宁市安居区柔刚社区卫生服务中心
33	遂宁市	安居区	遂宁市安居区保石镇卫生院
34	遂宁市	安居区	遂宁市安居区玉丰镇卫生院
35	遂宁市	安居区	遂宁市安居区莲花乡卫生院
36	遂宁市	安居区	遂宁市安居区马家乡卫生院
37	乐山市	沙湾区	乐山市沙湾区沙湾镇卫生院
38	乐山市	沙湾区	乐山市沙湾区文豪社区卫生服务中心
39	乐山市	沙湾区	乐山市沙湾区嘉农镇卫生院
40	乐山市	沙湾区	乐山市沙湾区福禄镇中心卫生院
41	乐山市	沙湾区	乐山市沙湾区踏水镇中心卫生院
42	南充市	阆中市	阆中市沙溪社区卫生服务中心
43	南充市	阆中市	阆中市江南社区卫生服务中心
44	南充市	阆中市	阆中市思依镇中心卫生院
45	南充市	阆中市	阆中市石滩镇卫生院
46	南充市	阆中市	阆中市龙泉镇卫生院
47	眉山市	东坡区	眉山市东坡区大石桥街道社区卫生服务中心
48	眉山市	东坡区	东坡区苏祠街道社区卫生服务中心
49	眉山市	东坡区	眉山市东坡区尚义中心卫生院
50	眉山市	东坡区	眉山市东坡区万胜中心卫生院
51	眉山市	东坡区	眉山市东坡区崇礼中心卫生院
52	广安市	岳池县	岳池县九龙中心卫生院

续表

序号	市（州）	县（市、区）	机构名称
53	广安市	岳池县	岳池县九龙社区卫生服务中心
54	广安市	岳池县	岳池县同兴镇卫生院
55	广安市	岳池县	岳池县乔家镇卫生院
56	广安市	岳池县	岳池县北城乡卫生院
57	广安市	岳池县	岳池县齐福乡卫生院
58	资阳市	乐至县	乐至县天池中心卫生院
59	资阳市	乐至县	乐至县城东社区卫生服务中心
60	资阳市	乐至县	乐至县城北社区卫生服务中心
61	资阳市	乐至县	乐至县城西社区卫生服务中心
62	资阳市	乐至县	乐至县童家中心卫生院
63	资阳市	乐至县	乐至县金顺镇卫生院
64	资阳市	乐至县	乐至县东山镇卫生院
65	资阳市	乐至县	乐至县放生乡卫生院
66	甘孜州	丹巴县	丹巴县聂呷乡卫生院
67	甘孜州	丹巴县	丹巴县革什扎乡中心卫生院
68	甘孜州	丹巴县	丹巴县东谷乡卫生院
69	甘孜州	丹巴县	丹巴县水子乡卫生院
70	甘孜州	丹巴县	丹巴县格宗乡卫生院
71	凉山州	盐源县	盐源县盐井镇中心卫生院
72	凉山州	盐源县	盐源县白乌镇中心卫生院
73	凉山州	盐源县	盐源县双河乡卫生院
74	凉山州	盐源县	盐源县藤桥乡卫生院
75	凉山州	盐源县	盐源县长柏乡卫生院

医务人员调查机构抽样名单

表 2-5　四川省第六次国家卫生服务调查医务人员调查所属机构样本点名单（医院）

序号	县（市、区）	机构名称
1	成都市青羊区	四川省医学科学院．四川省人民医院
2	成都市青羊区	成都市第三人民医院
3	成都市青羊区	成飞医院
4	成都市青羊区	四川省第二中医医院
5	成都市青羊区	四川省第五人民医院
6	成都市青羊区	成都市青羊区中医医院（青羊区第六人民医院）
7	自贡市大安区	自贡市中医院

续表

序号	县（市、区）	机构名称
8	自贡市大安区	自贡市大安区人民医院（自贡市肿瘤医院）
9	泸州市江阳区	西南医科大学附属中医医院
10	泸州市江阳区	西南医科大学附属医院
11	泸州市江阳区	泸州市中医医院
12	泸州市江阳区	泸州市人民医院
13	泸州市江阳区	泸州石油医院
14	泸州市江阳区	西南医科大学附属医院
15	绵阳市盐亭县	盐亭县中医医院
16	绵阳市盐亭县	盐亭县人民医院
17	遂宁市安居区	遂宁市第五人民医院
18	南充市阆中市	阆中市人民医院
19	南充市阆中市	阆中市中医医院
20	眉山市东坡区	眉山市人民医院
21	眉山市东坡区	眉山市中医医院（眉山市东坡区人民医院）
22	眉山市东坡区	眉山三医院（眉山肿瘤医院）
23	攀枝花市西区	攀枝花市第二人民医院
24	攀枝花市西区	攀枝花煤业集团有限责任公司总医院
25	广元市剑阁县	剑阁县人民医院
26	广元市剑阁县	剑阁县中医医院
27	乐山市沙湾区	乐山市沙湾区人民医院
28	广安市岳池县	岳池县中医医院
29	广安市岳池县	岳池县人民医院
30	资阳市乐至县	乐至县人民医院
31	资阳市乐至县	四川省乐至县中医医院
32	资阳市乐至县	乐至县精神卫生保健院
33	甘孜州丹巴县	丹巴县人民医院
34	凉山州盐源县	盐源县人民医院
35	凉山州盐源县	盐源县中医院

表 2-6　四川省第六次国家卫生服务调查医务人员调查所属机构样本点名单
（社区卫生服务中心、乡镇/街道卫生院）

序号	市（州）	县（市、区）	机构名称
1	成都市	青羊区	成都市青羊区太升社区卫生服务中心
2	成都市	青羊区	成都市青羊区汪家社区卫生服务中心
3	成都市	青羊区	成都市青羊区新华少城社区卫生服务中心
4	成都市	青羊区	成都市青羊区府南金沙社区卫生服务中心

续表

序号	市（州）	县（市、区）	机构名称
5	成都市	青羊区	成都市青羊区黄田坝成飞社区卫生服务中心
6	自贡市	大安区	大安区马冲口街社区卫生服务中心
7	自贡市	大安区	大安区三多寨镇卫生院
8	自贡市	大安区	大安区新民镇卫生院
9	自贡市	大安区	大安区庙坝镇卫生院
10	自贡市	大安区	大安区凤凰乡卫生院
11	攀枝花市	西区	攀枝花市西区清香坪社区卫生服务中心
12	攀枝花市	西区	攀枝花市西区玉泉社区卫生服务中心
13	攀枝花市	西区	攀枝花市西区河门口社区卫生服务中心
14	攀枝花市	西区	攀枝花市西区陶家渡社区卫生服务中心
15	攀枝花市	西区	攀枝花市西区格里坪镇卫生院
16	泸州市	江阳区	泸州市江阳区南城社区卫生服务中心
17	泸州市	江阳区	泸州市江阳区大山坪街道社区卫生服务中心
18	泸州市	江阳区	泸州市江阳区蓝田街道社区卫生服务中心
19	泸州市	江阳区	泸州市江阳区通滩中心卫生院
20	泸州市	江阳区	泸州市江阳区分水岭镇卫生院
21	绵阳市	盐亭县	盐亭县云溪镇卫生所
22	绵阳市	盐亭县	盐亭县云溪社区卫生服务中心
23	绵阳市	盐亭县	盐亭县两河镇中心卫生院
24	绵阳市	盐亭县	盐亭县八角镇中心卫生院
25	绵阳市	盐亭县	盐亭县安家镇卫生院
26	绵阳市	盐亭县	盐亭县龙泉乡卫生院
27	广元市	剑阁县	剑阁县武连镇中心卫生院（妇保计生服务站）
28	广元市	剑阁县	剑阁县白龙镇中心卫生院（妇保计生服务站）
29	广元市	剑阁县	剑阁县下寺镇中心卫生院（妇保计生服务站）
30	广元市	剑阁县	剑阁县国光乡卫生院（妇保计生服务站）
32	遂宁市	安居区	遂宁市安居区柔 刚社区卫生服务中心
33	遂宁市	安居区	遂宁市安居区保石镇卫生院
34	遂宁市	安居区	遂宁市安居区玉丰镇卫生院
35	遂宁市	安居区	遂宁市安居区莲花乡卫生院
36	遂宁市	安居区	遂宁市安居区马家乡卫生院
37	乐山市	沙湾区	乐山市沙湾区沙湾镇卫生院
38	乐山市	沙湾区	乐山市沙湾区文豪社区卫生服务中心
39	乐山市	沙湾区	乐山市沙湾区嘉农镇卫生院
40	乐山市	沙湾区	乐山市沙湾区福禄镇中心卫生院

续表

序号	市（州）	县（市、区）	机构名称
41	乐山市	沙湾区	乐山市沙湾区踏水镇中心卫生院
42	南充市	阆中市	阆中市沙溪社区卫生服务中心
43	南充市	阆中市	阆中市江南社区卫生服务中心
44	南充市	阆中市	阆中市思依镇中心卫生院
45	南充市	阆中市	阆中市石滩镇卫生院
46	南充市	阆中市	阆中市龙泉镇卫生院
47	眉山市	东坡区	眉山市东坡区大石桥街道社区卫生服务中心
48	眉山市	东坡区	东坡区苏祠街道社区卫生服务中心
49	眉山市	东坡区	眉山市东坡区尚义中心卫生院
50	眉山市	东坡区	眉山市东坡区万胜中心卫生院
51	眉山市	东坡区	眉山市东坡区崇礼中心卫生院
52	广安市	岳池县	岳池县九龙中心卫生院
53	广安市	岳池县	岳池县九龙社区卫生服务中心
54	广安市	岳池县	岳池县同兴镇卫生院
55	广安市	岳池县	岳池县乔家镇卫生院
56	广安市	岳池县	岳池县北城乡卫生院
57	广安市	岳池县	岳池县齐福乡卫生院
58	资阳市	乐至县	乐至县天池中心卫生院
59	资阳市	乐至县	乐至县城东社区卫生服务中心
60	资阳市	乐至县	乐至县城北社区卫生服务中心
61	资阳市	乐至县	乐至县城西社区卫生服务中心
62	资阳市	乐至县	乐至县童家中心卫生院
63	资阳市	乐至县	乐至县金顺镇卫生院
64	资阳市	乐至县	乐至县东山镇卫生院
65	资阳市	乐至县	乐至县放生乡卫生院
66	甘孜州	丹巴县	丹巴县聂呷乡卫生院
67	甘孜州	丹巴县	丹巴县革什扎乡中心卫生院
68	甘孜州	丹巴县	丹巴县东谷乡卫生院
69	甘孜州	丹巴县	丹巴县水子乡卫生院
70	甘孜州	丹巴县	丹巴县格宗乡卫生院
71	凉山州	盐源县	盐源县盐井镇中心卫生院
72	凉山州	盐源县	盐源县白乌镇中心卫生院
73	凉山州	盐源县	盐源县双河乡卫生院
74	凉山州	盐源县	盐源县藤桥乡卫生院
75	凉山州	盐源县	盐源县长柏乡卫生院